人體經絡實用手冊

敲經，活絡：
你可以再青春十歲！

蕭言生◎著

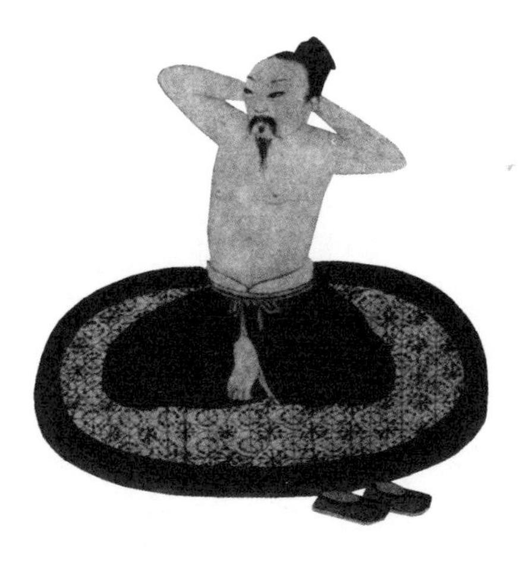

察顏觀色，敲經活絡——
氣若順得意輕鬆，
血若通遠離病痛。

每天只需花十分鐘敲經絡，就可以達到意想不到的效果！

◎ 身體有狀況的時候，通過本書第五章對十四經的介紹，或是第十章諸病的經絡對策，再搭配書中相關經絡圖，並按照它們的循行路線敲，很快你就會神清氣爽。

◎ 敲的過程中，會有異樣的感覺，例如偶有痠痛感或者電擊感，都是正常的經絡穴位反應現象；多敲和多按揉，感覺越明顯，療效越好。

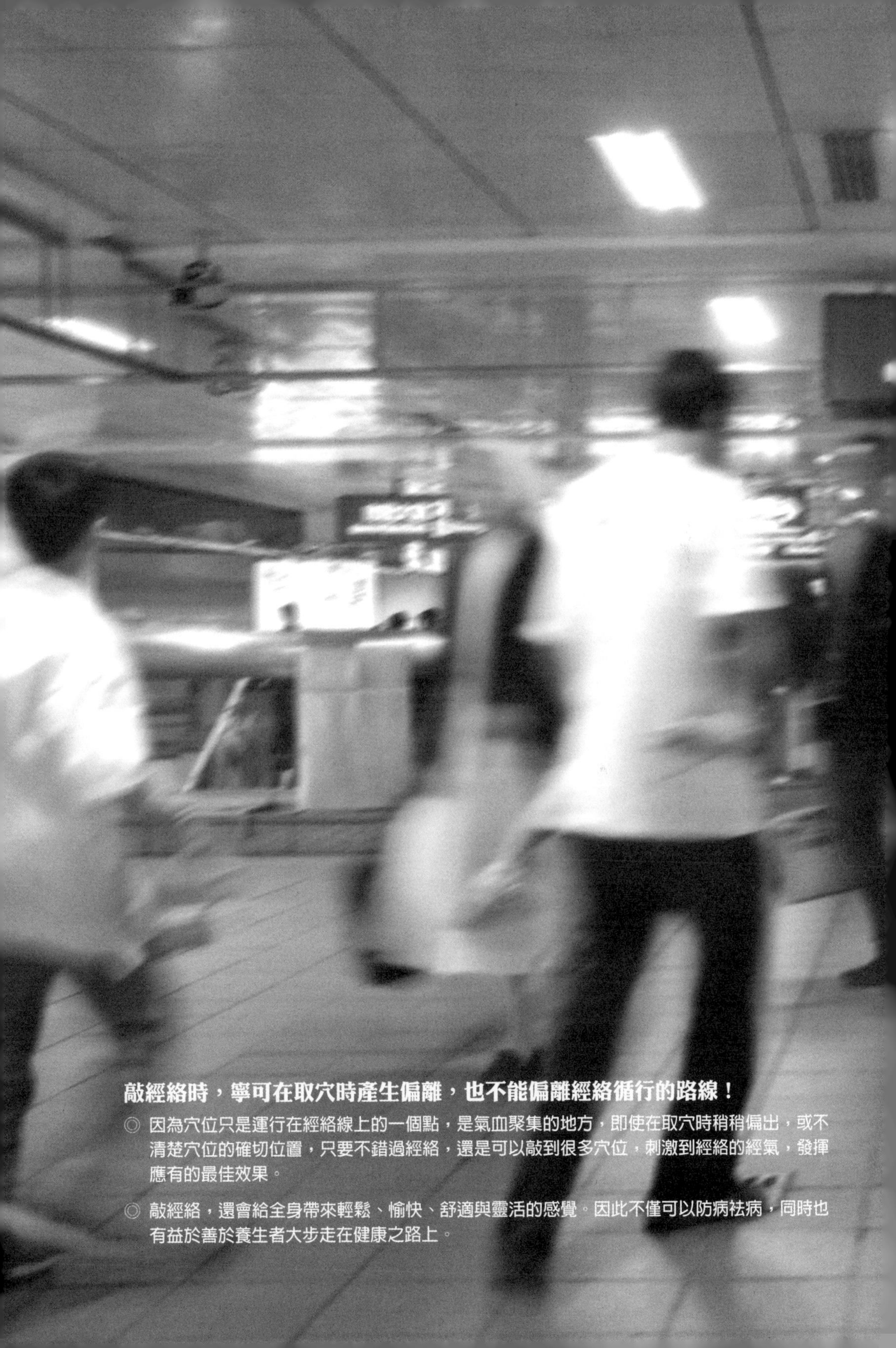

敲經絡時，寧可在取穴時產生偏離，也不能偏離經絡循行的路線！

◎ 因為穴位只是運行在經絡線上的一個點，是氣血聚集的地方，即使在取穴時稍稍偏出，或不清楚穴位的確切位置，只要不錯過經絡，還是可以敲到很多穴位，刺激到經絡的經氣，發揮應有的最佳效果。

◎ 敲經絡，還會給全身帶來輕鬆、愉快、舒適與靈活的感覺。因此不僅可以防病祛病，同時也有益於善於養生者大步走在健康之路上。

作者序
經絡是**人體的金礦**

中國傳統文化的精髓根基是道，是陰陽，是周易八卦；枝和葉則是中醫、軍事、政治、外交、人倫、內外氣功的修煉等。而中醫無疑就是這其中最具特色的了。如果說中醫是傳統文化中的國粹，那經絡和穴位堪稱人體內的金礦脈，渴望健康長生的人們一直在挖掘不止。從古至今，經絡穴位對人體健康的偉大作用一直讓人感覺既神秘又神往。

從中國古代大醫學家對經絡的論述中，我們知道了「**一切疾病產生的根本原因，就是身體裡有關經絡的失控**」，所以，人的一切疾病都可以叫做「經絡病」，而通過激發經絡的潛能，使其恢復調控、修復人體的治療作用就叫「經絡治」，它產生的預防作用就叫「經絡防」。

經絡的作用，不僅僅是治療已經發生的疾病，更重要的是治「未病」！「未病」就是尚未成形，正在發展中的疾病，如果在疾病未成形的時候拿掉它，不是輕而易舉的事嗎？如果等其成形了，甚至等它牢不可破了，再想拿掉它，那就不容易了，那就會吃力不討好（《思考中醫》作者劉力紅語）。

總之，人們可以通過針灸、推拿等很多**簡單、方便、省時**的方式來刺激經絡和穴位，從而保持人體各個臟腑功能的平衡、和諧，使氣血暢通，身心團結，從而提高我們對外來疾病的戰鬥力。

現在，很多人都想瞭解中醫文化和人身體內的「國粹」到底是什麼。為了讓這些「國粹」更好地發揮護命、養生作用，我把自己數十年來對經絡的所學所悟奉獻給大家。有一點請大家牢記，**其實，疾病並不是我們的敵人，我們應該在生命的美好之旅中學會與它攜手共處，而健康隨時都應該是這種和諧下的快樂**。達到這一切並不難，只要你擁有了正確使用人體經絡的方法，然後身體力行，微笑著堅持下去，你就會欣喜地發現自己的身體堅不可摧。

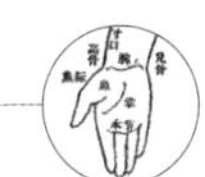

目次

第五章　人生下來、活下來的根本保證

第六章 打通任督兩脈的好處（一）

第七章　打通任督兩脈的好處（二）

第八章　正確使用人體，先從經絡開始

第九章 中醫就是要察「顏」觀「色」

第十章 萬病不求人

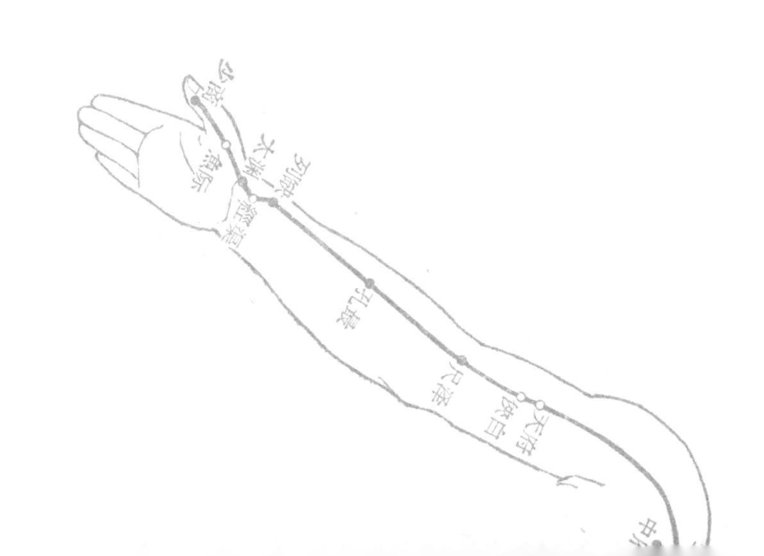
少商
魚際
太淵
列缺
經渠
孔最
尺澤
俠白
天府

第十一章　父母是孩子最好的醫生

第一章

探索經絡

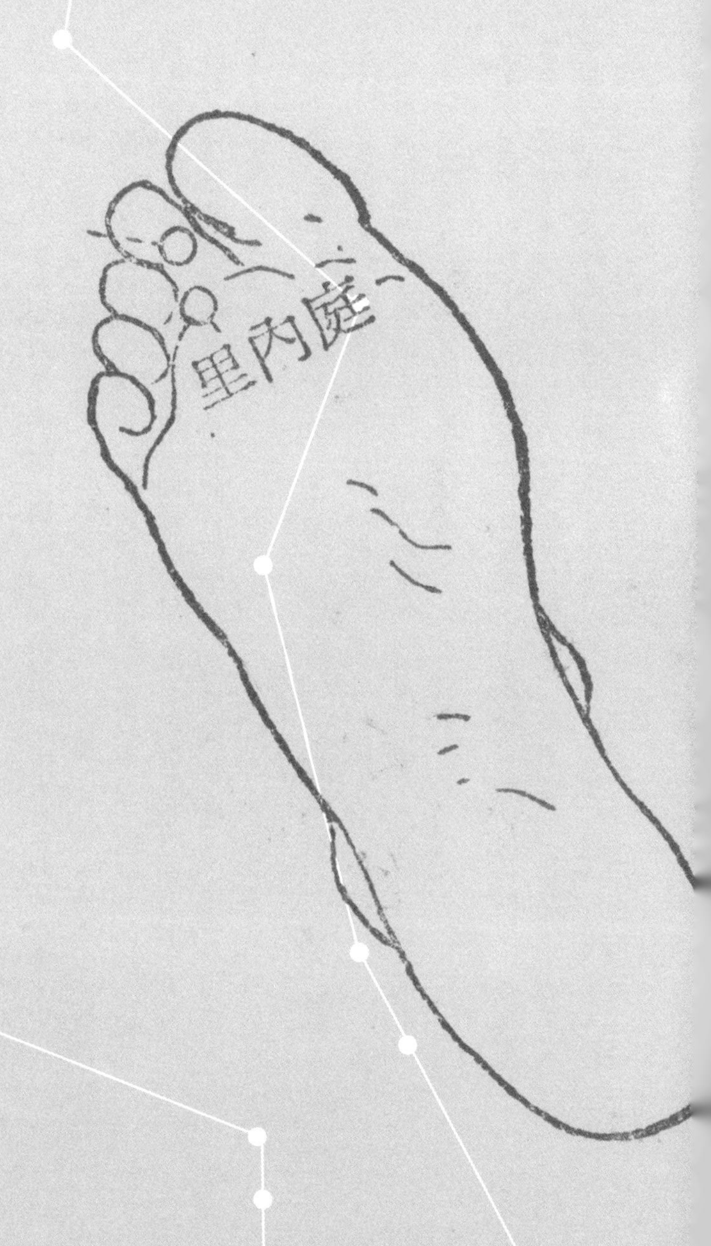

●命要活得長，全靠經絡養●扁鵲一眼就能看到人的五臟六腑●經絡治病是當代醫學的返璞歸真●劉力紅、吳清忠、費倫、陳玉琴眼中的人體經絡●江湖中流傳至今的神祕經絡●經絡就是我們的隨身家庭醫生

命要活得長，全靠經絡養

說到經絡學說，就要先談談《黃帝內經》。因為這本二千五百年前的古書，被從古至今的中醫奉為圭臬的寶典。它裡面不僅包括了人體的生理、病理，疾病診斷、治療，防病保健，還涉及天文、地理、哲學，可以說是一部東方的「人體健康聖經」。其實，中國古代並沒有明確的分科，所有學問都是互通有無、互為一體的。中醫作為與人性命息息相關的一門學科，毫無疑問也融入了哲學、天文、地理等各方面的精華。

首先，**從哲學上說**，中醫把人本身看作一個整體，而不是單個的大腦、心臟、腎……中醫認為是經絡聯繫了全身，從而體現了東方哲學裡常說的整體觀；中醫認為疾病不是一成不變的，在不同階段要用不同方法治療，這則符合現在的發展論；而中醫涉及的具體理論包括陰陽學說、五行學說等。

從天文上說，中醫把人與自然看成一個整體，認為自然界的任何一點變化都會影響到人的氣血運行，從而對人的身體產生各種好或壞的影響：一年之中，春夏陽氣升發，氣血浮於身體表面，秋冬陽氣內斂，氣血沉於身體內裡；一月之中，每月月圓的時候，人的氣血較盛，月缺時，人的氣血較弱；一天之中，時辰不同各個經絡的氣血盛衰也不同。

從地理方面來講，居住環境會影響人的身體狀況：比如北方風沙多，所以北方人的皮膚紋理較粗糙；南方天氣潮濕多雨，所以南方人皮膚較為細膩。因此，治療同樣的病，對南方人和北方人的經絡刺激就要有很多不同，不能一概論之。

《黃帝內經》裡對人體經絡的作用推崇備至，它說經絡是「**人之所以生，病之所以成，人之所以治，病之所以起**」的根本，也就是說，人生下來、活下去、生病、治病的關鍵都是經絡，可以說是「決生死，治百病」。書中具體講述了每條經在人體上的循行，還講到「**夫十二經脈者，內屬於臟腑，外絡於肢節**」，也就是經絡向內歸宿於五臟六腑，向外四通八達於四肢百骸、五官九竅，總之，經絡把人體各部分都聯繫起來，變成了一個奧妙無窮的活生生整體。現在我們看到的完整經絡學說，實際上就來源於《黃帝內經》時期。

作為經絡學說的第一位實踐者，黃帝自己就很注重保養身體，所以他最終活到了一百二十多歲，而他的子孫也都是壽高百歲。其實在當時，草藥不是最常用的治病方法，按摩才是，當然那時候不叫「按摩」而稱「導引」、「按蹺」。《黃帝內經》裡是這樣講的：「**形數驚恐，經絡不通，病生於不仁，治之以按摩、醪藥。**」也就是說，當經絡不通的時候，身體的某些部位一定會有反映，而通過按摩、醪藥（酒藥）可以疏通經絡中的氣血，氣血通了人就好了。這應該算是最早的經絡養生了。

現在，一些打著反偽科學大旗，高呼要廢除中醫的「鬥士」們聲稱，中醫之所以

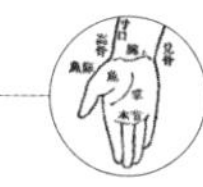

落後，是因為理論落後，至今還把幾千年前的老書奉為經典，中醫就是在「吃老本」，拿著祖宗留下的東西說事，《黃帝內經》就是他們緊盯不放的「把柄」。對此，我只能說他們愧為炎黃子孫，《黃帝內經》對人的看法上應天時，下應地理，內應精神情志，這比西方的時間治療學、精神療法等不知早了多少年！這種理論是落後嗎？我認為他們是不了解《黃帝內經》的歷史而直言粗出，其實《黃帝內經》不是黃帝時期的作品，而是從春秋戰國開始，後人在實踐中，在治病救人的過程中一步步完善起來的。所以它並不是「死」的，而是歷代祖先傳承下來的精華！

東漢的「方書之祖」、有著「救命活神仙」之稱的張仲景，在《黃帝內經》的基礎上發展了經絡學說。他認為人所生的病是通過一條叫「太陽→陽明→少陽→太陰→少陰→厥陰」這樣的通路從體外向體內傳輸的，根據疾病所屬的經絡不同，要用不同的方法治療。比如最初的風寒感冒病在太陽經，要用麻黃湯來治。他的《傷寒論》也是中醫的四大經典著作之一。

扁鵲一眼就能看到人的五臟六腑

明代的李時珍，大家都知道他是《本草綱目》的作者，其實還寫過《奇經八脈考》一書，主要是對古代人體奇經八脈文獻的彙集、考證。他說：「**內景隧道，惟返觀者能照察之。**」也就是說，經絡不是一般人能看到的，只有練了氣功「能內視」的人方能看到。這種觀點影響至今，很多練氣功的人也是這樣認識經絡的。

武當山有一名練氣功的道士，曾經練到很高的境界，開了「天眼」，他跟我說，在他練功練入化境以後能看到自己經絡的循環，路線跟《黃帝內經》書裡記載的一模一樣，而且身體內陰、陽經循環交接，只是兩側的方向相反。聽他這樣說，我驚嘆不已，我的個人修為沒有達到這種高度，所以沒辦法驗證他說的是真是假，現在的各種科學儀器也無法檢測。

但我想，這就是「內視返觀者」吧。用現代人的話說就是透視眼，就是特異功能。據說名醫扁鵲就有透視眼，能看到人的五臟六腑，所以看病時很神很準。既然透視眼能看到人的裡面，當然就能看到精確的經絡走行，藥物的歸經之路，這樣經絡學說、臟腑學說、陰陽五行等中醫的理論架構也就很好地建立起來了。

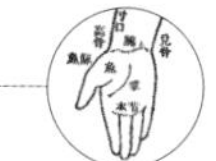

經絡治病是**當代醫學的返璞歸真**

大家都知道，以前的人學中醫不是在學堂，而是在醫館或者藥堂後學的。拜師後師父首先要徒弟學的就是經絡，因為只有懂得經絡才能明白臟腑之間互相有什麼關係，所以不學經絡就不知道如何用藥，如何開方，因為中藥是講究歸經的。而古代的中醫都是大儒，「醫文同源」，「醫道同源」，「不為良相，便為良醫」等正是對此的描述。

依據中醫「治病之要，氣內為保」的學說，按揉經絡穴位與內服藥有「異曲同工」的作用。回歸自然是現在全球健康生活的大趨勢，雖然以前不斷有這樣那樣的藥物出現，而且還打著純天然萃取物等招牌，但對我們的身體來說畢竟是外來的異物，肯定不如我們啟動自身的潛能來預防和治療疾病好。這樣看來，通過經絡調動身體的自我修復功能，會不會是醫學的返璞歸真呢？「經絡敏感人」的出現，使人聯想到人類醫學有可能重新進入《內經》治病的時代，也就是以按揉經絡穴位為主流的「三十年河東」醫學時代。

劉力紅、吳清忠、費倫、陳玉琴眼中的人體經絡

在這個環境汙染，充斥著抗生素、添加劑的時代，天然療法受到了人們越來越多的重視，其中經絡養生、經絡治病法受到了無數人的追捧，很多中醫大家對人體經絡的護生作用也是倍加推崇。在這兒我列舉一些當代名中醫對經絡的高知灼見，以此來加強人們腦海裡對經絡護生的認識。

劉力紅，很多人知道他，是源於《思考中醫》這本暢銷書。他是著名的中醫專家，廣西中醫學院的教授。他很重視古代經典，對中醫古籍研究很深。他認為：「經絡隧道，若非內視返觀者，是難以說出道理的。」只要具備這個內視能力，經絡和穴位都是看得見的東西，就像李時珍說的「內景隧道，惟返觀者能照察之」。通過具體症狀，可以知道是哪條經出了問題，就可以針對這條經治療。劉力紅先生是學傷寒的，所以在《思考中醫》裡，每條經都有本經病的論述，而他的開方施藥也和病人的經絡聯繫得非常緊密，治癒效果相當好。

吳清忠，台灣著名人士，可以說是久病成醫的一個典範。他原在跨國公司工作，學的是電腦專業，一次意外生病讓他與中醫結下了善緣，在中醫這門博大精深的

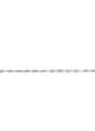

學問感染下，他開始用電腦系統科學的方法來解釋神祕的中醫。他認為，藥物的濫用是現代人的一個失誤，**「身體需要的，不是靈丹妙藥，而是一本正確的人體使用手冊」**，而根據人體的經絡系統對身體進行維護就是正確的首選方式。他通過自身實驗和對家人的保健護理總結出了一套自我保健方法，主要以「敲膽經」和「按摩心包經」為主。他的這些觀點贏得了無數渴望健康之人的贊同，大家身體力行一段時間後，都驚喜地看到了自己身上的良好變化。

費倫，復旦大學教授、知名學者，對經絡有著濃厚興趣。前幾年他的妻子身體不太好，他親自為她做中醫治療，效果非常顯著。出於對中醫的信服，他開展了經絡實質以及功能性特徵的實驗研究。他認為，人體經絡穴位的物質基礎是以結締組織為基礎，連帶其中的血管、神經叢和淋巴管等交織而成的，並將這項研究在一九八八年三月的《科學通報》上發表。

陳玉琴，也是一位由疾病患者走向濟世醫者之路的人。同樣是因為重病纏身，經西醫治療後大失所望，她便發憤自學經絡按摩，並治好了自己的重病和身患絕症的丈夫。她結合自身體驗和傳統醫學的經絡精髓，更將它們施化於眾人，希望用它們為更多人解除病痛。陳玉琴認為，經絡只不過是疏通五臟六腑的通道，指壓、推拿、針灸、拔罐、刮痧都不治病，只不過是疏通經絡，經絡疏通了人體的很多病症也就隨之減輕或者消失了，這與中醫理論中常說的「**通則不痛，痛則不通**」是一個道理。

江湖中流傳至今的神祕經絡

提起武俠小說，自然就會聯想到一些江湖傳說中很厲害的武功，比如六脈神劍、九陰真經、九陽神功、隔空點穴什麼的，幾乎所有的武俠小說和武俠劇裡都能看到有關穴位、經脈的描述，讓人覺得神祕莫測。而大部分人眼中的經絡穴位都是通過這些小說電視知道的，難怪很多人得知我是針灸推拿的研究者以後，總會問我一些問題：

「武俠小說總說某某人因為一次奇遇打通了任督二脈，從此功力大增，一夜之間就成了武林高手。好像打通了任督二脈，就能無法無天，那到底什麼是任督二脈，打通任督二脈是什麼概念呢？」

「哪個穴位是笑穴，哭穴？點哪個穴位能讓人說不出話，動彈不了？」

「練功到至境之際，是不是真能讓百會穴冒煙？丹田在什麼地方？」

如此等等。

其實經脈、穴位都是中醫眼裡疾病與人身體的傳導器。因為中國的氣功、武術，比如易經筋、太極拳，都跟經穴有關，所以金庸、古龍等作家就發揮他們的想像，把武功寫得出神入化，經絡也就成了很玄的東西。

讓我們先來看看這些江湖上流傳已久的「神功」的真面目吧。《易筋經》大家都知道，金庸小說《笑傲江湖》裡說它是少林寺絕不外傳的絕技，其實它的真面目就是強身健體、鍛鍊身體柔韌性的功法，與現在流行的瑜伽有點相似。太極拳的神話色彩淡點，因為好些老年人晨練就打太極，但是沒見誰練完之後能飛簷走壁。至於「六脈神劍」，那是來源於經絡裡手三陰經和手三陽經的「井」穴，並且用這六個穴名來命名。「井」穴不過就是手指尖、腳趾尖的穴位，是一條經裡氣血運行的始發站。

至於任督二脈，是人體內的兩條重要經脈。督脈在身體的後正中線，就是沿著脊梁骨從下向上走；任脈在身體前正中線，就是肚臍眼所在的上下直線。前後這兩條經脈是氣血的循環通路，又叫「小周天」，練氣功時很講究這個。所以武俠小說裡會誇張地說某人一旦打通任督二脈，武功就會日進千里。

小說雖有誇張的成分，但也反映了經絡的重要性。**其實說穿了，氣通則機能順暢，氣堵則百毒囤積，經絡通了，雖然不能讓你功力大增，但也能使身體大健。**

小說中的有些大俠、神醫還能運氣療傷、柳枝接骨、祕方去毒、點穴治病，其實這些也都不是空穴來風。「柳枝接骨」在名醫傅青主的《金針度世》裡還真有記載。人骨頭斷了，把柳枝剝了皮整成骨頭的形狀，中間打通像骨腔似的，放在兩段斷了的骨頭中間，在木棒的兩端和骨頭的兩個切面都塗上熱的生雞血，再把

「石青散」撒在肌肉上，把肌肉縫好，然後敷上接血膏，用木板固定，慢慢的這截柳枝就會被鈣化，成為骨骼。至於金創藥，《金匱要略》裡就有記載，大多是止血生肌的中藥。至於點穴，前段時間電視台有個專訪，說中國的一位點穴大師與一位散打高手比武，結果散打高手被一穴點中，一下就趴下了，後來點穴大師給他揉了揉穴位，一會兒就緩過來了。

武俠傳說、江湖風雨，給中醫、經絡披上了神祕的面紗，我們揭開後就能發現其中那些很實用、很重要的經絡與穴位。在中醫眼裡，大多數人都會有經絡堵塞的現象，經絡不通，氣血就流不動了，「不通則痛」，這時就會出現各種疼痛和其他不適感。好比路上塞車了，被堵的人就會急躁、鳴笛，到處亂哄哄的。有些人老是頭痛、腰腿痛、肩頸痛或者老覺得身體的某個地方發痠、發麻等等，讓中醫給扎扎針或做做按摩之後很快就能好，就是因為中醫通過刺激穴位或者沿著經絡按揉恢復了經絡的暢通，使人身體的氣血能正常地流通，從而各種症狀也就自然而然地消失或者減弱，達到了「通則不痛」的目的。

經絡就是我們的**隨身家庭醫生**

雖然現在的醫學技術很發達，但我們也不可能把醫生二十四小時都帶在身邊，身體不舒服了醫生也不能馬上就為你手到病除，況且現在這個時代，還有很多人看不起病，去趟醫院，一套檢查下來，幾千塊錢沒了，再開點藥，又進去幾百，更別說大病降臨的時候全家感覺天都要垮下來的情景了。所以我們有必要掌握一些運用經絡、穴位來自我保健和預防疾病的方法，這樣也就等於有了個隨身攜帶的「保健醫生」，既方便又省時省錢。

除了治一些經絡不通引起的疾病，**刺激經絡和穴位還能治「未病」，也就是養生保健。在你身體將要發病或者剛剛發病，還沒有引起你注意時，往往可以從穴位和經脈上反映出來一些初期症狀**。這時刺激經絡，身體的各種自我調整系統就能夠被激發，啟動後就能自我恢復平衡。

什麼是健康？健康就是人身體的每個部分都能夠正常地工作，像親人一樣在生活中呵護相依。在如此的團結和平衡下，身體怎麼會不健康快樂呢？

第二章

解密偉大的經絡

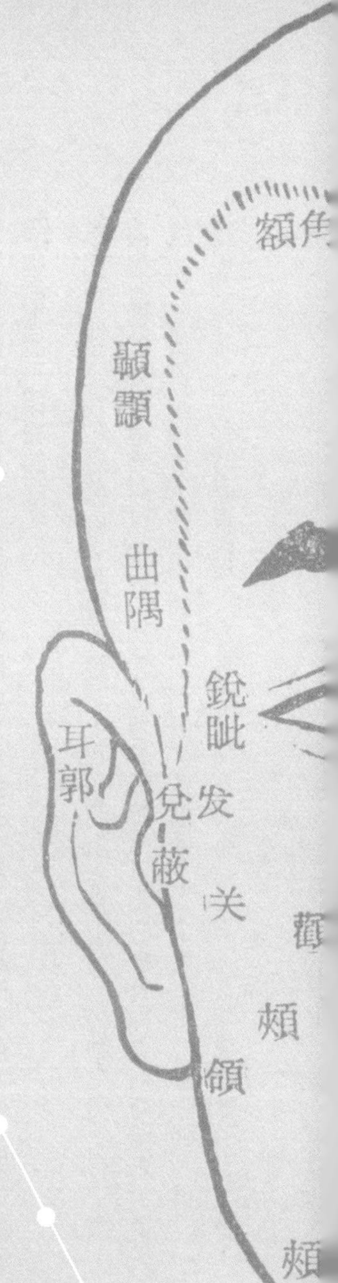

●讓現代科學頭痛●像金字塔一樣未解的世界之謎●植物與動物身上也有經絡●經絡也是陰陽、五行的縮影

讓**現代科學**頭痛

經絡是什麼？通俗地講，經絡就是運行氣血的路線，它分布在全身的上下裡外，如果說我們的身體是一座大廈的話，那麼經絡就好比是埋伏在大廈牆體裡的電線網絡，燈火通明的大廈全靠這些網絡來通電，一旦電線短路，大廈就會陷入黑暗之中；同樣，經絡不通了，我們的氣血就不能很好的運送到各個臟腑，我們的身體就有問題。

前面講過，經絡在幾千年以前就被有心者發現了，並且針灸、按摩一直在用它，可是現在的科學家用最先進的儀器也沒研究出經絡的實質，只是發現經絡及上面穴位的電阻、知熱感度之類的指標跟其他地方不一樣。那幾千年前我們聰明的祖先是怎麼發現經絡的呢？

有一種說法認為，經絡就是經驗的總結。我們的祖先在生活、勞動中突然有一次發現身體的某些地方可以治病，比如下地幹活時，不小心把食指尖（商陽穴）割破了，然後就發現疼了很多天的嗓子莫名其妙地好了；或者本來一直失眠，第二天出門光著腳走路時發現腳底（湧泉穴）又痠又疼，一天下來睡覺踏實了……經驗就這樣被一點點積攢起來，最後有心人將之總結，又經後人的補充，久而久之就形成了經絡學說。還有人說，最早的治病方法是砭石，也就是用石頭刺激皮膚，跟現在的按摩差不多，在治病的過程中慢慢觀察揣測，最終形成了經絡與穴位的實用大全。

但如果你把人體經絡圖掛在眼前就會發現，上面分布的每條經都很複雜，在皮膚肌肉裡轉來轉去，還有在內臟裡的複雜穿行，經與經之間看似胡亂地交錯連結。總之，乍看之下，會覺得這種叫經絡系統的東西莫測高深，讓人頓生敬畏之感。很多人都不禁懷疑，這種與老天都有聯繫的東西單憑生活與勞動經驗能總結出來嗎？尤其是經絡在內臟中的走行起止，跟現代科學研究出的神經、激素有很多相符的地方。試想想，如果拋棄這種暗合的現象說經絡系統都是想像出來的話，那古人豈不成了神仙了？所以又有另一種說法，經絡實際上是古人在修煉氣功時發現的。因為氣功的打坐、觀想以及坐禪，這些都要求體會經氣的運行。

儘管以上的說法都是猜測，但是很有趣；現代科學絞盡腦汁，窮盡九牛二虎之力也解釋不了經絡的由來。現在有些人覺得像這種現代科學都解析不了的東西就不科學，就該打倒。但是放眼世界，現代科學解析不了的東西太多了，金字塔、百慕達等一個個千古之謎讓古今中外的科學家們傷透了腦筋。我覺得，這些偉大的讓後人受用不盡的東西從一誕生起就確立了它們超前的地位，現代科學還遠遠達不到解析它的高度。但我相信，總有一天，謎底會解開的。

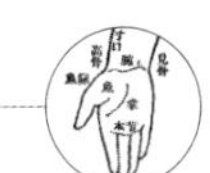

像金字塔一樣**未解的世界之謎**

關於經絡的實質，有人說經絡是血管，要不怎麼運行氣血？有人說是神經，不然怎麼傳導感覺？還有淋巴說、第三平衡系統說等等，但是沒有任何一個假說能夠完全解釋經絡現象，所以經絡至今還是一個莫大的引人入勝的懸念。

有人說經絡是中國的第五大發明，甚至認為認清了經絡的實質就能拿諾貝爾獎，所以研究經絡在東西方掀起了一波又一波的熱潮。二十世紀六〇年代，北韓有個叫金鳳漢的科學家，欣喜若狂地向人們宣布他找到了經絡，並把它命名為「鳳漢小管」，當時把全世界都震了一下。中國趕緊組織了一批專家過去證實，結果北韓遲遲拿不出證據，原來是弄錯了。美國前總統尼克森訪華時，現場觀看了針灸治病，對此奇針驚歎不已，隨後針灸開始正式進入美國，緊跟著西方各國也開始研究了。迄今為止，雖然各國都投入了很多人力、財力，但是經絡研究始終還是處於假說的階段，誰也沒能把經絡、穴位和氣究竟是什麼清楚地呈現在世人眼前。

我私下認為，這是研究方法上出了問題。因為現在好多研究是按現代醫學中的解剖那一套來的，是在屍體上找經絡，用很高倍的顯微鏡在經絡的走行路線上到處搜索，然而從皮膚到肌肉，始終都沒發現有細胞是按經絡排列的。這個方向就是錯的。經絡是幹什麼的？運行經氣的。人死了，經氣就沒了，還去哪兒找經絡啊？經絡是一種能量，只存在於活生生的人身上，就像電一樣，電器工作時你知道有電，但是誰能說出它到底是什麼樣呢？肉眼看不見！

有人會問，經絡是怎麼發現的不知道，經絡的實質也不清楚，那經絡真的存在嗎？

對此下邊我列舉幾個證據：

(1)**感覺**。針灸或者按壓穴位的時候，人身上沿著經絡的地方會出現痠、脹或者麻的感覺，比如按手臂肘彎下的「麻筋」，手心會有麻的感覺，中醫把這個叫「得氣」，出現這種現象時往往診治病效果更好。不過這種「得氣」跟每個人的體質有關，有的人明顯，有的人則什麼感覺都沒有。大體來說，黑人和白人的循經傳感就比黃種人出現得多，所以針灸在他們身上效果更好。

(2)**循經皮膚病**。一些人的皮膚病不是沿神經也不是沿血管，而是沿經絡出現。

(3)**皮膚低電阻**。經絡走行上的電阻比其他地方低，這種現象不但在活人身上有，活的動物身上也有。

(4)**溫度**。用熱像儀測身體的一些部位，把溫度接近的點相連，結果發現這種高低線是沿著經絡走行的。

(5)一些科學家發現，**人也是一個發光體**，能主動發出很微弱的冷光，發光強的點絕大多數在經絡上。

另外，同位素跟蹤、聲音的傳導等檢測手段都表明經絡走行的地方與其他地方不同。種種現象證明，雖然經絡至今仍是世界未解之謎，但它是確實存在的！

植物與動物身上也有經絡

人、動物、植物都生存在天地之間，都是靠著大自然生存的，所以肯定有些東西是大家共有的，很多人就猜想，人有經絡，動物與植物是不是也有呢？

生物進化是從低等到高等逐步進行的，早期的低等動物沒有大腦，經絡就是牠們身體裡調節各個器官的主要機構。用現在的話來說，這些經絡系統本身就具備電腦的功能，很自動化。

當你抱著寵愛的小貓或小狗看電視時，可以順便幫牠揉揉百會穴，百會穴在兩隻耳朵連線的中點，這樣牠會更舒服，也會更安靜地待在你懷裡。科學界測出，動物和人有相同或相似的經脈循行線，這也證明了經絡存在的普遍性。但是人畢竟受到了自然界的偏愛，人體內的手三陽經，包括大腸經、三焦經與小腸經，都是其他動物沒有的。你知道嗎？老鼠只有七條經絡，而青蛙只有五條經絡，越高等的動物經絡數就越多。而動物還有跟人類似的感傳現象存在，前面說的皮膚低電阻現象，動物身上也有。所以經絡理論同樣適用於動物，現在有人用經絡刺激法治療各種牛羊的疾病，比如感冒、腸炎，效果很好。

動物有經絡，植物也不落後。新疆林業科學院的科學家與新疆大學物理所及美國明尼蘇達大學等單位合作開展了對植物經絡系統的研究。他們研究了大豆等幾種植物，對與枝幹相連的葉片進行電學特性檢測，發現主葉脈、小葉脈部位的電壓比葉肉部位高四～七倍，而它們的電阻卻比葉肉低二～三倍；同樣的，主葉柄和葉柄的電壓比枝、幹部位高七倍，而它們的電阻卻比枝、幹處低一～一．五倍。而對與枝幹分離的葉子的電學特性的測量發現，主葉脈、小葉脈部位的電壓不再比葉肉部位高，它們的電阻仍比葉肉低二～三倍，這與醫學上對人的屍體和斷離的動物肢體的經絡系統進行觀察所得到的電學特性是一致的。

這些結果顯示，植物體內存在著和動物類似的經絡系統，主葉脈、小葉脈和主葉柄、葉柄可能就是植物的經絡。針刺葉柄（科學家將此處命名為芽穴）導致主葉脈的電阻下降百分之二十六，而葉肉的電阻只下降了百分之四．五。這也與人體及動物身上的觀察結果吻合。

針灸對人體的機能有調解作用，能疏通經絡、調節氣血；同樣，科學家也發現對

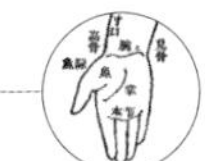

植物施以針灸能促進植物的生長發育。與對照組相比，針灸過的植物提前三天開花，結果更多，果實淨重增加。

總的說來，當代科學對人體經絡結構的了解還處在探索的階段，有人認為經絡是神經系統的表現，有人認為經絡屬於血管或淋巴系統，到現在仍是公說公有理，婆說婆有理，沒有定論。試想如果植物有經絡，我們是否可以從人體、植物都有的結構入手來考慮經絡結構的研究呢？當然，這就不是本書所要探討的問題了。

經絡也是**陰陽、五行**的縮影

你清楚自己的身體嗎？我們全身的經絡就好像山川大河，川流不息、奔騰無阻，五臟六腑色彩鮮明，層次分明，如同博物館陳列的珍貴器物一樣，各得其所。你知道陰陽、五行、五色、五味這些聽起來很玄的東西，都跟我們身體的經絡有聯繫嗎？

中醫很講究陰陽，經絡也不例外。中醫上將經絡中內屬於臟的，跟臟直接相連、關係最緊密的經，稱為陰經，它與臟對應的腑又有緊密聯繫，中醫稱這種關係為絡；將內屬於腑的，跟腑直接相連、關係最緊密的經，稱為陽經，同樣它絡於腑相對應的臟。陽經在四肢的陽面，陰經在四肢的陰面。日常的保健以敲陽經為主。陽代表向上的、明亮的、亢進的、強壯的東西；陰則代表向下的、黑暗的、衰退的、虛弱的，和陽相反的一些東西。陰陽是互相依賴的。人們總嚮往著陽的方面，比如希望自己有用不完的精力，活躍的思維，強壯的身體。但如果懂得陰陽的關係，就知道必須養足自己的陰，才能得到所嚮往的陽。只要平時注意本書所介紹的正確養生方法，比如睡眠方法、四季睡眠和子午覺、敲經絡，就能保持陰陽平衡。

中醫的五行學說，是以木、火、土、金、水五種物質的特性來歸類自然界的各種事物和現象。五行相生的次序是：木生火，火生土，土生金，金生水，水生木。五行相剋的次序是：木剋土，土剋水，水剋火，火剋金，金剋木。人體經絡臟腑的有關竅位，同時也與五行對應，即木、火、土、金、水分別對應肝經、心經、脾經、肺經、腎經，同時也存在五行相生相剋的關係。

肝經太旺的人平時都喜歡生氣，因為肝經主怒，若是女士的話容易得乳腺增生，因為肝經循行經過乳房；肝經有異常的話會同時影響到脾經，又因為木剋土，所以同時她也會有消化系統方面的問題，比如腹瀉、腹脹或胃痛等。因此有這樣症狀的人平時主要敲肝經，就是敲腿的內側，或者推兩側脅肋部，舒理肝氣。

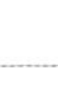

另外，**青紅黃白黑五色分別對應肝經、心經、脾經、肺經、腎經**。根據經絡與五色的對應關係，建議心經虛的人，即心慌、心悸的人多穿紅色衣服；肺經虛的人，即平常經常感冒的人多穿白色衣服；肝經虛的人，就是平時膽子小，容易被驚嚇的人多穿青色衣服；腎經虛的人，平常怕冷，小便次數多而且清長的人多穿黑色衣服；脾經虛的人，即消化功能不好的人多穿黃色衣服。

心經、夏天、紅色在五行裡都屬於火，所以中醫提出紅色的衣服應該為夏季著裝的首選。不少人認為夏天穿白色衣服最佳，其實穿紅裝更好。因為紅色的可見光波最長，可大量吸收日光中的紫外線，保護皮膚，所以夏天穿紅色衣服可保護皮膚不受傷害並防止老化。這個結論又印證了中醫理論的博大精深。

我曾見過一位針灸大夫坐診，印象十分深刻。當時患者是一位穿著青色外衣的女士，那女士臉色萎黃，想請大夫幫她調理一下，大夫診治完後囑咐她以後不要穿青色的衣服，而要多穿黃色衣服。我大惑不解，女士走後，大夫就給我們解釋，正常人穿什麼顏色的衣服都無所謂，但這位患者本來脾經就很虛，而青色屬木，旺肝經，肝經一旺就克脾經，患者的脾經太虛了，經不起肝經的一點旺盛，所以不能穿青色衣服。

在中醫理論中，**經絡與五味的對應為：酸入肝經、甘入脾經、苦入心經、辛入肺經、鹹入腎經，五味功用性能為酸收、甘緩、苦瀉、辛走、鹹潤。五味選擇性地作用於經絡，並通過經絡傳導間接地作用於臟腑**。有的人喜歡吃甜，有的人喜歡吃酸，每個人對味道都有偏好，一般情況下不會影響健康。但這種偏好不能太過。如果這個人很喜歡吃酸的，但已經有胃痛了，那就要少吃了，因為酸屬於木，旺肝經，木剋土，而胃經是屬於土的。

當人體某個經絡功能下降時，人對某些滋味就感覺不到；當某個經絡功能亢奮時，即使沒有吃東西口中也會感覺到某種很重的滋味。比如肝火重時口發苦，脾陽上亢時口發甜，遇到這種情況就要敲相應的經絡，直到把這條經絡調理正常，這種異常的味覺就會消失。

我們的祖先有「**早吃鹹，晚喝蜜**」的習慣，這是很有道理的。早餐一定要吃好以應付一上午繁忙的工作，鹹入腎經，腎經氣旺，自然精力充沛。早餐喝白粥就鹹菜，或者吃一碗餛飩，再加幾個包子，是中國傳統飲食中最好的最符合經絡養生的選擇。晚上吃完飯後，喝點蜂蜜，甘入脾經和胃經，胃和則臥安，那麼晚上睡覺一定很香。

中醫就是這樣用傳統知識解釋我們的身體，在了解自己身體的同時，知道一些傳統醫學中的幽微、精湛之術，並試著用它們來思考，料理我們的身體，這未嘗不是人生中有趣而有益的善舉。

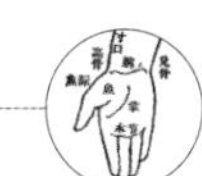

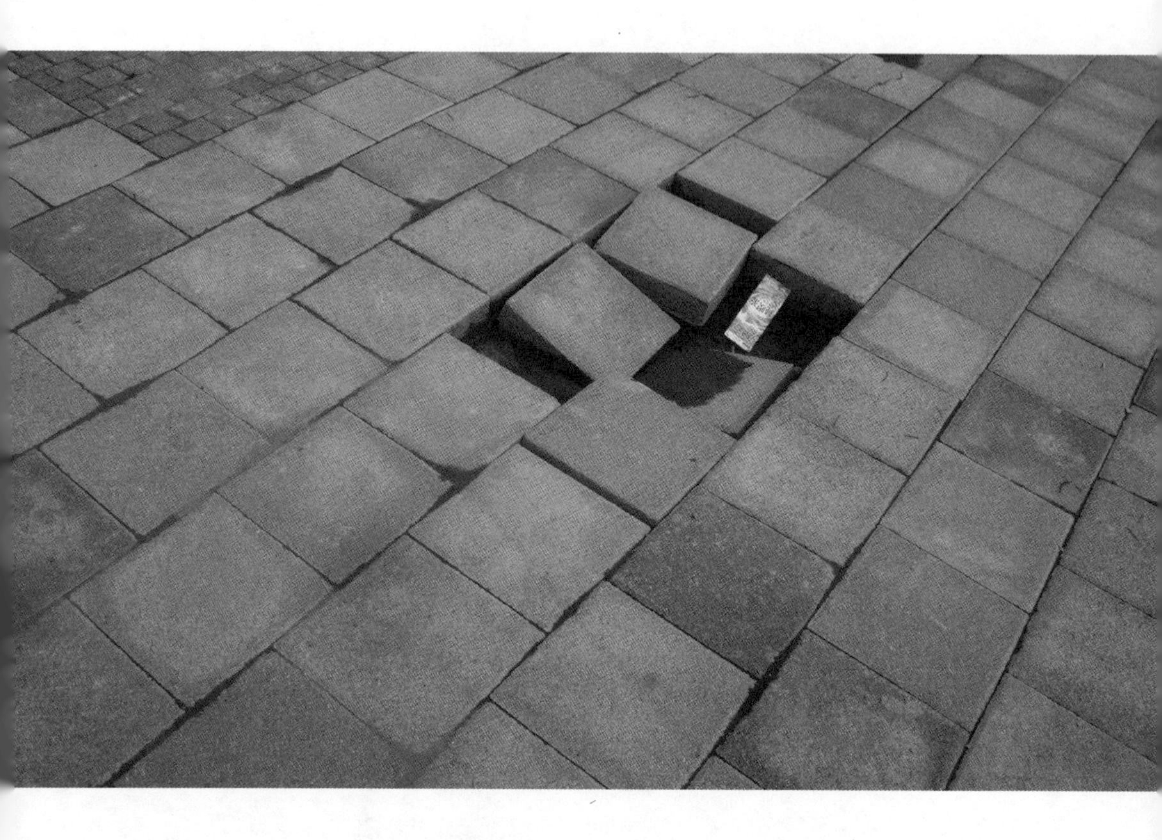

身體有異常，穴位上便會出現各種反應，其實任何人都能輕易察覺：

找穴位之前，先壓壓、捏捏皮膚看看，如果有以下反應，就是找對地方了！

◎ 壓痛：用手一壓，會有痛感；

◎ 硬結：用手指觸摸，有硬結；

◎ 感覺敏感：稍微一刺激，皮膚便會刺癢；

◎ 色素沉澱：出現黑痣、斑；

◎ 溫度變化：和周圍皮膚有溫度差，比如發涼或者發燙。

同時，使用經絡穴道療法時要注意：

◎刺激穴道要在「呼氣」時：因肌肉鬆弛而柔軟，痛感少，傳導效果更佳。

◎治療前請勿抽菸：易造成交感神經緊張，血循不暢，肯定影響療效。

第三章

與天地通電的人體經絡

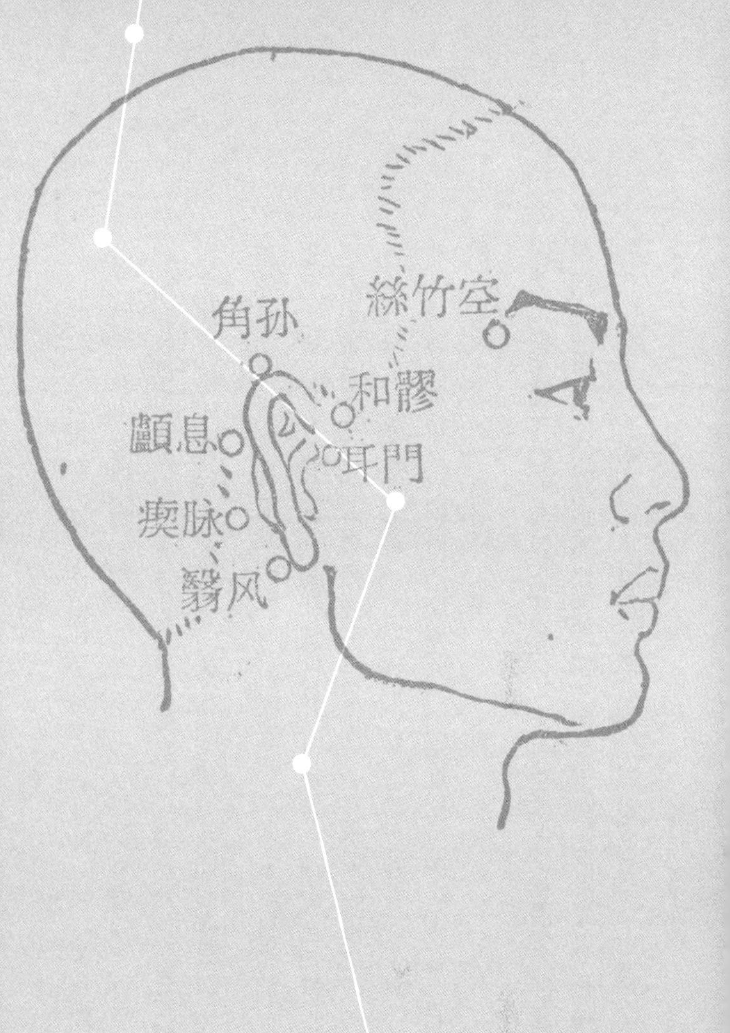

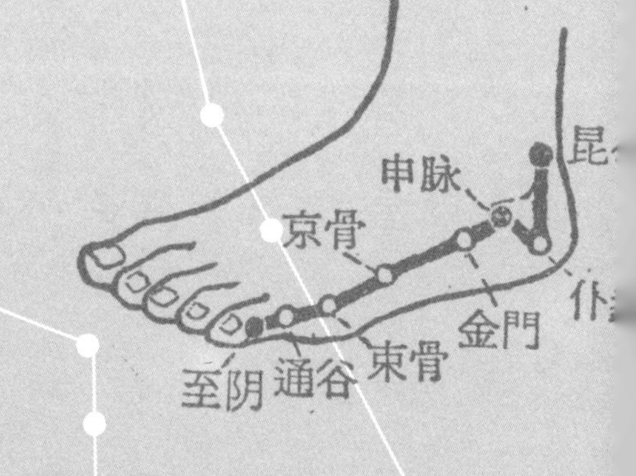

●經絡也要耗電●經絡是人體的活地圖●經絡氣血的調動（運行）是聽從上天的●經絡就是用來「決生死，處百病」的●只有經絡才能趕在疾病出生前把它殺死

經絡也要**耗電**

我們的身體跟電器一樣，也要用「電」，這裡的「電」就是能量。當你感覺渾身沒勁時，就說明身體的「電壓」太低了。一個人生病時間長了，或者上點年紀，經常會有吃東西沒胃口、臉色不好、無精打采等症狀。這些都是因為身體經絡的電強度減弱了，儲備的能量不夠了。那怎樣為我們的身體補充足夠的電量呢？

首先看一下我們身體裡的能量是怎麼轉化的。脾胃是我們身體的「能量轉換器」，它負責把吃的東西轉化成能量，就像發動機把汽油轉化成汽車動力一樣；經絡則是隱藏在我們身體裡面的「電線」，負責把脾胃生成的「電」運到身體的各個部分去調節各個臟腑。如果它不能及時運走脾胃的「電」，這些「電」就會在脾胃裡面堆積，使脾胃功能減弱，同時其他得不到「電」的器官會因「供電不足」而使應有的功能發揮失常。

因此，**要保證我們的身體正常運行，首先要確保「電源」的充足，也就是要保證我們吃的東西能順利地轉化成能量。**跟脾胃關係最密切的是哪條經？毫無疑問，胃經。只要每天敲胃經，就能保證脾胃的正常運行，「電源」自然充足。

如果說經絡是電線，那穴位就是電線上的敏感點，刺激這些敏感點，就能調整這條線的功能。你可能會想，離臟腑近的穴位當然跟臟腑關係密切，而那些離臟腑遠的穴位能有什麼作用呢？遠端的穴位就好像蓄電池，是經絡蓄電的地方，有很好的疏通經絡效果。比如有心血管系統疾病的人一定要按胳膊的內關穴，也稱救命穴，效果真的令人稱奇。內關穴是心包經的穴位，手掌向上舉著，從手腕向下量三個指頭的寬度，兩條大筋之間就是內關穴。

臟腑器官有病了，與此相對應的經絡也會導致身體裡電量的改變，破壞體內電流平衡，這時敲或者揉經絡，可直接導致經絡、穴位的生物電阻、電壓變化，從而可以使體內的電流暢通無阻，協調臟腑功能。比如感到餓卻吃不下東西的人是腎經的電量低，是腎陰不足、虛火上犯於胃導致的，也就是水不夠火就上來了，火大了就想吃東西，但是這個火是水不夠引起的，人還是虛的，屬於動力不足，當然吃不下。遇到這種情況就得每天敲腎經。腎經在腿的內側，敲的時候有痠痛的感覺就對了。

同樣，身體上一條經絡電量低的時候，也會直接影響皮膚或者皮下，敲經絡的時候能體會得到，在經絡走行上出現皮膚鬆弛、凹陷，或者有壓痛、摸起來有米粒或硬條索一樣的東西，這就是身體告訴你有問題了。比如當你按壓肺經時（肺經在手臂陰面靠拇指的那條線上），突然發現與平時按壓的感覺不一樣，感覺特別疼，或者在那條線上有小結節，那就是提示你的肺經電量異常，將會得感冒或咳嗽。不過沒關係，只要你持續按壓肺經，把疼的地方揉開，呼吸系統的病就很快沒了。如果手陽明大腸經的電量不正常了，就會出現牙疼、脖子發僵、肩不能往上舉、胳膊疼、食指疼等不舒服的現象，這時就要敲大腸經。大腸經很好找，只

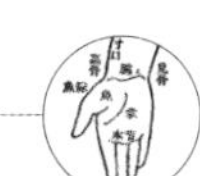

要把左手自然下垂，把右手拿過來敲左臂，所敲的地方就是大腸經。

五官七竅也和經絡有對應關係。例如，肺經通鼻，肺有疾病，容易影響鼻功能，這時就要敲肺經；肝經通眼睛，容易影響視力，家裡有近視的小孩，可以經常給他敲肝經，就是敲小腿內側。它們的功能是互相影響的，一個臟腑器官有病，整條經絡都會異常，例如循經皮膚病就是與此有密切關係的一條經絡有病造成的。

經絡電使全身經絡的運行路線相對穩定。當臟腑功能失調，經絡電阻增高，也就是中醫所說的氣血紊亂，不通則痛時，就會導致身體產生**壓痛點「阿是穴」**無規律地出現。這也體現了人的身體是一個整體，所謂牽一痛而動全身。中醫講究整體，通過使用經絡，對身體內的組織器官進行調節疏通，補其不足，減其過剩。這種自我調節是人體本身具有的偉大功能，只不過需要我們通過刺激、點撥經絡來喚醒它罷了。

知道了人體這個大的用電器是怎麼工作的，也知道了人體經絡線路的重要性，我們就要好好維護上天建造在我們身體內的網路，這樣才不辜負生命的本義。

經絡是**人體的活地圖**

中醫認為人的經絡主要由經脈和絡脈組成，好比一棵大樹有樹幹還有分出去的枝葉。**經，有「徑」的含義，也就是路，指的是大並且深的直行主幹；絡，有「網」的含義，好像網絡一樣，指的是分支，小並且淺的橫行支脈。**經絡就像身體內深淺不一、縱橫交錯的溝渠一般，運行著氣和血，使人的生命能夠延續。只有把這些溝渠打掃乾淨，讓氣血暢通無阻，人的身體才不會出現問題。為了預防我們身體疾病的發生，為了及時知道身體哪兒堵住了，我們就得先知道經絡到底在哪兒。

十二正經如江河，奇經八脈是水庫

經絡的主體叫經脈，就是運行氣和血的主要道路，相當於北京城的二環路、三環路。當然，人體不像樹那麼簡單，只有一個主幹，人體的經脈包括十二正經和奇

活絡

經八脈。這十二正經是主幹，要向外分出「分支」來聯絡四肢軀幹的皮肉筋骨，它們向內深入到胸腔、腹腔，上行到頭，是胸、腹及頭部的重要支脈，主要作用是溝通人體的內臟，並加強經脈與經脈之間的聯繫，有「別行之正經」之稱。

如果說十二正經是奔流不息的江河，那奇經八脈就像水庫一樣。平時十二正經的氣和血奔流不息時，奇經八脈也會很平靜地正常運行；一旦十二正經氣血不足流動無力時，奇經八脈這個水庫儲存的「水」就會補充到江河中；相反的，十二正經氣血太多了，太洶湧了，「水庫」也會增大儲備，使氣血流動過來，只有這樣，人體正常的功能才會平衡。這個道理說簡單點就像防洪抗旱，而從醫學上來說，奇經八脈對全身經脈實際上起著聯絡和調節氣血盛衰的作用。總之，奇經八脈與十二正經相互調節、相互配合，才能保證人體的平安無事，就像土地要跟大自然的降雨配合才能保證莊稼的收成一樣。

如山溪小河流一樣的十五絡脈，及其連屬部分

絡脈是經脈分出的淺層分支，其中較大的主要有十五絡，相當於比較粗的樹枝。主要在人的四肢以及軀幹的前面、後面、側面。十五絡向下還有分支，起聯絡溝通的作用，能夠加強它上面和它下面兩個層次之間的聯繫。十五絡在人體內的走向，有向裡、向外兩個方向，所以它能夠加強表裡的聯繫，促進表裡氣血的流通。絡脈再分出的更細小的分支稱**孫絡**，一般浮現於皮膚表層。肉眼可以觀察到的叫**浮絡**、**血絡**，它們就像人的微循環系統，縱橫交錯，愈分愈多，愈分愈小，

最後瀰散在全身。

綜上所述，人體的經絡是有主幹有分支的，這些分支又都相互交叉聯繫著，默默地為人的身體貢獻著自己的力量。

除了經絡以外，還有跟經絡相聯繫的部分，叫**經絡的連屬部分**。人是立體的，所以這種連屬包括向內和向外兩大部分。

五臟六腑——人體的蓄水池和輸送管道

什麼是五臟六腑呢？中醫將內臟統稱為五臟六腑。《黃帝內經》中的《素問・五臟別論》說：「所謂五臟者，藏精氣而不瀉也，故滿而不能實；六腑者，傳化物而不藏，故實而不能滿也。」心、肝、脾、肺、腎是五臟，是實質性器官，主要功能是化生和貯藏氣血精津液，也就是生成並儲存人體的所有精華；小腸、膽、胃、大腸、膀胱、三焦為六腑，是空腔性器官，其主要功能是受納和腐熟水穀，傳化和排泄糟粕，簡單說就是消化食物，排出廢物。所以，五臟好比蓄水池，六腑就是輸送管道。

根據現代醫學理論，上面說的六腑大都是屬於消化系統的，這跟幾千年以前沒有解剖基礎的中醫的看法竟不謀而合。

前面說過，陰陽學說和整體理論是貫穿整個中醫的。中醫把五臟六腑看作一個整

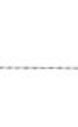

體，這個整體又可以分成**陰和陽**，也就是**臟和腑**。可能有人會問，為什麼臟是陰？腑為什麼不能是陰呢？陰，很容易聯想起陰天黑夜之類，它們的特點是陰暗的、安靜的、抑制的、內守的……這跟臟的特性功能相符；同樣，陽讓人想到陽光、運動、向外的、活躍的等等，這跟腑的特點符合。

有人說中醫是沒有理論支持的，僅僅靠經驗治病。其實這些理論不都是最直接的邏輯推理，最簡單的知識嗎？生活是最好的老師，自然蘊含著最高深的哲理，只是有些人視而不見罷了！

經絡是五臟六腑的鏡子，更像是一對同氣相求的孿生子

現代研究發現，經絡循行的部位與絡屬的臟腑有神經上的聯繫，所以它們之間的病理現象會有很多相似的地方。

這種聯繫，對不懂中醫的人而言，可能認為是毫無根據的。例如明明牙疼為什麼按手上的穴位？胃疼卻要按腳上的穴位？這不是南轅北轍嗎？但從經絡的原理來看，就會發現它們之間同氣相求，血緣相通，有不可分割的關係。

具體來說，心經屬於心臟，絡於小腸；肝經屬於肝臟，絡於膽；肺經屬於肺臟，絡於大腸；腎經屬於腎臟，絡於膀胱；心包經屬於心包，絡於三焦；胃經屬於胃，絡於脾；大腸經屬於大腸，絡於肺；小腸經屬於小腸，絡於心；膽經屬於膽，絡於肝；三焦經屬於三焦，絡於心包；膀胱經屬於膀胱，絡於腎。陰經和陽

經就這樣交通相連，成為縱橫交錯的網絡。

永遠站在人體最前線的經筋和皮部

除了向內聯繫臟腑外，經絡向外還要聯繫經筋和皮膚，這樣氣血才能輸送到那些地方，關節才能活動，皮膚才有光澤。這些外連部分包括十二經筋和十二皮部。

十二經筋是經脈的氣血會聚在筋肉關節的部分，主要作用是約束骨骼，使關節活動。

十二皮部則是經脈的氣血在皮膚的分布。皮膚是身體的最外層，也就是人體系統的第一道防火牆，可以保護機體，抵抗病邪入侵。另外，當內臟和經絡出現問題時，會在皮膚上有所反映，比如會出現皮膚變暗、沒有光澤、有色斑或者長痘。所以治療這些病症光從表面的皮膚著手是不夠的，關鍵是要調整內臟和經絡。內臟怎麼調？可以用中藥，也可以直接通過經絡調。前面我們說經絡向內與內臟聯繫，所以調整經絡的氣和血就能調整內臟的氣血，氣血正常了，皮膚自然變好了。

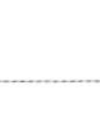

經絡氣血的調動（運行）是聽從上天的

中醫認為「天人相應」，也就是說，人生活在天地之間，是天地的一份子，那人的一舉一動肯定就要與天地息息相關。天地是有節律的，太陽每天早上從東邊升起，晚上在西邊落下，祖先們根據太陽的位置把一年分為春夏秋冬四季和二十四節氣。人的氣血也應該隨著自然界的變化而變化。

幾千年前的中醫，把人的身體與大自然中看到的景象緊密聯繫起來，並用這種整體思維的方式給人看病。比如，大自然中有黑夜和白天，有靜的有動的，這些都是相對的，那麼人作為微縮的小自然體也一樣，也有陰和陽。古時沒有「小時」這個說法，一天被分為十二個時辰，每個時辰人的氣和血都是不一樣的，這個時辰大腸經的氣血最多，下個時辰胃經的氣血最多，氣血跟水同樣都是流動著的。

像一個環似的完美無缺

十二經脈的走行方向有向上和向下兩種，比如**手三陰從胸走向手，手三陽從手走向頭，足三陰從腳走向胸，足三陽從頭走向腳**，十二經脈相互連接起來就像一個環。具體次序是這樣的：

手太陰肺經→手陽明大腸經→足陽明胃經→足太陰脾經→手少陰心經→手太陽小腸經→足太陽膀胱經→足少陰腎經→手厥陰心包經→手少陽三焦經→足少陽膽經→足厥陰肝經→手太陰肺經。

簡單概括起來就是：**肺大胃脾心小腸，膀腎包焦膽肝詳。**

每一條經的人員、裝備（血）和戰鬥力（氣）都不一樣

和五個手指有長有短一樣，不同經脈的氣血也同樣有多有少。下面的〈十二經絡氣血歌〉可以說明：

多氣多血為陽明，少氣太陽厥陰經；二少太陰常少血，六經氣血須分明。

也就是說，手足陽明經屬於多氣多血的經絡，這也是為什麼我要提倡陽明經是最重要的經絡的原因。手足太陽和手足厥陰經屬於多血少氣的經絡，而手足少陰、少陽和太陰經屬於多氣少血的經絡。

活絡

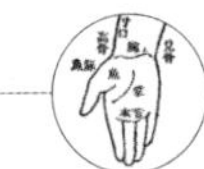

經絡就是用來**「決生死，處百病」**的

《黃帝內經》說：「**經脈者，所以能決死生，處百病，調虛實，不可不通。**」

這句話很多人、很多書裡都說過，為什麼我在這兒還要說呢？因為通過這句話，我們能很真切地感受到經絡有多重要！好比我們的身體是一個城市，經絡就是這個城市裡的各種管道，你想想，管道不通了會有什麼後果？下水道堵了，汙水橫流；天然氣管道不通了，那冬天就等著哆嗦吧。只有各種管道正常了，一切工作才能照常進行。經絡也是一樣，哪裡不通了哪裡就會出問題，把它給疏通好了，病也就沒了，這就是「處百病，調虛實」，所以才「不可不通」。具體說來，它有以下作用：

(1) 聯繫全身

根據前面講的經絡的組成可以看出，經絡可以把人的內臟、四肢、五官、皮膚、肉、筋和骨等所有部分都聯繫起來，就好像地下纜線把整個城市連接起來一樣。每一條通路通暢，身體才能保持平衡與統一，維持正常的活動。

(2)運行氣血

天然氣需要用管道輸送到各個地方，同樣，氣血也要通過經絡輸送到身體各處，滋潤全身上下內外。這是經絡的第二個作用。每個人的生命都要依賴氣血維持，經絡就是氣血運行的通道。只有通過經絡系統把氣血等營養輸送到全身，人才能有正常的生理心理活動。

(3)人體屏障

外部疾病侵犯人體往往是從表面開始，再慢慢向裡發展，也就是先從皮膚開始。經絡向外與皮膚相連，可以運行氣血到表面的皮膚，好像磚瓦一樣壘成堅固的城牆，每當外敵入侵時，經絡首當其衝地發揮其抵禦外邪、保衛機體的屏障作用。

(4)反映內在

疾病也有從內生的，「病從口入」就是因為吃了不乾淨的東西，使身體內的氣血不正常，從而產生疾病。這種內生病首先表現為內臟的氣血不正常，再通過經絡反映在相應的穴位上。所以經絡穴位還可以反映人內在的毛病，中醫管這叫「以表知裡」。

(5)調氣血

人的潛力很大，我們的肝臟只有三分之一在工作，心臟只有七分之一在工作……如果它們出現問題，我們首先要做的是激發、調動身體的潛能。按照中醫理論，

內臟跟經絡的氣血是相通的，內臟出現問題，可以通過刺激經絡和體表的穴位調整氣血虛實。這也是針灸、按摩、氣功等方法可以治療內科病的原因。

我們都知道，嘴不但能吃飯，還能吃進細菌，成為疾病感染的途徑。經絡也一樣，它可以運行氣血，行使上面說的那些功能，但是**人體一旦有病了，它也是疾病從外向裡「走」的路。但只要我們知道了它們的循行規律，就可以利用這一點來預防疾病的發展**。這就好比敵人來偷襲，我們知道了他的行軍路線，就可以提前做好防護準備。

只有經絡才能**趕在疾病出生前**把它殺死

明白了經絡的作用，那怎樣利用它為我們的身體服務呢？其實經絡的用處範圍很廣泛，預防、診斷以及治療都可以用到，當然我這裡主要說的是自己按摩經絡。下面分別從幾個方面來介紹：

(1) 治病

通過經絡治療疾病最直接的方法就是針灸按摩，通過刺激體表皮膚的某些穴位，以疏通經氣，調節人體臟腑的氣血功能。因為針灸的要求比較高，不專業操作可能會引起意外，所以這裡不多說，而是重點談一些通過簡單易操作的按摩手法來養生保健和治療常見病，例如胃疼揉按足三里穴，牙疼按合谷穴等。

我們的身體經常會有一些不舒服的時候，有時不知道是什麼原因引起的，也沒有嚴重到非去看醫生的地步。例如頭疼，如果不去管它也許一天半天也會好，但是這一天半天我們會很痛苦，會影響工作和心情。其實這種小毛病通過刺激經絡穴位就可以很快緩解，而且操作很簡單，按壓或者按揉穴位幾分鐘就行，關鍵是要找對地方，知道要按壓哪兒，怎麼去按。經絡雖說看起來很玄很深奧，其實我們只要掌握一些技巧，它就會變得很實用。

(2) 診斷

經絡是身體的一個通道，能通內達外，在人體功能失調的時候，它又是疾病傳變的途徑。所以人在生病時，常常能夠發現在經絡走行上，或在經氣聚集的某些穴位上，有明顯的壓痛、突起、凹陷、結節，以及皮膚弛緩等變化，比如沿著經絡路線出現的紅線、白線、疹子、汗毛豎起等現象，這些都可以幫助我們判斷疾病。比如得腸炎的人，大多在胃經的上巨虛穴有壓痛，長期消化不良的人，可在脾俞穴發現異常變化。

不止這些，穴位的溫度、電阻、知熱感度的變化，也可以用來診斷疾病，當然這些都是高科技的東西，我們平時用不著。有些疾病在經絡上的反應比醫院儀器測量出來的還來得清楚，因為人感覺不好了到醫院不一定就能檢查出來。所以我們平時如果多刺激感覺異常的穴位，就可以在疾病未成形的初期牢牢控制它，使其消解於無形之中。

(3) 預防

扁鵲與齊桓公的故事，是最能說明疾病在於防的道理了，大家都還記得吧。扁鵲是春秋時候的名醫，他到齊國時，看到齊桓公有小病在皮膚和肌肉之間，多次勸他治療，桓侯從來不聽。到最後扁鵲看見桓侯就直接跑了。桓侯不解，派人去問他為什麼要跑。扁鵲說：「你的病已經由皮肉之間一步步發展到了骨髓，沒得救了。」果然，過了幾天齊桓公就死了。

這是個諱疾忌醫的故事，同時也反映了疾病在危害人之前會有一段時間的準備過程，也就是中醫所說的潛證階段。**潛證是疾病的早期階段，在這個時期，疾病的苗頭剛冒出來，很簡單就可以根除。但也是在這個潛證階段，人的異常感覺很不明顯，到醫院又檢查不出什麼結果，所以往往被人們忽視，但很多中醫卻能通過望聞診切診斷出來。**

漢代的名醫淳于意就能通過察言觀色來看病，他可以預先知道病人的生死，判斷能否治療，以及用什麼方法治療。有一次，淳于意給濟北王的侍女們治病，其中有一個叫「豎」的女子，她看起來氣色很好，但淳于意摸了一下她的脈說：「豎傷了脾臟，不能太勞累，依病理看，到了春天會吐血而死。」過了一段時間，濟北王看她的臉色沒有變化，就認為淳于意說的不對。但到了次年春天，豎果然吐血而死。其他名醫如華佗、張仲景等，也有用把脈的方法來判斷潛證的例子。

我們說的預防疾病，很多時候就是治這種潛證。比如說人冷了要取暖，可以有兩種不同的方法讓他暖和起來，第一是給他外來的能量，比如給他吹暖風；還有就是激發他自身的能量來取暖。其實這就體現了中醫和西醫這兩種不同的治病模式。你營養不良，西醫會給你打點滴，中醫則調理你的脾胃，脾胃好了，吃的東西能轉化成氣血，營養自然跟上了。本書說的這些日常保健和抗擊疾病的方法，也就是教人們如何調動人體自身的抵抗力和激發自身的潛能。

因此，經常按揉經絡和穴位就顯得特別重要，因為疾病在潛證階段（潛伏期）是最容易痊癒的，這就是所謂「**病向淺中醫**」的道理。何況人體有記憶功能，每次患病都會對人體機能產生損害，人的身體會把這些損害記錄下來，所謂多病則體弱，久病則體虛。**如果每天堅持花幾分鐘按揉本書介紹的穴位，使經絡暢通，就算不知道自己的身體正在醞釀哪一種疾病，也能在無意間把它消於無形**。

中醫有「**上工治未病**」之說，即高明的醫生能在病發前就搞定它。所以健康是從日常生活中的一點一滴做起的，只要每天關注經絡，抽一點時間維護自己的身體，使體內垃圾和毒素及時排出，沒辦法堆積，我們自然就能保持健康。

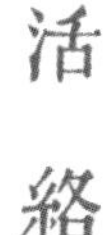

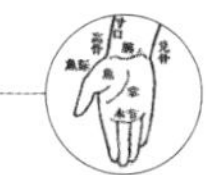

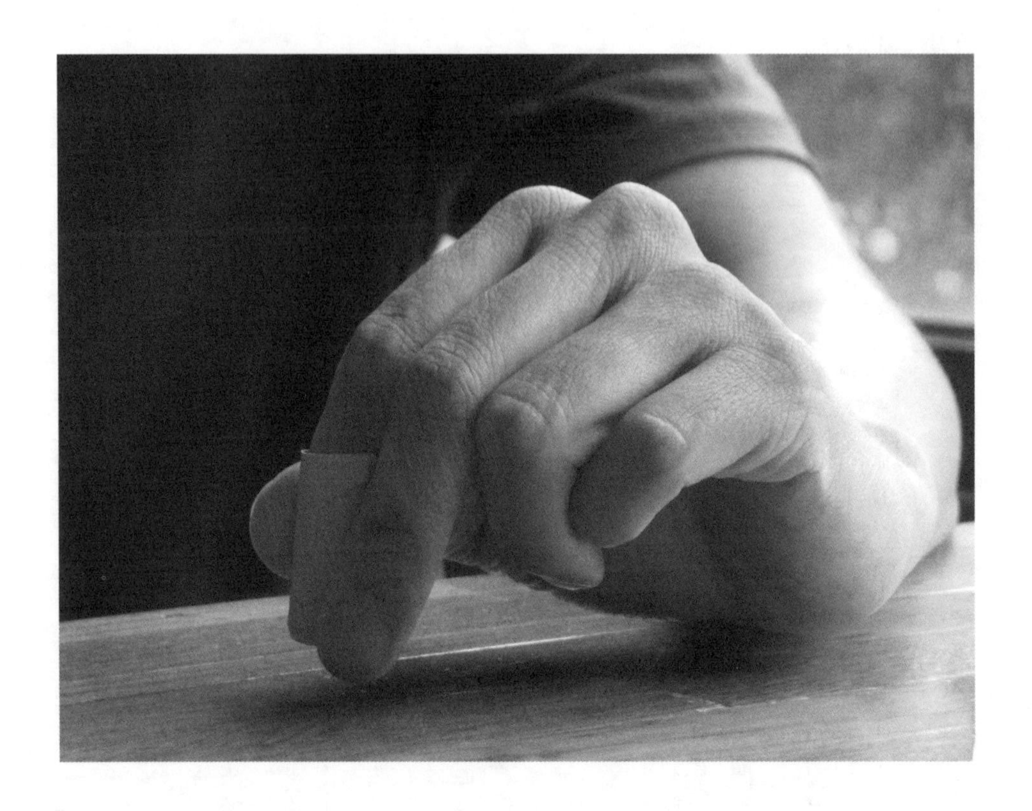

一學就會的經絡刺激法！

在家庭中能進行的穴道刺激中，最普遍的就是指壓，也蘊涵著許多訣竅呢。

◎ 第一個訣竅，是利用容易施力的大拇指，或食指、中指，用指腹按壓，可以加重壓力，長時間按壓也不覺得疲倦。

◎ 還有一個訣竅，就是留意按壓的補瀉之分。有慢性病或者長期營養不良的人往往身體虛弱，這時要予以輕刺激，稱為「補」法，即補充能量，使器官恢復到正常水準。

◎ 當某些患者神經亢奮、疼痛較強時，要予以重壓，稱「瀉」法，即抑制過高能量的刺激法。

◎ 總的來說，每次壓三～五秒，休息二～三秒，再壓三～五秒，每一部位重複三～五次，這樣效果最好。

◎ 另外，還可以巧用身邊的小東西，如牙籤集束、吹風機（暖風）、舊牙刷、原子筆、軟式棒球……等，來刺激穴道。

第四章

讓我們全身通起來

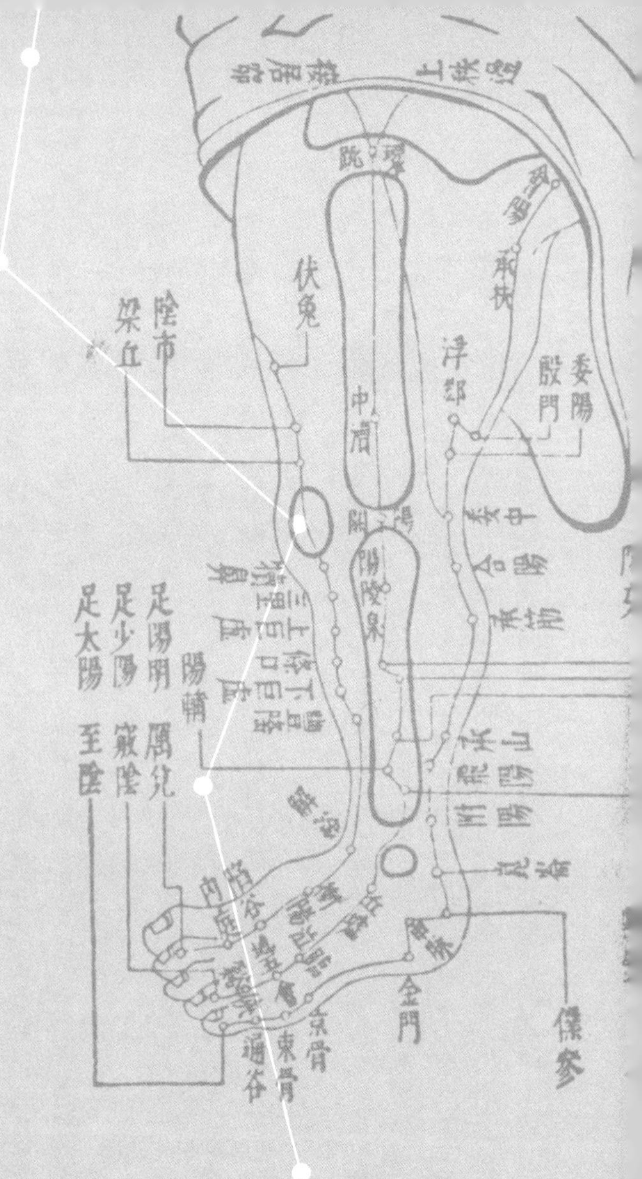

●不要把自己的身體全部交給醫生●最簡單和最有效的手法●怎樣才能正確找到穴位●使用經絡穴道療法時要注意的●一學就會的經絡刺激法

不要把**自己的身體**全部交給醫生

經絡和臟腑相關聯，經絡通了，我們的身體才能通暢，健康才有保證。前面講了十二正經，還有奇經八脈、十五經絡，是否太複雜了？如果身體有什麼不舒服，難道真要每天把全身都敲揉個遍嗎？當然不用，只要找到身體上的關鍵點就行。

中醫說脾胃中焦主運化水穀，也就是主消化，是人的後天之本，那多氣多血的陽明經就顯得尤為重要，當然，這裡並不是說其他經就不重要了。這一節，我主要想談談陽明經的疏通性對人體保健的重要性。**人是一個整體，哪個部分罷工都會產生疾病。陽明經從頭、胸腹一直到腿的外側的前緣，貫穿全身，所以對全身的氣血都有通暢作用**。

胃腸的功能有多重要，相信大家都能體會到，胃腸不好什麼小毛病都出來了，如消化不良、便祕、腹瀉等。胃腸道的氣血生成不足了，身體內的廢物就不能及時運走，日漸堆積形成各種毒素，不但會出現以上所述症狀，還會在臉上起粉刺、痤瘡等影響美觀的東西，甚至還有可能出現音啞等失聲現象。所以中醫在治病時有句口頭禪：有病沒病，腸胃掃淨。說的就是要保持胃腸的通暢。

但是保持我們臟腑功能的正常不能總靠吃藥，我們可以通過平時的保健來維護它，調整它。比如按揉足三里就可以調整腸胃功能。

一個人身體處於亞健康狀態時，敲胃經十五分鐘，整個人會感到有點兒乏，但會覺得體內暢通多了。如果是第一次敲，當天晚上還會睡得特別好，而睡得好就能使人體氣血在最短時間內恢復到最好。

有這樣一種說法，**中醫不是治病，而是治人的。它是通過調整人自身的陰陽虛實，調動人自身的抗病能力，把疾病趕出體外。**我經常說，蒼蠅不叮沒縫的雞蛋。把自己身體練好了，疾病從何下手呢？但是「練」身體可不是簡單地做做晨練，要針對健康的關鍵、疾病的關鍵練。

健康的關鍵在哪裡呢？

前面說過，經絡是運行身體內氣和血的通路。氣和血是一對相互支持、同仇敵愾的戰友，使我們體內各種組織器官保持生氣、鬥志昂揚，是維持健康的最重要因素。古代就有「**氣為血帥，氣行血行，血為氣母，血至氣至，氣若順得意輕鬆，血若通遠離病痛**」的說法。經絡暢通了，氣血才能正常運行到身體的各個部分，這些部分得到精華的滋養才能正常發揮各自的功能，這樣的整體才稱得上健康。

總之，經絡暢通就是健康的關鍵、祛除疾病的關鍵。要保持健康，防治疾病，就要從疏通人體經絡系統開始。每天敲十四經和按揉幾個重要穴位，就足夠能疏通一個普通人的經絡，保證他應對日常的工作和生活。

現代生命科學預測人類的壽命是一百二十五到一百七十五歲，而目前我們的平均

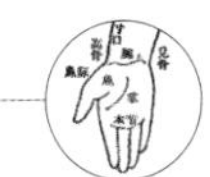

壽命才七十八歲左右，這說明：**我們的身體還存在著巨大的潛能**。我在本書中向大家提倡的生活習慣及敲十四經的保健方法，就是教你如何去發掘自己身體的潛能。只要努力堅持直至養成習慣，就會嘗到甜頭，欣喜地看到身體一天天變好。

現在滿大街都是經絡美容，經絡瘦身，經絡排毒……但從業人員真正會使用經絡嗎？起碼我沒有看到他們宣傳的那種效果。因此我建議，對人體經絡的使用還是由自己來做吧，從自己身體做起，從每天做起，不要把自己的身體交給別人。

最簡單和**最有效**的手法

平時我們怎麼做些既簡單又有效的事情來保健和預防疾病呢？

點揉穴位

點揉穴位可以說是最簡便、最有效的方法了。**不管何時何地，只要能空下一隻手**，我們就可以開始點揉穴位，不僅可以用來做日常保健，還能救急，比如水溝穴（俗稱人中）、梁丘穴、內關穴等都是身體突發不適時的救命穴。

推捋經絡

平時我們走路時間長或者感到雙腿困乏發沉的時候，最常用的動作恐怕就是捶腿，這種情景在影視劇裡和日常生活中經常看到。或許大家以為這就是對雙腿的最好獎勵和最舒服的享受了，其實那是因為人們還沒有發現推捋經絡的好處。這時你可以試著**使身體取坐位，把手自然分開，放在腿上，由上往下推，拇指和中指的位置就相當於足太陰脾經和足陽明胃經的循行路線**。在中醫理論中，脾主四肢肌肉，推捋脾胃經可以疏通這兩條經的經氣，從而達到放鬆肌肉和驅逐脾胃上疾病的效果。

敲揉經絡

敲揉經絡相對推捋來說，刺激量要大些，現在有些人提出敲揉的療效比針灸還要

活絡

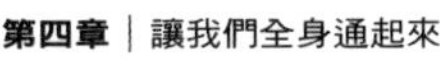

好。對於一個從事針灸推拿專業的人來說，以我和諸多同仁的體會及專業知識來講，陽明經的重要性是最大的——不論從它們的循行路線來看，還是從它們與臟腑器官的聯繫來看，陽明經都是最重要的，它與人的身體健康也是最為密切的。

怎樣才能**正確找到穴位**

使用經絡穴位，最重要的，不用說，就是找對地方。不管介紹的方法多優越，如果不能正確地找到它們，一切都是枉費，不具有任何意義。**沒有什麼方法比經穴療法更適合作為家庭療法的了**——但是似乎因為找穴太困難，所以不太被使用，實在是可惜。此外，介紹經穴療法的書雖然很多，但簡便而且詳細地介紹穴位和經絡找法的書是少之又少，這使得很多人空有一堆療法，卻不知道怎麼用在自己身上。在這裡，我要介紹一些任何人都能使用的、能簡便地找到穴道的訣竅。

找反應

身體有異常，穴位上便會出現各種反應，這些反應包括：

壓痛：用手一壓，會有痛感；

硬結：用手指觸摸，有硬結；

感覺敏感：稍微一刺激，皮膚便會刺癢；

色素沉澱：出現黑痣、斑；

溫度變化：和周圍皮膚有溫度差，比如發涼或者發燙。

在找穴位之前，先壓壓、捏捏皮膚看看，如果有以上反應，就表示找對地方了！

記分寸

中醫裡有「同身寸」一說，就是**用自己的手指作為找穴位的尺度**。大拇指的指間關節的寬度是「一寸」；食指和中指並列，從指尖算起的第二關節的寬度就是「兩寸」；把四指併攏，第二關節的寬度就是「三寸」。

另外，倘若知道身體中哪一部位有什麼骨骼，找起穴位就更容易了。比如低頭時，脖子後部正中最突出的凸骨，就是第七頸椎，緊接著的凸骨是第一胸椎；兩

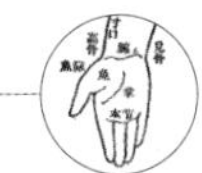

邊肩胛骨的最下端跟第七胸椎骨的突起在一條線上；腰左右兩側突出的骨頭，也就是繫腰帶的位置，跟第四腰椎的突起在一條線上。

使用**經絡穴道療法**時要注意的

(1)**刺激穴道要在呼氣時**。穴道療法最容易忽視的是呼吸。似乎很少人知道，呼氣時刺激經絡和穴位，傳導效果更佳，能取得更好的效果。

吸氣時，肌肉收縮而僵硬，這時刺激穴位不太會傳達。相反的，吐氣時，肌肉鬆弛而柔軟，此時給刺激，不僅痛感少，並且傳導佳。

(2)**治療前請勿抽菸**。香菸中含有致命的毒物，所含致癌物質多達四十～二百種，其中的尼古丁更是劇毒物質。如果在進行穴位治療前抽菸，尼古丁一旦進入體內，就會造成交感神經緊張，血管收縮，血液循環不暢通，肯定會影響療效。

一學就會的經絡刺激法

最有代表性的刺激法

在家庭中能進行的穴道刺激中，最普遍的就是指壓。不要小瞧指壓，這裡也蘊涵著訣竅呢！

指壓的第一個訣竅，是利用容易施力的大拇指，或食指、中指，用指腹按壓，可以加重壓力，而且長時間按壓也不覺得疲倦。

還有一個訣竅，就是按壓的補瀉之分。有慢性病或者長期營養不良的人往往身體虛弱，這時要予以輕刺激，稱為「補」法，即補充能量，使器官恢復到正常水準；當某些患者神經亢奮、疼痛較強時，要予以重壓，稱為「瀉」法，即抑制過高能量的刺激法。總的來說，每次壓三～五秒，休息二～三秒，再壓三～五秒，每一部位重複三～五次，這樣效果最好。

現在很多人都知道按摩能放鬆肌肉，緩解疲勞，真正的按摩是五指並用，有

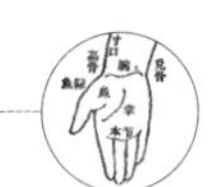

「捶」、「搓」、「揉」、「壓」等各種按摩法。其中所謂「壓」的手法，就是上面所提到的指壓。

一般來說，捶或用力壓屬於瀉法，應用於神經痛等疼痛厲害的病症，輕輕搓、揉等是補法，用於手腳發麻等症狀。按摩時間一般在五～十五分鐘。

灸法，是利用艾草給皮膚熱刺激。基本上，灸法是種補法，自古以來便被應用於慢性病的治療上。

在家中灸時，首先在手掌中放置艾草，並將它撚成細長狀。然後在其尖端部分，二～三公分處摘下，製成大約米粒一半大小的金字塔形灸。

用少許的水弄濕皮膚，在穴位上放上上面所說的灸，如此艾草才容易立起來。然後點燃線香，引燃艾草，在感到熱時更換新的艾草。若沒有特殊狀況，一個穴道用上述的灸進行三「狀」到五「狀」的治療（**燒完一次艾草，稱一「狀」**）。此法是在發熱之後拿掉艾草，故稱為**「知熱灸」**。由於灸發熱後，會留下痕跡，所以有許多人不喜歡。要想在皮膚上不留痕跡，可使用**「間接灸」**（**溫灸**）。此法是在皮膚上放置大蒜、薑、鹽、味精等，再在其上燃燒艾草。依使用材料之不同，可稱為蒜灸、薑灸、鹽灸等等。這種熱刺激十分緩和，不會有留下痕跡之虞。市面上已有賣間接灸的商品，可以直接利用這些商品。

除了直接燃燒艾草，最簡單的灸療法是**線香灸**。準備一根線香，點上火，將線香頭靠近穴道，一感到熱，便撤離。一個穴道反覆五～十次。

巧用身邊的小東西

◎**把五六支牙籤用橡皮條綁好**，以尖端部分連續扎刺等方式刺激穴道。刺激過強時，則用圓頭部分，此法可期待出現和針療法相同的效果。

◎不喜歡灸術的朋友，可以**用吹風機的暖風對準穴道吹**，藉以刺激穴道。這可以算溫灸的一種。

◎體質虛弱的孩子，肌膚較易過敏，再小的刺激往往也受不了，此時可**利用舊牙刷以按摩的方式**來刺激穴道。

◎以手指做指壓時，不能好好使力的朋友，可利用**原子筆或鉛筆**等來刺激穴道。方法是用原子筆頭壓住穴道（要領與指壓同）。一般來說，此法壓住穴道部分的面積較廣，刺激較緩和。

◎**在割成一公分見方的膠布中央，放置一粒生米，貼在穴道上**。如此便可給穴道長時間的微量刺激。在指壓或按摩後操作，具有保持其效果之功能。

◎脊椎骨的兩側有許多重要的穴道，可惜的是，自己無法好好地刺激它們。但若有**軟式棒球**，即可輕易地達成目的。仰臥，將球放在背部穴道的位置，藉助身體的重量和軟式棒球適度的彈性，穴道可獲得充分的刺激。想要刺激背部的穴道時，請大家務必要試試這方法。

◎**像高爾夫球那種硬球，比較適合刺激腳內側的穴道**。坐在椅子上，將高爾夫球置於腳底並滾動它，對刺激湧泉等穴道十分有效。

活絡

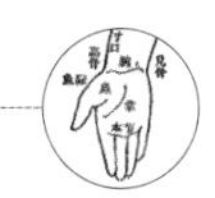

既然人通過經絡與天地通電，也就凝聚了天地的靈氣。

◎ 古人講天地人為三才，而它們三者又統一為大才，人也是天地的一臟，可以說是「人臟」，所以才有「天人相應」的說法。人體的十二條正經，對應地之水流，孫絡有三六五之數，一年有三六五天，應周天之度，穴位也是如此以應週期之日。

◎ 每條經因為它冥冥中接天應地，所以都有各自的巨大功效。下面（第五章）將從日常保健的角度，介紹各條經絡。

第五章

人生下來、活下來的根本保證

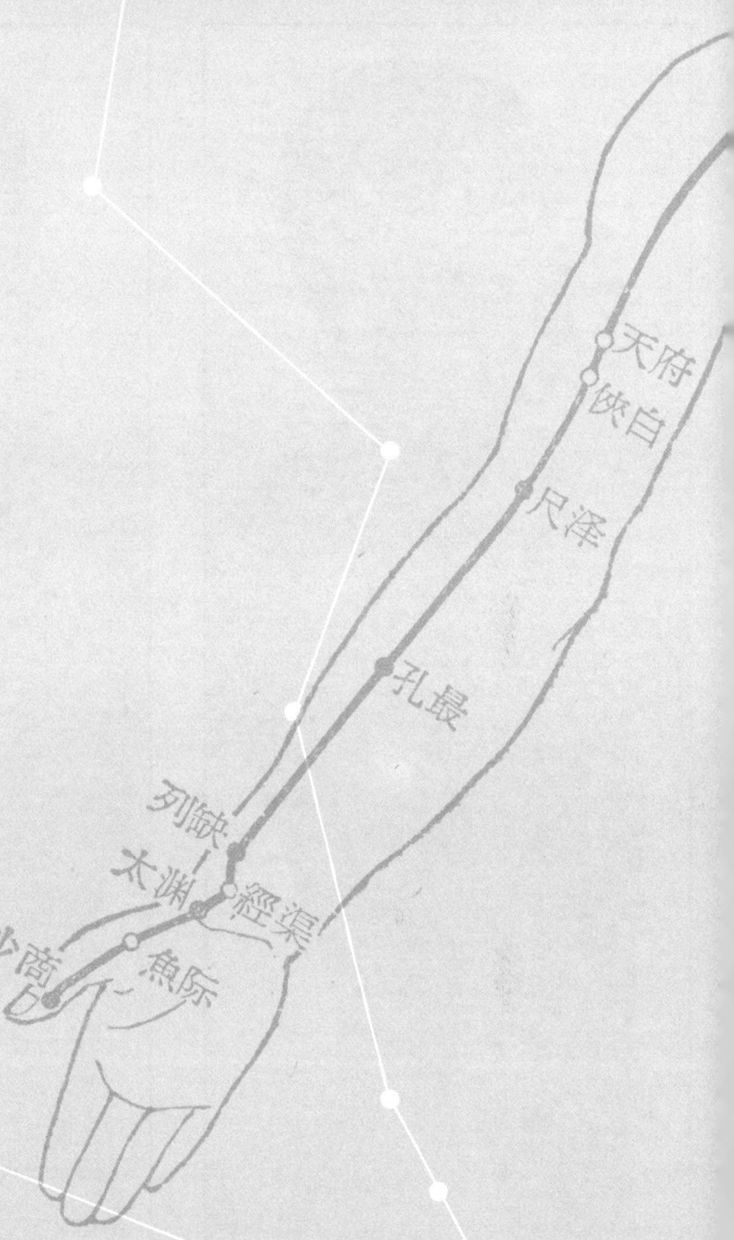

●人的後天之本——足陽明胃經●肺和大腸的保護神——手陽明大腸經●一切為了消化功能——足少陽膽經●堅決捍衛頭腦安全——手少陽三焦經●運行人體寶貴體液的水官——足太陽膀胱經●寧心安神、舒筋活絡的關鍵——手太陽小腸經●婦科病的首選——足太陰脾經●人體的總理——手太陰肺經●護身衛體的大將軍——足闕陰肝經●代心受過，替心受邪——手闕陰心包經●人生的先天之本——足少陰腎經●主宰人體的君王——手少陰心經

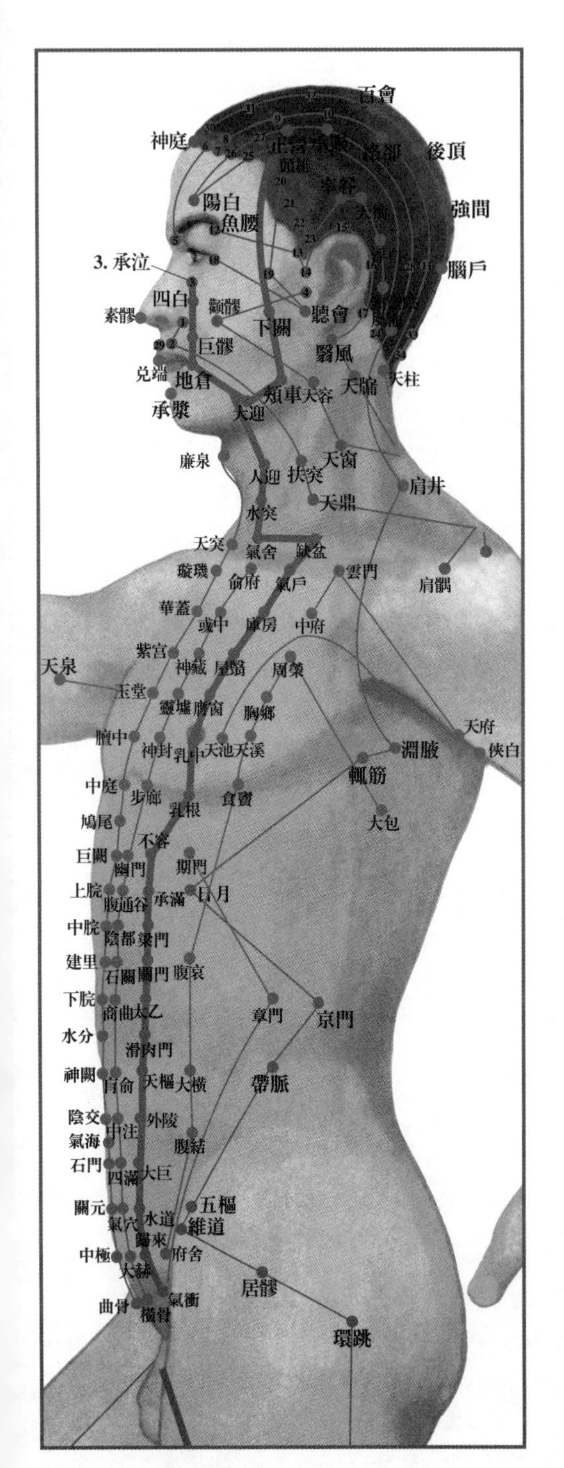

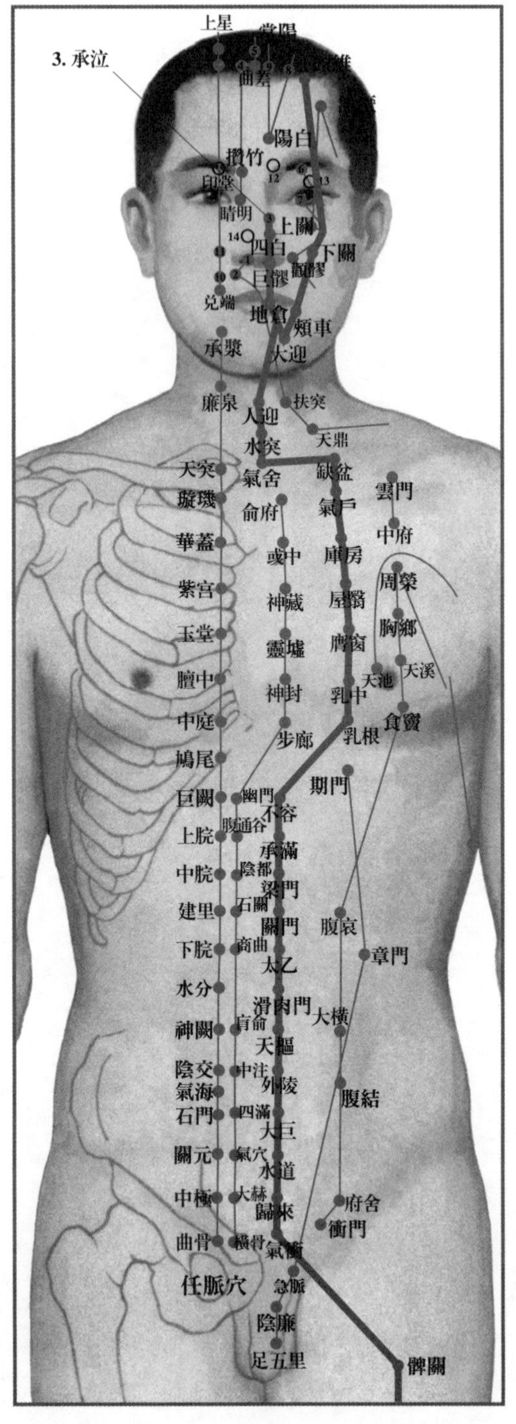

足陽明胃經・經筋穴位圖（1）

共四十五穴，原穴為衝陽穴，絡穴為足太陰脾經之公孫穴。陽明象徵陽氣極盛的經絡，對裡熱和實證就容易發揮應用特點。

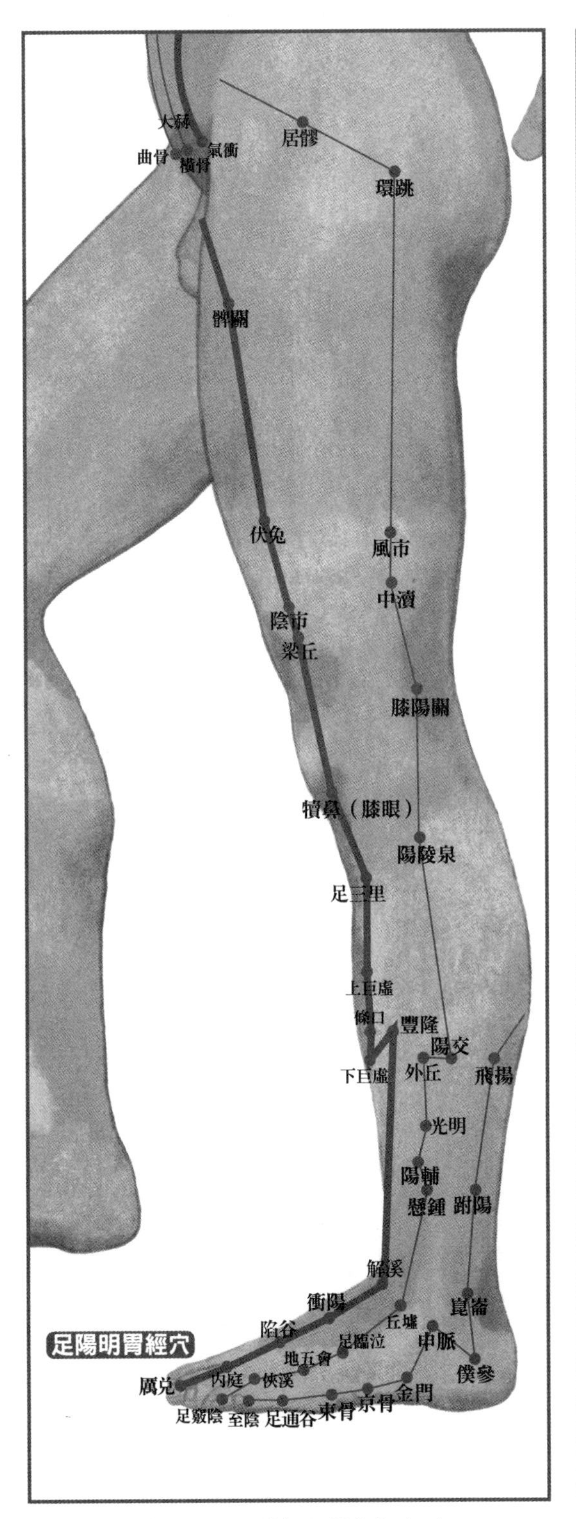

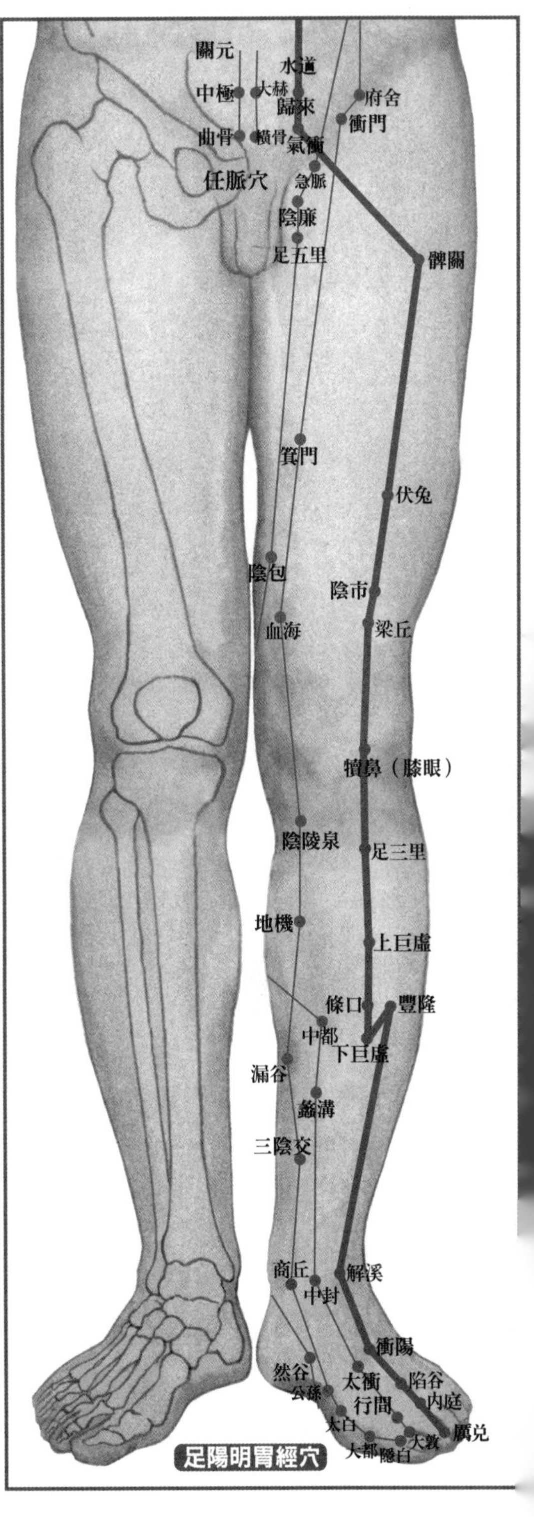

足陽明胃經・經筋穴位圖（2）

循行路線：　1.起於眼下（承泣穴）　2.繞面　3.入齒　4.還唇　5.循喉嚨　6.下膈　7.屬胃絡脾
8.下挾臍　9.至膝下　10.入足第二趾（厲兌穴）

人的**後天之本**——足陽明**胃經**

中醫裡說脾胃是人的「後天之本」，就是說它們是人生下來活下去的根本保證，為什麼這麼說呢？因為**脾胃具備了我們現在所說的整個消化吸收功能，是人體的能量源頭**。脾胃管著能量的吸收和分配，脾胃不好，人體「電能」就不夠用，「電壓」偏低，使很多器官運作代謝減慢，工作效率降低，或乾脆臨時停工。如果五臟六腑都不能好好工作，短期還可以用「蓄電池」的能源，長期下去就不夠用了，疾病也就出來了。由此看來，養好後天的脾胃發電廠有多麼重要！

潛伏在胃經上的疾病

胃經有兩條主線和四條分支，是人體經絡中分支最多的一條經絡。主要分布在頭面、胸部和腹部以及腿的外側靠前的部分。

足陽明胃經：從鼻旁開始，交會鼻根中，旁邊會足太陽膀胱經，向下沿鼻外側，進入上齒槽中，回出來挾口旁，環繞口唇，向下交會於頦唇溝，退回來沿下頷出面動脈部，再沿下頷角，上耳前，經顴弓，沿髮際，至耳顱中部。

頸部之脈：從大迎前向下，經頸動脈部，沿喉嚨，進入缺盆，通過膈肌，屬於胃，絡於脾。

胸腹部主幹：從鎖骨上窩向下，經乳中，向下挾臍兩旁，進入氣街。

腹內支脈：從胃口向下，沿腹裡，至腹股溝動脈部與前外行者會合。由此下行至髖關節前，到股四頭肌隆起處，下向膝臏中，沿脛骨外側下行足背，進入中趾內側趾縫，出次趾末端。

小腿上的支脈：從膝下三寸處分出，向下進入中趾外側趾縫，出中趾末端。

足部支脈：從足背部分出，進大趾趾縫間，出大趾末端，接足太陰脾經。

足陽明胃經有毛病（氣血運行出現異常情況），人經常會出現以下症狀：發高燒、出汗、頭痛、脖子腫、咽喉腫痛、牙齒痛，或口角歪斜，流濁鼻涕或流鼻血；精神方面容易受驚、狂躁；吃得多而且容易餓，胃脹、腹脹；膝蓋腫痛，

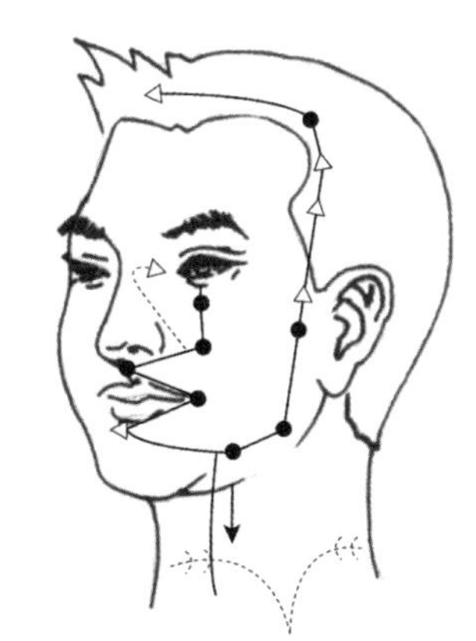

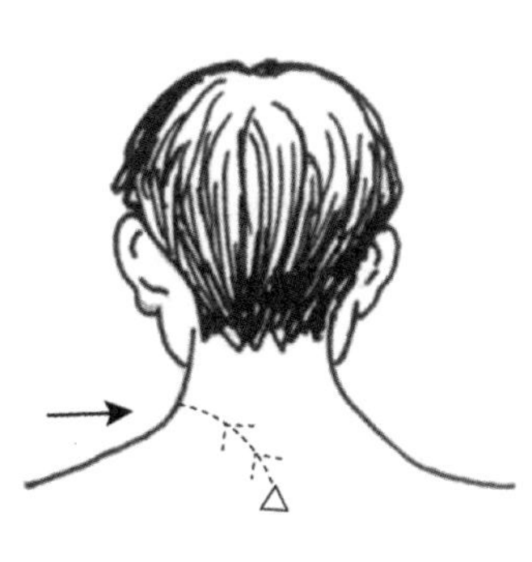

足陽明胃經循行圖 1

活絡

胸乳部、腹部和大腿部、下肢外側、足背、足中趾等多處疼痛，足中趾活動受限。

如果有上面這些情況發生，我們就知道是胃經出問題了，這時應該及時敲胃經或者按揉胃經重點穴位。

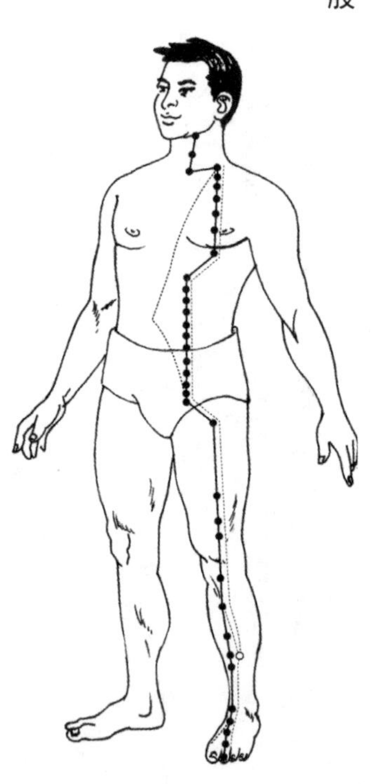

為什麼要用手刺激「喜潤惡燥」的胃經

胃經屬於胃，絡於脾，所以它和胃的關係最為密切，同時也和脾有關。每個人出生後，主要依賴脾和胃的運化水穀和受納腐熟食品，這樣人體才能將攝入的飲食消化吸收，以化生氣、血、津液等營養物質，使全身臟腑經絡組織得到充分的營養，維持生命活動的需要。所以說，脾胃也為氣血生化之源。

按摩胃經和重點穴位，第一可以充實胃經的經氣，使它和與其聯繫的臟腑的氣血充盛，這樣臟腑的功能就能正常發揮，就不容易被疾病「打敗」；第二是可以從中間切斷胃病發展的通路，在胃病未成氣候前就把它消弭於無形。

足陽明胃經循行圖 2

中風偏癱找胃經

在治療中風偏癱後遺症肢體肌肉萎縮無力時，取穴常取胃經穴位，即所謂的「治痿獨取陽明」，痿是癱軟無力的意思。

患有中風後遺症的病人其實在醫院也就是打打點滴、扎扎針和進行復健訓練，但是其高昂的醫療費確實讓人頭疼不已，所以病情穩定後很多人都要求回家治療和復健；這個時候，病人經常會有腸胃功能不好和偏癱的肢體肌肉萎縮現象。**我們在護理的時候就一定要幫其按揉胃經，每天沿著經絡的走向從上到下揉四十遍，然後再點重要的穴位，如足三里、梁丘、天樞、豐隆以及手陽明大腸經的曲池、合谷等，**這樣能很好地幫助病人消除種種不適。

中醫講「久臥傷氣」，而中焦脾胃是氣血生化的來源，它們是我們身體所需能量的「生產工廠」。病人長期臥床，脾胃的運化功能肯定不好，也就是中焦脾胃的氣受傷很重了，我們很少見那些長年累月躺在床上的偏癱病人食量很好，用現代醫學講就是長期臥床、缺乏鍛鍊導致的胃腸蠕動減慢、消化功能下降。而按揉胃經恰恰可以恢復他們的胃

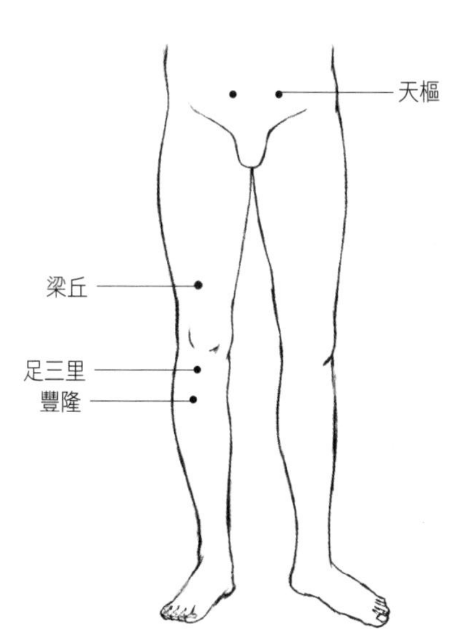

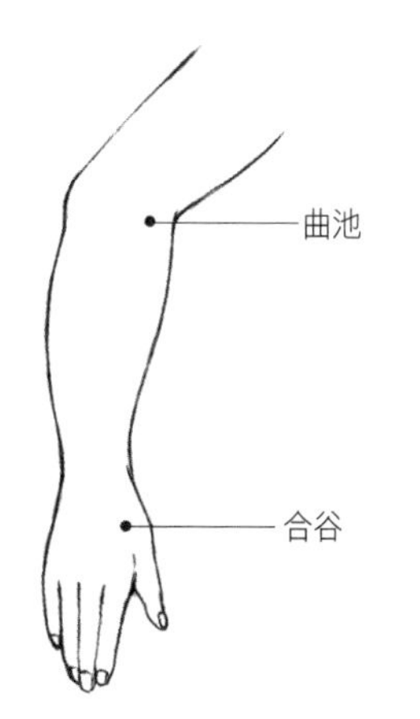

活絡

氣，堅持一個月左右就會發現他們的食欲開始逐漸變好，飯量增加了，大便也開始通暢了。

病人肢體的肌肉因為長期得不到鍛鍊而逐漸萎縮，就是醫學上講的「廢用性萎縮」，不想辦法恢復的話，即使病人以後慢慢能下地了，走路也是個問題，兩條腿粗細都不一樣了怎麼能走好呢？但是這時如果堅持每天揉胃經，不到一個月，就會發現患側腿上的肉不那麼鬆了，這就說明肌肉的彈性在恢復，肌肉停止萎縮了。這時候，如果再多從心理上安慰、開導病者，不讓他們心裡著急，並加上一些中醫的活血化瘀和補氣的藥物，比如黃耆、桂枝、五物湯，或者補陽還五湯等，病者完全可能重新站起來。

拍擊足三里（人身第一長壽穴），勝吃老母雞

足三里穴位於膝關節髕骨下，髕骨韌帶外側凹陷中，即外膝眼直下四橫指，再往外一橫拇指的地方。

足三里號稱人體保健第一大穴，從古至今一直為人們所重視。刺激足三里穴，可使胃腸蠕動有力而規律，並能提高多種消化酶的活力，增進食欲，幫助消化；可以改善心臟功能，調節心律，增加紅血球、白血球、血色素和血糖量；在內分泌系統方面，對垂體—腎上腺皮質系統有雙向良性調節作用，並提高機體防禦疾病的能力，所以民間才有「肚腹三里留」這種說法。

消化不好會導致身體血氣的不足，從而間接影響到身體的健康。現代人雖然把很多營養的東西都吃到肚子裡了，但由於胃腸功能不好，使得人體的吸收能力很低，吃進身體裡的食物經常因為無法吸收而直接排出，吃再好的東西也沒有多大作用的。在這種情況下最好的方法就是常按足三里，堅持每天用手指揉上五分鐘，不到十天，你就會發現自己的消化好了，飯量也增加了，飯後不會再有不舒服的感覺了，而且不會經常拉肚子了。

足三里

按揉足三里穴能預防和減輕很多消化系統的常見病，如胃十二指腸球部潰瘍、急性胃炎、胃下垂等，解除急性胃痛的效果也很明顯，對於嘔吐、呃逆（氣嗝）、噯氣（飽嗝）、腸炎、痢疾、便祕、肝炎、膽囊炎、膽結石、腎結石絞痛以及糖尿病、高血壓等，也有很好的作用。

所謂「**若要安，三里常不乾**」，是指古代人們治病時經常用艾直接灸，就是把艾炷直接放在穴位上面灸，皮膚上面不放置任何導熱的東西。這樣灸過幾天之後，再吃些中醫上講的「發物」，穴位處就會發灸瘡，膿成潰破即能癒合。這樣對提高人的自身免疫力有好處，對於由於機體免疫力下降導致的慢性疾病效果很好，比如哮喘。但現在人們可能由於害怕疼痛或者怕留疤影響美觀而很少使用了。

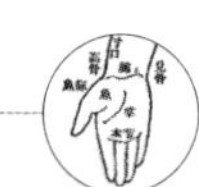

但是，我們還是可以用艾條來進行艾灸保健，現在，幾乎隨便進一家藥店，只要它裡面賣中藥，就能買到艾條，非常方便。每星期艾灸足三里穴一～三次，每次灸十五～二十分鐘，艾灸時應讓艾條離皮膚大概二公分或者兩指那麼高就行，灸到局部的皮膚發紅，並緩慢地沿足三里穴上下移動，感覺到疼就移開一些，不要燒傷皮膚就好。

除了艾灸法，還可以經常按揉敲打足三里，一隻手或者用一個小按摩槌什麼的就可以操作了。**每天用大拇指或中指按揉足三里穴五～十分鐘，每次按揉儘量要使足三里穴有一種痠脹、發熱的感覺。**

以前給我們講課的一個老師說她在學校的國醫堂見到一個中醫大家，八十多歲了還在出診，閒聊時就問他有什麼保健祕訣，結果他笑著說，我不過是每天閒下來時拿小按摩槌敲幾十下足三里而已。

以上兩種方法只要使用其中的一個，堅持兩個星期，就能很好地改善胃腸功能，會感覺吃飯也香了，飯後也不覺得肚子脹肚子疼了，也不便祕了，臉色也變得有光澤了，整個人顯得精神煥發，精力充沛。所以民間才有諺語說：「拍擊足三里，勝吃老母雞。」

急性胃痛求梁丘

屈膝，梁丘穴就在大腿前面髂前上棘與髕底外側端的連線上，髕底上兩寸。

梁丘是胃經的「郄穴」，「郄」是「孔隙」之意。郄穴經常用來治療急性病和血證，屬於陽經，陽經一般是用來治療急性病的，而陰經常用來治療血證。梁丘在治療急性胃痛胃痙攣方面效果非常好，更是治療一般胃腸病的常用穴位。

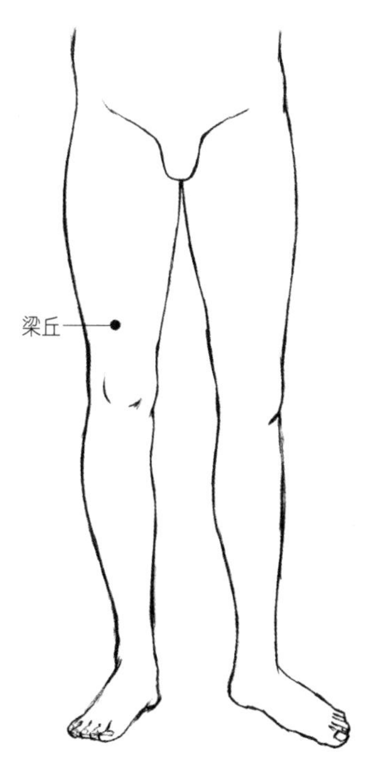

一次我的一位同事在踢足球之後感覺胃疼得很厲害，於是我就單取了一個梁丘，不到兩分鐘他就萬事ＯＫ了。用他自己的話說，就是感覺有種針刺時的痠脹感沿著胃經一直向上走到腹部，然後立刻好轉。

但是我們不可能隨時都把針帶在身上，而且沒有學過針灸的人也不會扎針。所以點、按、揉梁丘就可以解決這個問題，對像**急性胃痙攣**這種病就有很好的效果。同時它對**胃炎**、**腹瀉**、**痛經以及膝關節周圍的病變和關節炎**也挺有用的。還可以每天用艾灸十～二十分鐘，效果一樣好。

活絡

噁心、鬧肚子、便祕的剋星——天樞

天樞在肚臍旁邊兩寸，也就是前正中線和乳頭連線的中點線上與肚臍平的那一點。在肚臍眼兩邊各有一穴。

天樞是大腸的「募穴」。「募穴」就是五臟六腑之氣集中在胸腹部的穴位。募穴的分布都在胸腹部，而且大概位置和臟腑所在的部位相對應。因為募穴接近臟腑，所以不論病生在內，或外邪侵犯，都可以在相應的募穴上有異常反應，如壓痛、痠脹、過敏等，因此可以根據這些反應來診斷和自療相應臟腑的疾病。

天樞穴所在的位置從解剖上來講，剛好對應的是腸道，所以點揉天樞可以增加腸道的良性蠕動，對**便祕、消化不良、臍周疼痛、噁心嘔吐**有很好的作用。還有**拉肚子（痢疾）**，相信大家都知道拉肚子的煩惱，每天要跑無數次廁所，整個人的精神全受影響。但是指壓按揉天樞穴會有很好的療效，力量稍微大一點，按在穴位上並輕輕地旋轉，還可以加上艾灸，艾灸天樞可以化濕，兩者合用的話功效會更明顯。

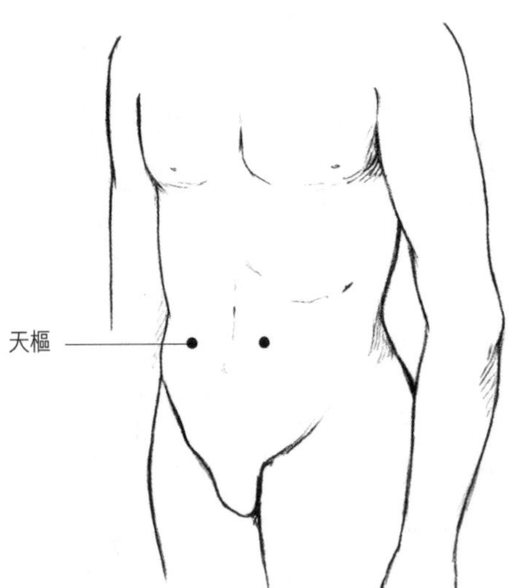

養顏美白太容易——四白穴

四白穴在眼眶下面的凹陷處。就是當你向前平視的時候沿著瞳孔所在直線向下找時，在眼眶下緣稍下方能感覺到一個凹陷，這就是四白穴。

四白穴我們叫它「美白穴」或者「養顏穴」，可別小看它，每天堅持用手指按壓它，然後輕輕地揉三分鐘左右，你會發現臉上的皮膚開始變得細膩，美白的效果非常不錯。以前，我的一位老師經常用這個穴來治療色斑，「效果真是全寫在臉上」了。如果再加上**指壓「人迎」**（人迎位於前喉外側三公分處，能摸到動脈的搏動在這裡），一面吐氣一面指壓六秒鐘，如此重複三十次，天天如此，經過一段時間後，臉部血液循環順暢了，小皺紋就會消失，皮膚自然會有光澤。

另外，因為四白穴在眼的周圍，所以堅持每天點揉還能很好地預防眼病，比如**眼花、眼睛發痠發脹、青光眼、近視等，還可以祛除眼部的皺紋**。

為了提高按摩效果，首先要將雙手搓熱，然後一邊吐氣一邊用搓熱的手掌在眼皮上輕撫，上下左右各六次，再將眼球向左右各轉六次。**指壓能除去眼角皺紋的還有瞳子髎**。瞳子髎位於眼眶外緣一公分處，一面吐氣一面按壓六秒

四白穴

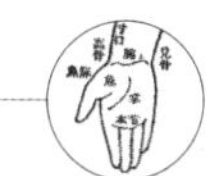

鐘，如此重複六次。此外，還可以通過全臉按摩去除眼角皺紋。除眼腫的方法則是用冷水在眼睛附近輕輕拍打。這些方法和指壓法配合運用，美容效果更好，還可以和**睛明**、**絲竹空**、**魚腰**這些穴一起用。

什麼時候刺激胃經最好

因為我們按摩胃經的目的主要是調節胃腸功能，所以飯後一個小時左右就可以開始按揉上面的穴位了，特別是足三里、天樞這幾個重點穴位一定要按到，然後在睡前一個小時左右灸一會兒，灸過喝一小杯水。**每天早上七～九點**這個時間沿著胃經的循行進行敲或者按揉是最好的，這個時間段是胃經經氣最旺的時候。

胃經應該這樣按揉

還是中醫常說的那句話，「**寧失其穴，勿失其經**」，我們在揉胃經的時候一定要想著這句話，**不是說要把這條經的每一個穴位都揉到，我們的目的是刺激整條經絡。所以經絡的循行一定要清楚**。剛開始可以看著書上的循行圖來做，幾次之後就可以隨心所欲了。

臉上的穴位可以用中指的指頭來揉，重點穴位揉上一分鐘左右，使穴位局部產生痠脹的感覺。然後順著經絡往下走，不用停，到了**脖子上和胸部**、**肚子上**時就用食指和中指併到一塊兒來揉，不用追求那種痠脹感，但是一定要按到皮下面的肌肉上，要不然就成摩皮了。到了**天樞**的時候就用大拇指來揉，力量可稍大，但不能感覺到疼。到**腿上**時雙手對換一下，拇指和其他四指分開，左手握右腿，右手握左腿，大拇指用力，其他指頭不動，這樣一直往下揉。到**梁丘和足三里**的時候力量加大，使穴位局部產生痠脹感，揉完之後再反覆做兩遍就行了。也可以先在經的循行線路上不停地揉，等整條經揉了兩遍之後再揉那些較重要的穴位。

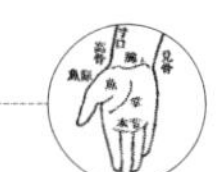

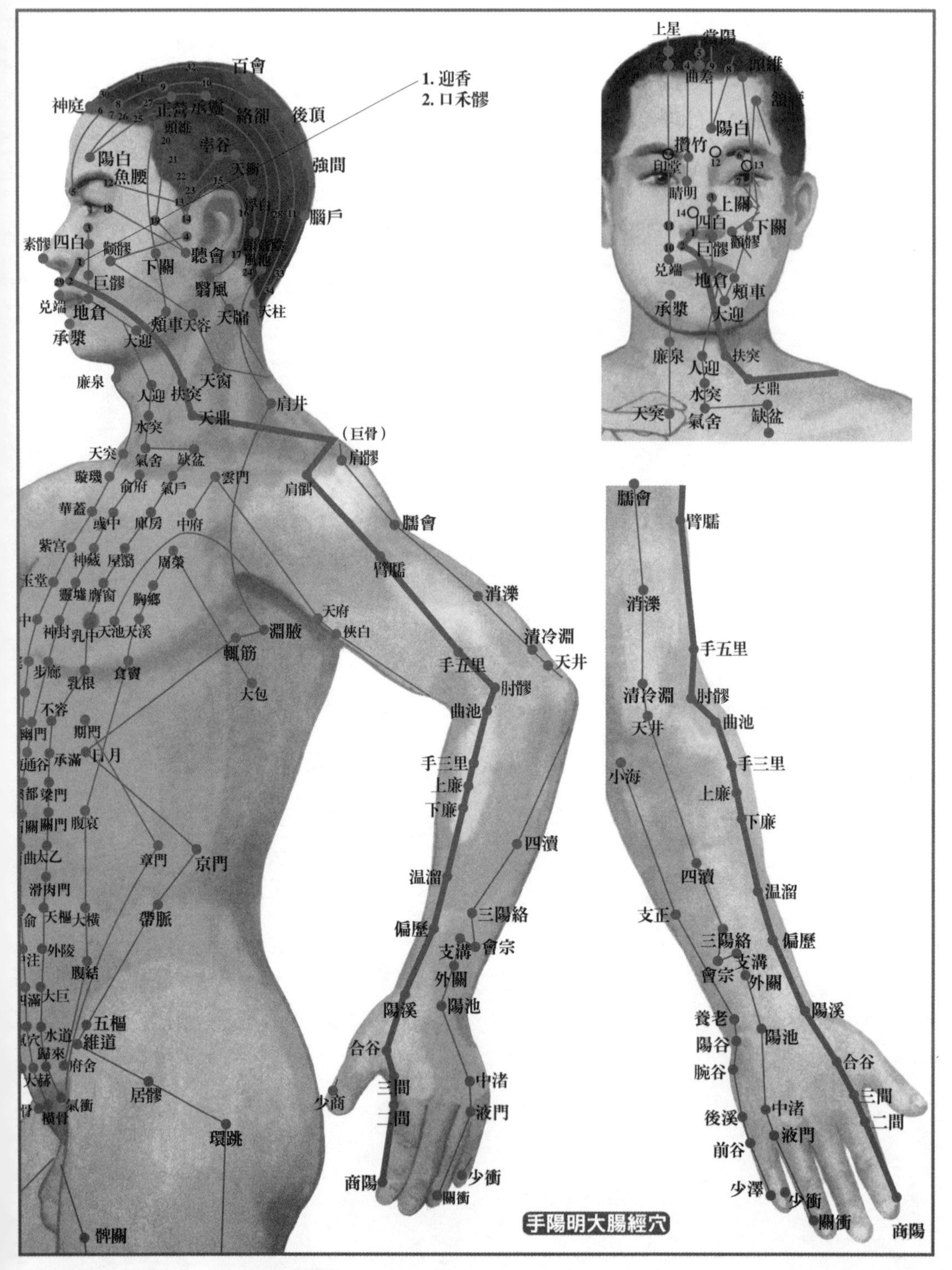

手陽明大腸經・經筋穴位圖

共廿穴，原穴為合谷穴，絡穴為手太陰肺經之列缺穴。

循行路線： 1.起於食指之端（商陽穴） 2.出合谷 3.行曲池 4.上肩 5.貫頰
6.夾鼻孔（止於鼻翼旁五分之迎香穴） ●續循行：下齒、入絡肺、下膈屬大腸

肺和大腸的保護神——手陽明大腸經

氣血是維持生命活動的基礎，《黃帝內經》上說：「陽明經多氣多血。」手陽明大腸經與足陽明胃經絡屬的腸胃是人消化、吸收以及排出廢物的器官。人的體質由先天和後天決定，先天部分是遺傳自父母的，我們無法改變，**後天部分就源自於我們的食物，而腸胃消化吸收功能正常，體內生成的氣血充足，抵抗疾病的能力自然會增強；胃腸排泄功能正常，體內產生的垃圾能夠及時排出，不在體內堆積，那麼由內在性原因產生的疾病自然會減少。**所以陽明經是人體重要的經絡，大家平時一定要注意疏通手足陽明經的氣血。

潛伏在大腸經上的疾病

陽明經起自食指橈側（挨著拇指的一側）頂端，沿著食指橈側上行，經過第一、二掌骨（食指拇指延伸到手掌的部分）之間，進入兩筋（翹起拇指出現的

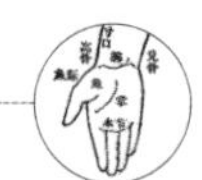

兩條明顯的肌腱）之中，向上沿前臂橈側進入肘外側（曲池），再沿上臂前外側上行，至肩部（向後與脊柱上的大椎穴相交，然後向下進入鎖骨上窩，絡肺臟，通過膈肌，屬大腸）。

其分支從鎖骨上窩走向頸部，通過面頰，進入下齒槽，回過來夾口唇兩旁，在人中處左右交叉，上夾鼻孔兩旁（迎香）。

大腸經發生病變時，主要表現為以下疾病：

上身部位病：經絡「不通則痛」，所以手陽明大腸經氣血不通暢會導致**食指、手背、上肢、後肩等經絡路線上的疼痛和痠、脹、麻等不舒服的感覺**。

五官病：從上面經絡循行可以看出，手陽明大腸經跟面部、下齒、鼻子等關係密切，所以氣血有熱也就是平時咱們說的「上火」時，會有**眼睛發黃、口發乾，眼睛乾澀，流涕或鼻出血，牙齦腫痛或者咽喉腫痛等一系列症狀**。

說這些是為了讓大家知道，出現上面說的不舒服時要想到是不是大腸經出問題

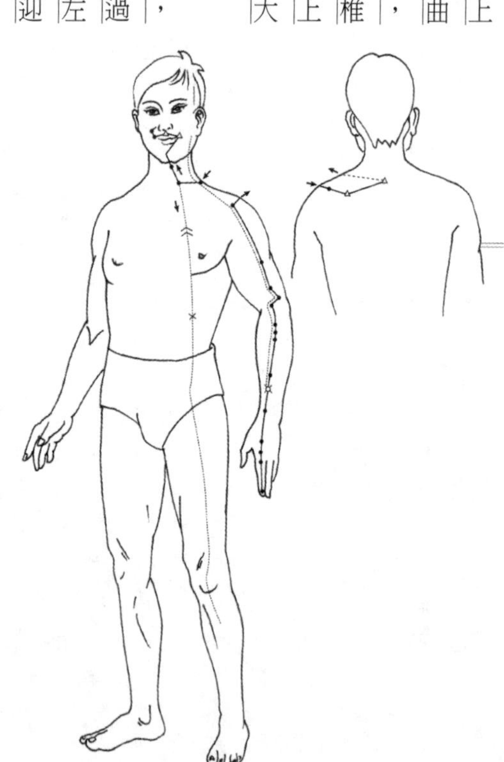

手陽明大腸經循行圖

了，不要遇到牙痛、鼻出血就想到上火，然後就是一堆牛黃清心丸、三黃片之類的，要想想原因，然後再針對性治療。「庸醫殺人不用刀」，就是因為不辨原因亂投藥。要關心自己的身體，不要當自己的庸醫，否則跟慢性自殺有什麼區別？

神醫華佗大家都知道。一次，有兩人一塊兒來找他看病，一人叫李延，一個叫倪尋，都是頭痛發燒。華佗分別診斷了病情，發現二人雖然症狀相像，但病因不同，就給倪尋吃了瀉藥，給李延吃了發散的藥。當時有人就問華佗：二人害同樣的病，服的藥卻不同，是何道理？華佗說：倪尋是傷食（吃多了），李延是外感（著涼），病症雖同但病因各異，所以要吃不同的藥。二人服藥後，第二天病都好了。同病異治，所以對症下藥，這是華佗的獨到之處，也是中醫的精華所在。

與大腸經相依為命的是肺、大腸及五官

有句話叫「循行所過，主治所及」，就是說經從哪兒過就能治哪兒的病，從上面的循行路線可以看出，與手陽明大腸經關係密切的內臟有肺和大腸，所以疏通此經氣血可以預防和治療呼吸系統和消化系統的疾病。雖然，肺和大腸看起來是風馬牛不相及的兩個內臟，其實它們通過大腸經互相聯繫，互相影響。日常生活中人們常常出現這樣一些症狀，嗓子啞了或者咽喉腫痛，同時還有便祕。不知道經絡奧祕的人是不會把這兩個症狀聯繫到一塊兒的，其實這是大腸之火通過經絡上傳到跟肺相連的咽喉引起的，大便通暢了，嗓子自然也會好了。這在中醫裡面叫做「金實不鳴」，因為五行裡面肺和大腸都屬金。

另外，**跟手陽明大腸經關係密切的五官有：臉、下牙、鼻子**。我遇到一些臉上有痤瘡的人，通常會先問他們是不是常便祕，因為大便不通，體內的垃圾就會堆積，人體是有自我清掃功能的，這些毒素總要通過一些途徑排出體外，這樣與大腸經關係密切的地方就成了體內之毒的首選，於是人會長**痤瘡、雀斑、酒糟鼻，甚至會下牙痛**。而提起牙痛我是深受其苦，幾乎各種方法都試過，止疼藥、含花椒、含醋……後來看到中醫書上的一句話：「面口合谷收。」於是試著按壓**合谷穴**，效果真的很明顯，幾乎就是在按下去的同時就能感覺到疼痛的減輕，所以這些算是小竅門的東西，我們一定要掌握。

按摩大腸經可以驅除身體裡的「邪」

我們說大腸經屬於大腸，絡於肺，再說得通俗一點，大腸經是大腸的大腸經，大腸和它的關係比其他器官都緊密，大腸經的經氣足、氣血充盛了，就能更好地給大腸提供營養，大腸的功能正常，才能把它感染的病邪「驅逐出境」。我們這裡說的「邪」其實就是通指一切不正常的東西。

怎樣才知道是不是大腸經出現問題了呢？這就用到前面提過的經絡診斷作用。**簡單的操作方法有循經按壓或者按壓穴位，看看在穴位上有沒有壓痛，以及和平時不一樣的感覺**。所以說，平時多按揉不但能保健，還能預知疾病。下面介紹幾個大腸經的常用穴。

收面口疾病的手神——合谷（虎口）

合谷又稱虎口，位置很好找：用另一隻手的拇指第一個關節橫紋正對虎口邊，拇指屈曲按下，指尖所指處就是合谷穴；或者食指拇指併攏，肌肉最高點即是。

合谷是手陽明大腸經的原穴，也就是人體原氣經過和留止的部位，按揉此穴可增強身體的抵抗能力。古人就經常用它來治療頭面部的疾病，有「面口合谷收」之說。治療現在秋冬季節常見的面癱，合谷是必取之穴。對我們的日常生活中的很多疾病也很有用：

(1)**止痛。**因為這個穴位經氣旺盛，止痛效果很好，可以治療**牙齦腫痛、頭痛以及咽喉類、扁桃腺炎引起的咽喉腫痛等。**另外，因為「同氣相求」，也就是說大腸經和胃經都是陽明經氣，所以古代文獻記載合谷還可以**治胃疼。**此外，現在生活、工作壓力增大，**女性經痛現象越來越普遍，**「氣為血之帥」，行氣可以活血，所以有經痛煩惱的女士可以試試，這個穴位很好找，又因為在手上，按起來很方便，同時還可以加按**三陰交穴**等。

(2)**預防和治療感冒。**合谷穴作為手陽明經的原穴，有宣通氣血，促使陽氣之升發而奏扶正祛邪之功效，可以提高人體免疫力，治療和預防感冒等外感病。**特別提出的是，懷孕的準媽媽們和小寶寶們感冒了不能吃藥，但按**

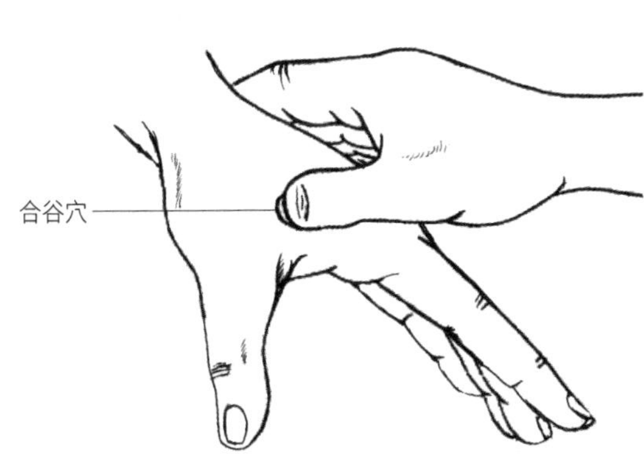

活絡

摩合谷穴就挺管用。網上有很多這方面的留言，我看過這樣一則：懷孕的時候感冒了不能吃藥，醫生教了我一招，用右手的拇指按摩左手合谷穴，左手拇指按摩右手合谷穴，每次按一百下，每天按摩三次。我照做了以後發現挺管用的，鼻子很快就通氣了。後來我發現我小孩有感冒的症狀，我就會給他按摩按摩合谷穴……另外，媽媽感冒了，怕傳染給小孩，也可以按摩小孩的合谷穴，以增強他的抵抗力，如果是著涼受寒或者受風了，還可以加上**翳風和風池、風府**等穴位。

出現以上情況時，可以用大拇指按壓或者按揉雙合谷穴（力量的大小以自己能接受為度），加用艾灸效果更好。

讓心情安逸的曲池

曲池在曲肘關節時，肘橫紋外側端。

先看一下這個穴位的名字，曲，彎曲，指曲肘時取穴；池，水停聚的地方，好像江河之水在這兒匯聚入海一樣。**本穴是手陽明大腸經的合穴，大腸經經氣從這兒向深處會合到臟腑，對調節陽明經經氣及臟腑功能**

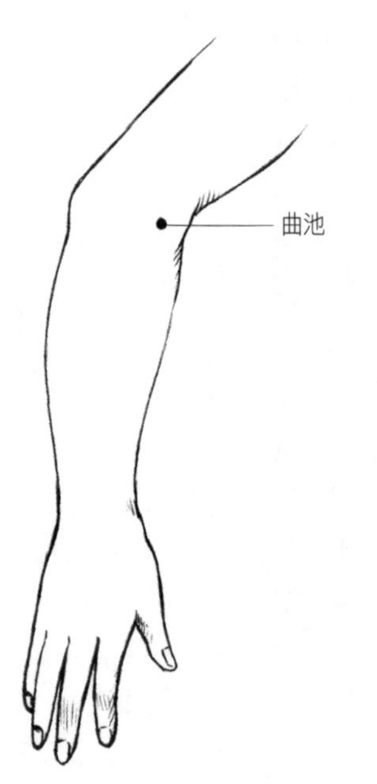

有著重要意義。曲池穴經常用來瀉熱，效果很好。如果你心情煩躁，感覺心裡憋著火時就試試把大拇指按在曲池穴，做前後方向撥動，這時會感覺痠脹或者有點疼，不一會兒，心情就會安寧，火氣也能夠降下來了。

還有就是緩解關節的痠痛，效果很好。有一次我打羽毛球，因為好久沒打了，玩的時間比較長，結果晚上吃飯時拿著筷子都哆嗦，寫字也感覺手上沒勁，於是就讓朋友揉曲池，邊揉邊屈伸肘關節，很快胳膊的痠沉感就減退了，我自己都沒有想到會有那麼好的效果。

有高血壓、高血糖的中老年人每天點揉此穴，對控制血壓、血糖也很有幫助。其實要治好這些病不見得就是讓西藥把你的血壓血糖降到正常值以內，關鍵是怎麼讓它保持在一個比較穩定的範圍內，這樣我們的身體就能適應這個範圍，然後身體就能重新達到一個平衡。所以這種情況下按揉穴位就特別需要堅持，雖然用不了多長時間就能夠見效，但是「見好就收」還是不行的。

上肢疲勞、痠痛就去找手三里

翹起大拇指，兩肌腱中間為陽溪穴。手三里在陽溪穴與曲池穴的連線上，在曲池下約三横指。

手三里穴對緩解上肢疲勞、痠痛特別有效。我曾經有位平時不怎麼運動的朋友，一天心血來潮出去鍛

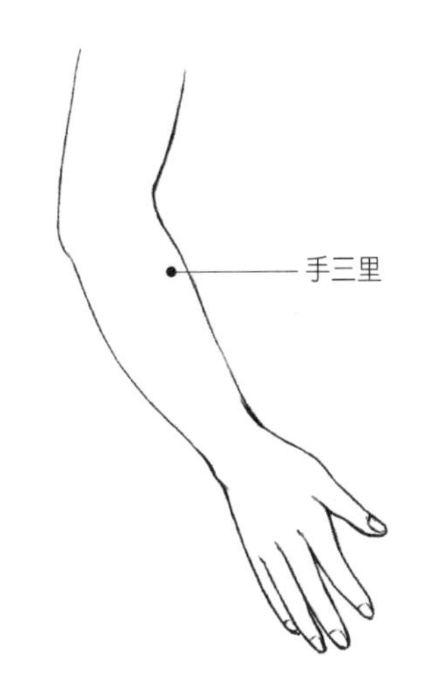

鍊，回來後就叫苦連天，胳膊又痠又疼，要我幫她放鬆。當我按到手三里穴時她說「特別痠，但是很舒服」。後來我發現上肢受傷或者痠痛、疲乏之時，按揉這個穴位馬上可以很好地緩解。另外，彈撥手三里對**頸椎病壓迫神經引起的上肢麻木**也有治療作用。

此外，本來合谷穴是最能有效治**牙痛**的，但如果效果不好時，可在合谷穴與手三里之間，一邊按壓一邊找最能抑制疼痛的壓痛點，穴位裡面有「**阿是穴**」，也有「**反阿是穴**」，按壓這種壓痛點馬上見效。

鼻炎和鼻塞尋迎香

此穴在鼻翼外緣中點，就是挨著鼻孔旁邊的地方。

其實，一看穴名就應該知道它能通鼻子，古人給它起這個名字就是因為鼻子不通時不聞香臭，什麼味都聞不出來，結果按了它以後發現能聞見香味了，所以就叫它「迎香」。

迎香穴可以說是治療鼻塞的特效穴。遇到感冒引起的鼻塞、流涕，或者過敏性鼻炎時，按摩兩側的**迎香穴一兩分鐘，症狀可以立刻緩解**。也可以加上鼻子周圍的穴位，比如**印堂**；但是對印堂穴，光按是沒

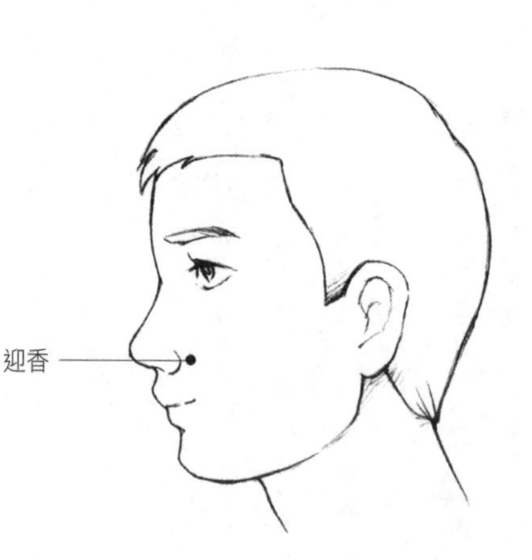

有用的，要用中指的指肚按在印堂穴上，稍微用力按壓，然後慢慢地向上推。如此幾次反覆刺激，鼻塞就能消除了。當然刺激位於脖子後面的**風池穴**也非常好。**連續噴嚏不止**的，可以用力壓迎香穴直到發疲為止，放開後再壓，重複直到不打噴嚏為止。還有人說便祕時也可以先揉兩邊的迎香穴兩三分鐘，然後就會有便意，不過我覺得治療便祕還是應該加上兩邊的**天樞穴**。

什麼時候敲大腸經最好

大腸經很好找，您只要把左手自然下垂，右手過來敲左臂，一敲就是大腸經。敲時有疲脹的感覺，敲到曲池穴時多敲一會兒，曲池穴就在大腸經上肘橫紋盡頭的地方。

什麼時候按摩大腸經比較好？氣血的循行在十二時辰裡面各有旺衰，大腸經對應卯時，也就是**早上的五～七點**按摩大腸經最好，一般有早起習慣的人可以做到，如果沒有早起的習慣，那就往下推十二個時辰，在同名經經氣旺的時候進行按摩，也就是足陽明胃經旺時，辰時，也就是**上午七～九點**，這就是所謂的「同氣相求」嘛。

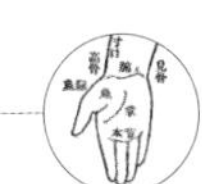

一切為了消化功能——足少陽膽經

膽經現在是人體最熱門的一條經

膽經現在是很熱門的一條經，很多人都在強調它的好處，敲膽經也幾乎成了「萬金油」。至於敲膽經有多大的好處，只有那些堅持做的人才有體會，起碼，它是我們身體上循行路線最長的一條經絡，沿著經絡循行刺激肯定能夠改善氣血的運行，至於採用什麼方法，點穴或者按揉或者敲打，那只是刺激方式的不同和刺激量的大小不同罷了，結果都是一樣的。

膽經走在我們身體的兩個側面，從小腿到上身，再到脖子、頭。

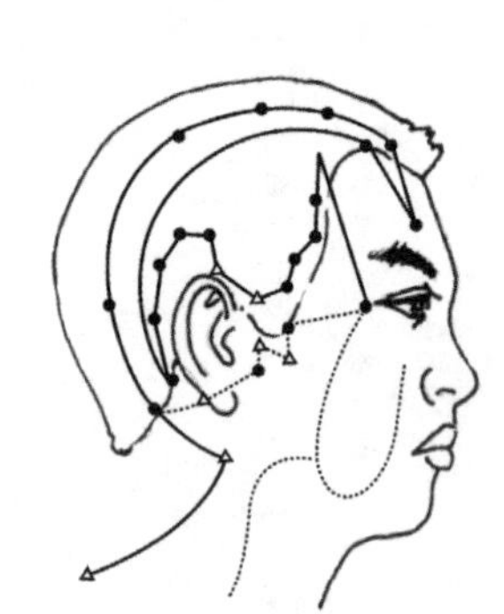

足少陽膽經循行圖 1

膽經上容易冒出的毛病

膽經出現問題會怎樣呢？口苦、喜歡唉聲歎氣、心脅痛不能轉身、臉像蒙了一層薄薄的灰塵、皮膚無光澤、腳面外側發熱，還會頭痛、腮痛、脖子下鎖骨窩中腫痛、腋窩腫、大脖子病、出汗打寒戰，胸、脅、肋、大腿外側、膝和小腿外側、外踝前及各關節都痛，足小趾、次趾不能活動。

敲膽經別只敲一半

前面我說膽經現在是人體最熱門的一條經，很大一部分原因是因為一部叫《人體使用手冊》的書，書裡強調只須敲大腿部分的循行和那幾個穴位，就能起到日常保健的作用。但是我們要知道，我們的經絡是一條連貫的循行線，不是一截一截的，就像樹幹一樣，你能說樹根比樹中間或者比枝杈更重要嗎？所以我覺得敲膽經不應該只敲某些部位。

以前在醫院實習的時候，我的老師

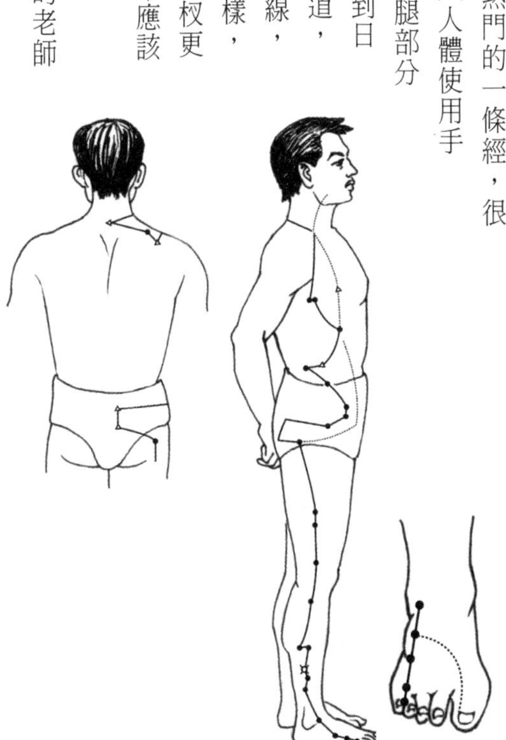

足少陽膽經循行圖2

治療過一個整條腿都發麻的病人，很明顯，按中醫理論來解釋他就是氣血不通了。這位老師的治療方法很特別，他從上往下開始扎針，結果病人的麻木感就一點一點往下趕，最後只剩一小截，這樣治療了一段時間後，症狀就徹底消除了。

如果我們只管大腿以上，好，大腿沒事了，小腿整天麻，那還能走路嗎？這就像通管道一樣，要一點一點通，但是一定要有個整體的目標，要不然上面通了，下面還堵著，那還不汙水到處流啊！

足少陽膽經的最佳刺激時間是什麼時候呢？膽經的氣血在子時最旺，也就是**晚上十一點到淩晨一點**，這個時候是陰陽轉換的時候，陰氣最重，陽氣剛開始生成，所以如果能在這個時候敲膽經最好。而沒有晚睡習慣的人可以退而求其次，在三焦經經氣旺時敲揉，就是**晚上九～十一點**。

把頸肩弄舒服——肩井穴的好處

肩井穴在肩關節和脖子邊緣的中點處，按壓的時候感覺很疼，但是按揉這個穴位能夠很好地緩解**肩關節的緊張和肌肉僵硬**等感覺。現在好多人有所謂的「電腦病」、頸肩綜合症，按揉一下肩井穴就能很快緩解，它能把從肩關節到脖子的那條線都給放鬆了。牙疼時，按壓肩井

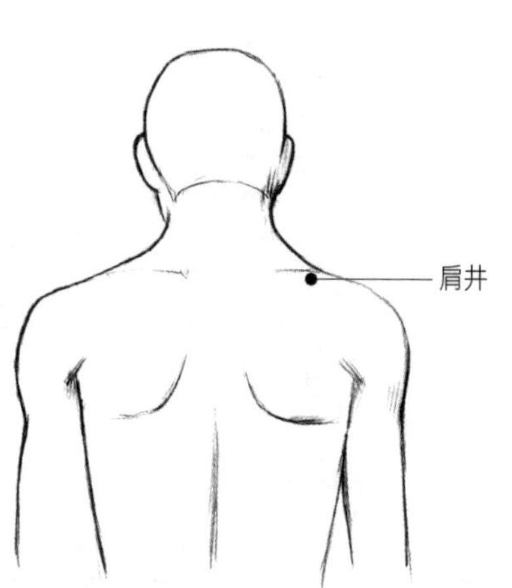

穴也能夠立刻見效。

慢性膽囊炎怕什麼——陽陵泉說

膽經有四十四個穴位，防止和治療範圍也不僅僅是局限在膽囊本身的疾病上。請大家務必注意，在膝關節以下的循行中，有個相當重要的穴位叫陽陵泉，古書裡講它叫**「筋會陽陵」，而筋主關節的運動，所以身體的運動，尤其是膝關節運動有障礙時一定要揉這個穴**。如何找呢？我們的小腿裡有兩根骨頭，內側的一根叫脛骨，外面的叫腓骨，從膝關節外側往下找，能感覺到有一個骨頭凸起，這叫腓骨小頭，在腓骨小頭的前下方一個橫拇指的地方就是陽陵泉。每天一定要抽時間多揉揉它，可以使膝關節更靈活。有些人有慢性膽囊炎，除了少吃油膩的東西外，一定要堅持每天揉陽陵泉和陽陵泉下一寸處**「膽囊穴」**，這樣就能有效地預防慢性膽囊炎的復發，或者降低復發的機率了。

還有就是，**患有慢性胃炎，老是泛酸、吐酸水**的朋友，可以按揉陽陵泉，刺激時，要一面吐氣一面壓八秒鐘，如此重複十次，會很快治酸，不會打酸嗝，這時還可以加按任脈的**中脘**和胃經的**足三里**，效果更好。

陽陵泉

活絡

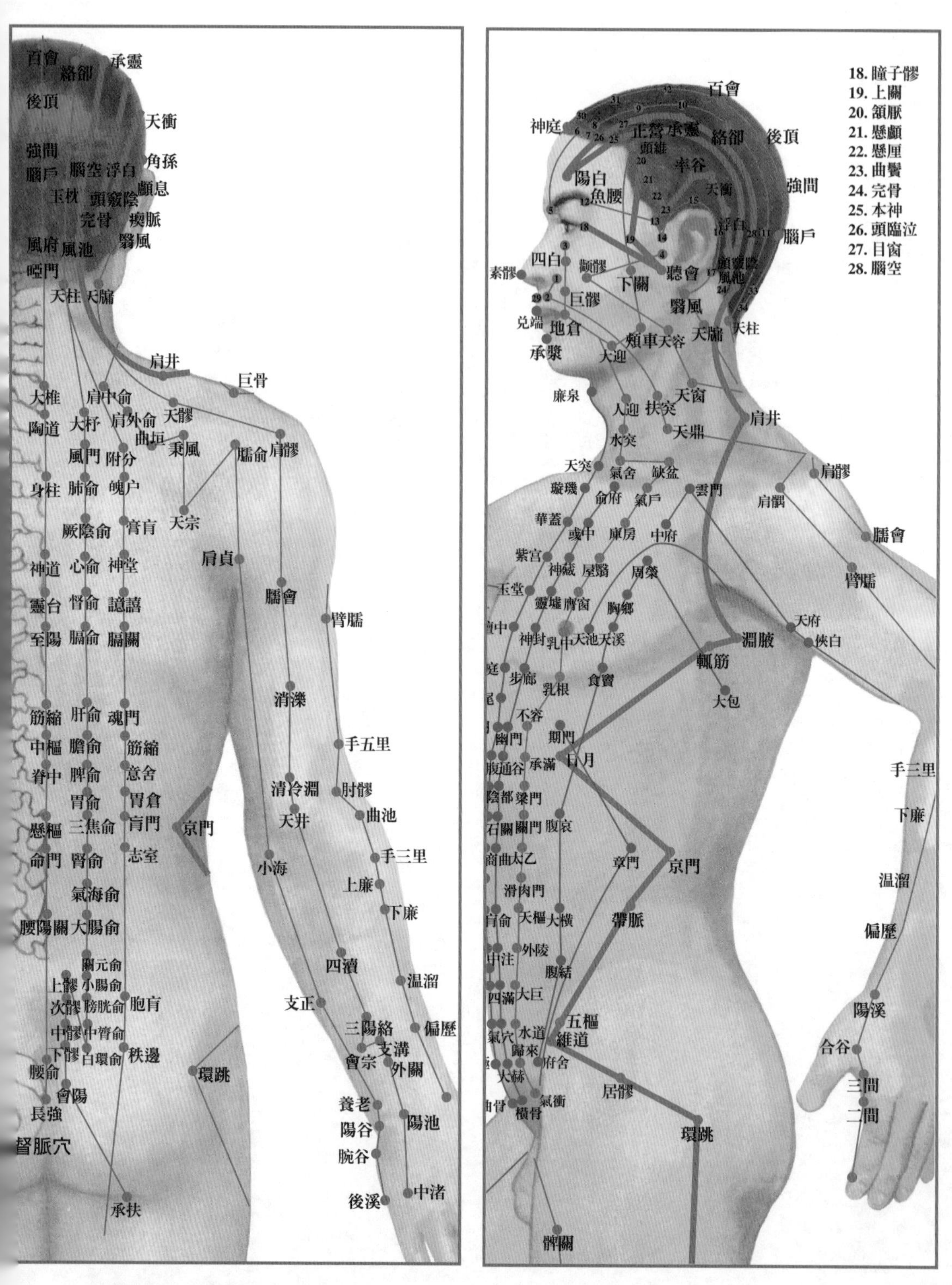

足少陽膽經・經筋穴位圖（1）

共四十四穴，原穴為丘墟穴，絡穴為足厥陰肝經之蠡溝穴。少陽是陽氣初生的經絡，主要腧穴多在足部以下，性質介於太陽、陽明間。

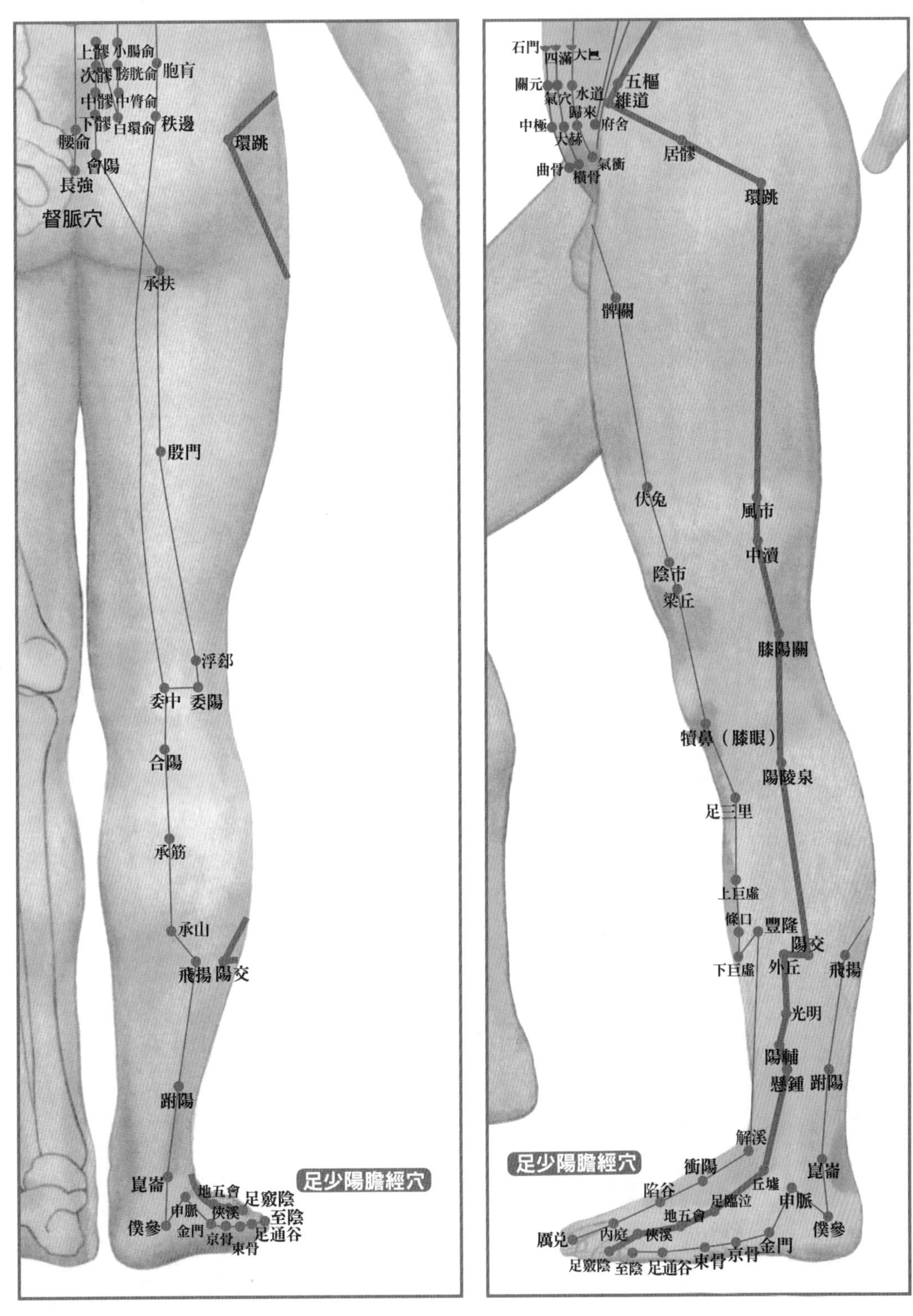

足少陽膽經・經筋穴位圖（2）

循行路線：1.頭上廿穴分三折，起於目內眥（瞳子髎穴）　2.繞耳前後　3.至肩下　4.循脅裡　5.絡肝屬膽　7.下至足　8.止至無名趾端（足竅陰穴）

堅決捍衛頭腦安全——手少陽三焦經

少陽三焦經分布在人體體側，就像一扇門的門軸，這和膽經的分布是一個道理。所以還有一種說法叫做「少陽為樞」，也就是樞紐的意思，不管是經絡還是方劑用藥裡面都有這種說法。手少陽三焦經內屬三焦，三焦是一個找不到相應臟腑來對應的純中醫概念。不過，中醫理論上的臟腑和現代醫學上的臟腑本來就不是一一對應的關係。

潛伏在三焦經上的疾病

三焦經主要分布在上肢外側中間，還有肩部和側頭部。**它的循行路線是：**從無名指末端開始，沿上肢外側中線上行至肩，在第七頸椎處交會，向前進入缺盆，絡於心包，通過膈肌。其支脈從胸上行，出於缺盆，上走頸外側，從耳下繞到耳後，經耳上角，然後屈曲向下到面頰，直達眼眶下部。另一支脈，從耳後入耳中，出走耳前，與前脈交叉於面部，到達外眼角。

簡單說，**三焦經就是手臂外側靠無名指那一條線**，它還有一個名字叫**「耳脈」**，因為這條經繞著耳朵轉了大半圈，所以耳朵的疾患可以說是通治了，像什麼**耳聾、耳鳴、耳痛都可刺激本經穴位得到緩解**。敲的時候也是必須有痠痛的感覺才好，這樣，**不僅能調節全身體液循環、增強免疫力，還能刺激大腦皮層、放鬆神經，改善頭痛、目痛、咽喉痛、出汗等身體不適症狀**。

另外，三焦經的終止點叫**「絲竹空」**，正好在我們長魚尾紋的地方，而且這個地方很多女士最易長斑，所以敲三焦經可以**防止長斑並減少魚尾紋**。

怎樣使用人體的三焦經

第一，循經按揉或敲擊。前面我們說手足陽明經的時候可能還好解釋一些，畢竟這兩條經所聯繫的臟腑我們都知道，但是三焦確實是看不到摸不著的一個東西，我們怎麼理解三焦經呢？可以從兩個方面來講：三焦經所治的這些病基本上都是經絡循行所過的地方的一些病，**「經絡所過，主治所及」**，這很好理解；另一方面，三焦經屬於少陽經，前面說了，少陽主樞，是門軸，不管是外面的東西要進去還是裡面的東西要出來都得經過門，都得轉門軸，所以三焦經也能用在其他一些病的治療和預防當中，比如說**便祕用支溝**，本來這是大腸的事兒，大腸是陽明啊，在治疾病的過程中因為陽明比少陽靠裡，所以這就是把「壞人」從裡往外推

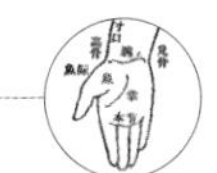

的過程，當然就得轉軸開門了。

什麼時候揉三焦經最好呢？手少陽三焦經的氣血在亥時達到頂峰，也就是**晚上九～十一點**，這時候不管是工作還是休息的人都會犯睏，所以選擇這時段按揉對全身都有很好的保健作用。

第二，重點穴位的按揉。三焦經在針灸臨床上的應用一般以治療**發熱、外感風寒或者面癱以及耳聾耳鳴**等比較常見。但是在自我保健中應用不及臨床上那麼多和廣，但大家常用幾個重點穴位如**支溝**、**肩髎**、**翳風**、**耳門**等就足以保證這條經及所屬部位的健康了。

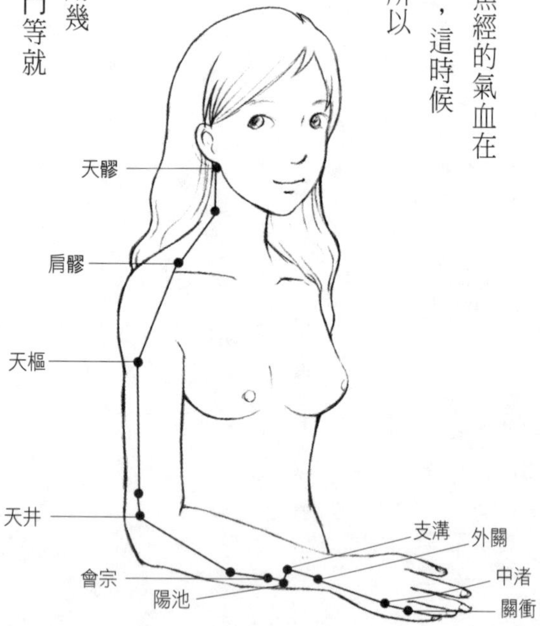

便祕、兩肋痛、耳鳴、耳聾使用支溝穴

支溝位於手臂的外側，當手背朝上時，腕關節背側的橫紋上三寸（同身寸，即自己的四指寬），在前臂的兩個骨頭之間的空隙中。按揉時要有種痠脹的感覺才好。支溝可以用來治

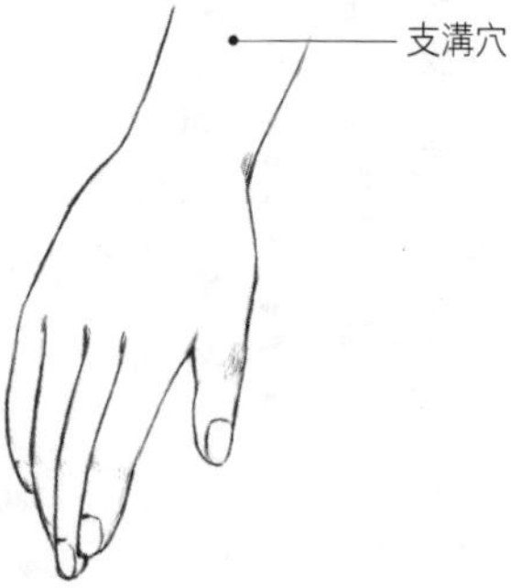

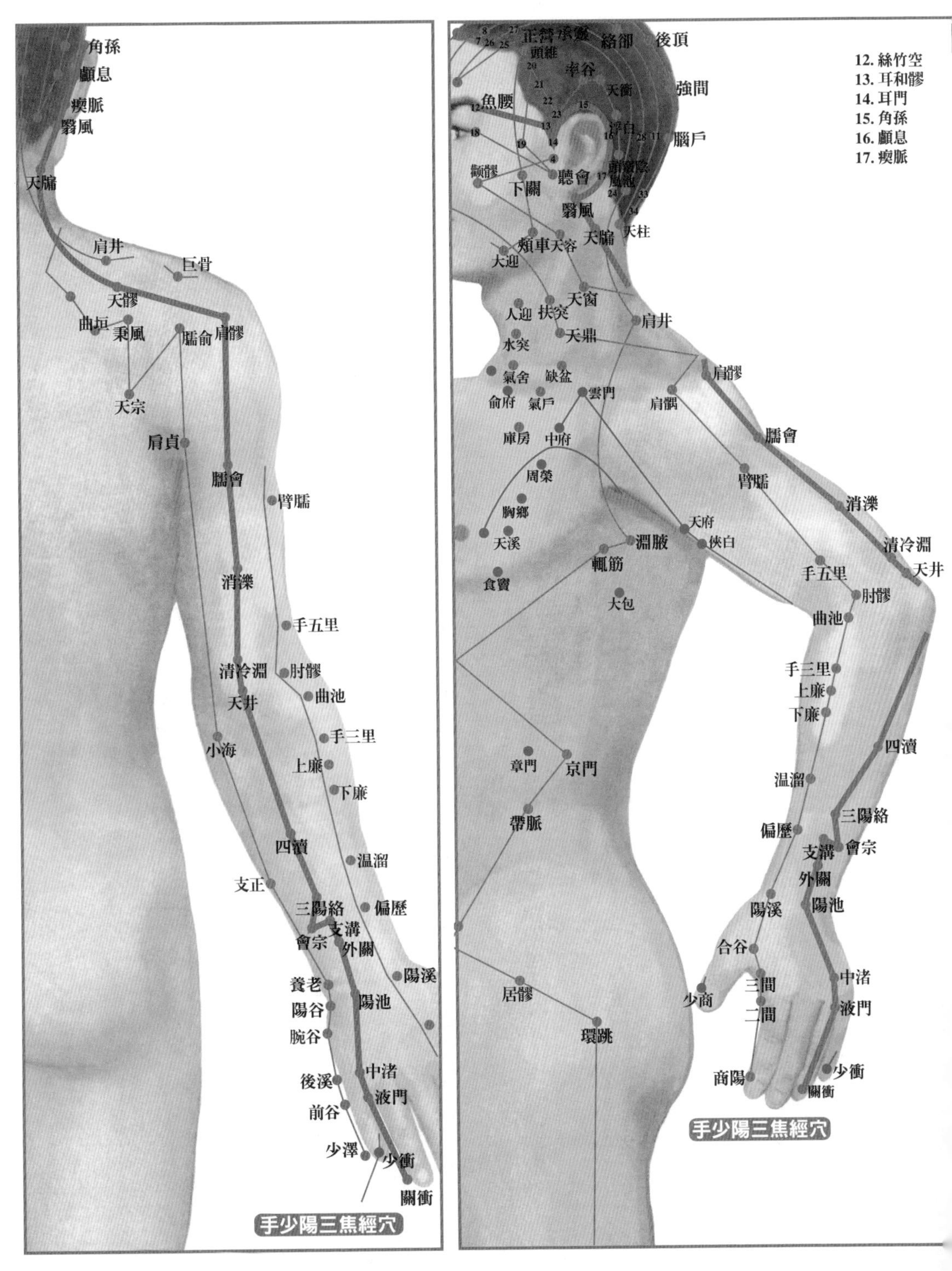

手少陽三焦經・經筋穴位圖

共廿三穴，原穴為陽池穴，絡穴為手厥陰心包經之內關穴。

循行路線：　1.起於無名指之端（關衝穴）　2.循手表上　3.貫肘　4.入缺盆　5.布膻中絡心包絡　6.下膈屬三焦　7.其支出耳上角（眉尾之絲竹空穴）

療脅肋部的疼痛，因為脅肋在理論上屬少陽經的「勢力範圍」。配上其他穴位還可以治療多種原因引起的便祕、落枕，因為一般情況下自身點、按的刺激量不如針刺的效果，所以同時要配上其他的穴位進行刺激，比如**落枕時，配上經外奇穴「落枕點」；便祕時，可以配上天樞、氣海、照海、豐隆、足三里等。**

肩痛不舉找肩髎

肩髎位於肩關節的後方，當胳膊向外展開時在肩部前後各有一個「小窩」，後面那個位置就相當於肩髎的位置。它主要用來治療肩周炎，《針灸甲乙經》上面記載說：「肩重不舉，臂痛，肩髎主之。」可見它治肩病的歷史有多悠久了。知道了穴位的主治和位置後自己每天就可以花五分鐘進行按揉，雙手一定交替進行，因為即使只有一側患病，這樣交替進行的同時也是對肩關節功能活動的一個鍛鍊。

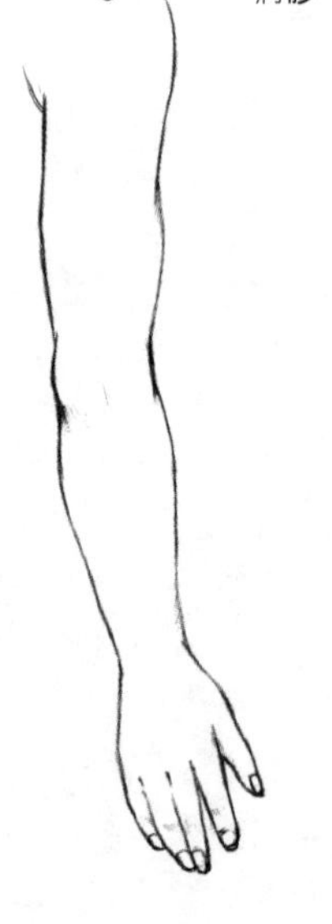

善袪「風疾」的翳風穴

翳風這個穴，一看名字就知道和中醫的「風」有關，中醫上講的「風」分為「內風」和「外風」。「內風」多是由於人體陰陽不協調、陽氣不能內斂而生，而且多為「肝陽上亢」，動則生風，導致「肝風內動」而發生突然昏倒，相當於西醫中的突發腦血管病。而「外風」則是由於外界即自然界的不合乎正常時節的風，或者是正常的風但由於人的體質弱、免疫力下降致病。「內風」常導致中風、偏癱等疾病，「外風」則易導致傷風感冒。

翳有「遮蓋、掩蓋」的意思，顧名思義，翳風能夠對一切「邪風」導致的疾病有效，即「善治一切風疾」。它不但可以用來治療，還可以用來預防和診斷疾病以及判斷病情的加重與否。

首先說預防，自己堅持按揉翳風穴可以增加身體對外感風寒的抵抗力，也就是說能減少傷風感冒的機率。再說治療，在受了風寒感冒後我們如果按揉翳風，頭痛、頭昏、鼻塞等症狀一會兒就沒了。治療面癱（顏面神經麻痺）時，翳風也是一個非常重要的穴位，不管是中樞性面癱還是周圍性的面癱，都能致用。

還有就是判斷病情。有人研究過，周圍性面癱發作前在翳風穴上有壓痛，好多人一覺醒來之後發現嘴歪了，或者是前一天晚上睡覺時一直吹風扇，第二天早上刷牙時發現嘴角漏水，照鏡一看，嘴歪眼斜，這時你會發現在翳風穴確實存在壓痛。而且在治療幾天後，如果用同樣的力量來按壓穴位，如果感覺疼痛減輕，病情一般較輕，

翳風穴

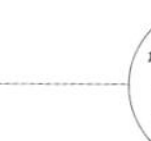

反之，則病情較重。

作為日常的保健常識，當我們從外面的風天凍地裡回到屋子裡頭後，一定要先按揉翳風三分鐘。另外，天熱時一定不要讓後腦勺一直對著空調或電風扇吹，因為這樣後患無窮。

那麼，如何確定它的位置呢？翳風在書上是這樣定位的：正坐，側伏或側臥。從耳後突起的高骨向下摸，到耳垂後面，在下頜骨的後面的凹陷處就是了。向前按時有一種痠脹的感覺能夠傳到舌根。

耳鳴耳聾按耳門

耳門穴就在所謂的「耳朵眼」前面、聽宮穴的上方，張嘴時能夠在耳朵前方摸到一個凹陷處的位置。它在臨床和生活中主要用來治療各種耳病，如耳鳴、耳聾等，進行按揉時要一壓一放，不能用力太大。

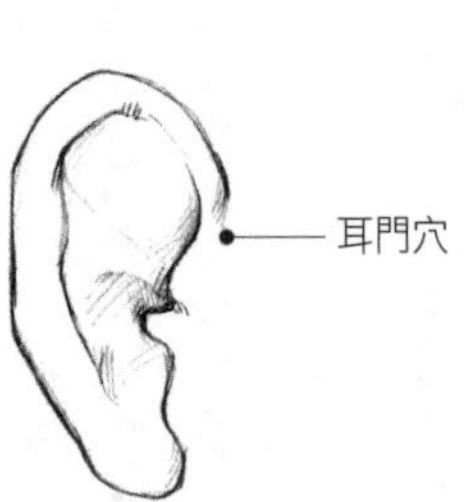

運行人體寶貴體液的水官——足太陽膀胱經

潛伏在膀胱經上的疾病

足太陽膀胱經起於內眼角的睛明穴，止於足小趾尖的至陰穴，循行經過頭、頸、背部、腿足部，左右對稱，每側六十七個穴位，是十四經中穴位最多的一條經。共有一條主線，三條分支。

經脈循行：足太陽膀胱經起於內眼角的睛明穴，上前額交會於頭頂。頭頂部的支脈：從頭頂到達耳上角。頭頂的直行的經脈：從頭頂入裡與腦聯絡，接著分開向下行於頸後，沿著肩胛骨內側，挾著脊柱，到達腰部，從脊柱兩旁肌肉進入體腔，聯絡腎，屬於膀胱。

腰部的支脈：向下通過臀部，進入膕窩中。後項的支脈：通過肩胛骨的內緣直下，經過臀部向下行，沿著大腿後外側，與腰部下來的支脈會合於膕窩中，從此向下經過小腿後側，出外踝的後面，沿著第五蹠骨至小趾外側端，與足少陰腎經相連。

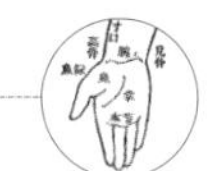

《黃帝內經》上說，膀胱經有問題，人會發熱，穿厚衣服也覺得冷，流鼻涕，頭痛，項背僵硬疼痛；眼珠疼痛得好像要脫出一樣，頸項好像被人拉拔一樣難受，腰好像要折斷一樣疼痛，膝彎部位好像結紮一樣不能彎曲，小腿肚像撕裂一樣疼痛，股關節屈伸不靈活；癲癇、狂證、痔瘡都發作了；而膀胱經所經過部位都會疼痛，足小趾更不能隨意運動。

膀胱經大部在背後，自己一般情況下搆不到。所以我建議大家找一個類似擀麵杖的東西放在背部，上下滾動以刺激相關俞穴，疏通經氣，同時還能對整個背部的肌肉等軟組織進行放鬆。當然在背部脊柱兩旁進行走罐是最好了，可以對**感冒**、**失眠**、**背部痠痛**有很好的療效。尤其是失眠，效果非常明顯。還有頭部，循經進行輕揉或者用手像梳頭似的進行刺激，對**頭昏腦脹**也有很好的緩解作用。

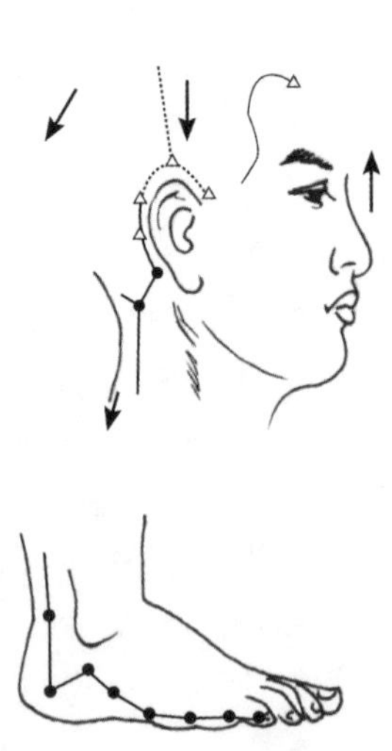

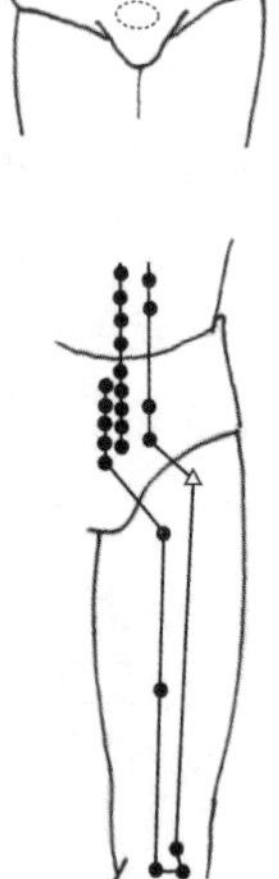

足太陽膀胱經循行圖

除了對背部和頭部的按揉梳理外，還可對腿部的循行進行按揉，因為膀胱經的循行深層解剖有坐骨神經，所以沿經進行按揉（當然要加力，因為大腿的肌肉很豐厚），能緩解**坐骨神經疼和腰椎間盤突出壓迫神經所致的腿部疼痛、麻木等症狀**。

按揉膀胱經的好處

膀胱經的有效範圍很廣，不僅僅是因為它屬於膀胱以及與其他臟腑有聯繫，更多的是因為它的循行路線。**它在後背上有兩條直線，線上分布著所有背俞穴，這些穴和臟腑本身的分布位置相對應，是臟腑器官的反應點，就像現在耳穴足療的反射區一樣，調節臟腑的作用很好。臟腑的功能好了那還有什麼病不能治療好呢？**

我們說了，中醫看病時沒有說一個病是孤零零的，都是和相關臟腑的功能異常有關的，所以膀胱經才顯得這麼重要。

我鄰居家有一個小孩，十一二歲，發燒、咳嗽、咯黃痰，在西醫那裡打針吊點滴都不管用，家長很著急，請我過去看看。我發現那小孩很奇怪，他咳嗽時，家長幫他拍背，他老躲開。我撩起他後背的衣服一看，在右側膀胱經的肺俞穴上鼓出來一個小結節，一碰那小結節，他就疼得又躲又叫。後來我就幫他推後背膀胱經，推得後背微微發紅、身體微微出汗後，再按揉那小結節，先輕後重，直到把它揉開。第二天，小孩燒退了，咳嗽也輕了。我囑咐他喝粥調理，注意保暖和休息，幾天後就痊癒了。

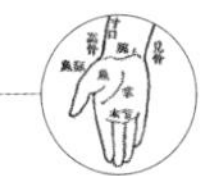

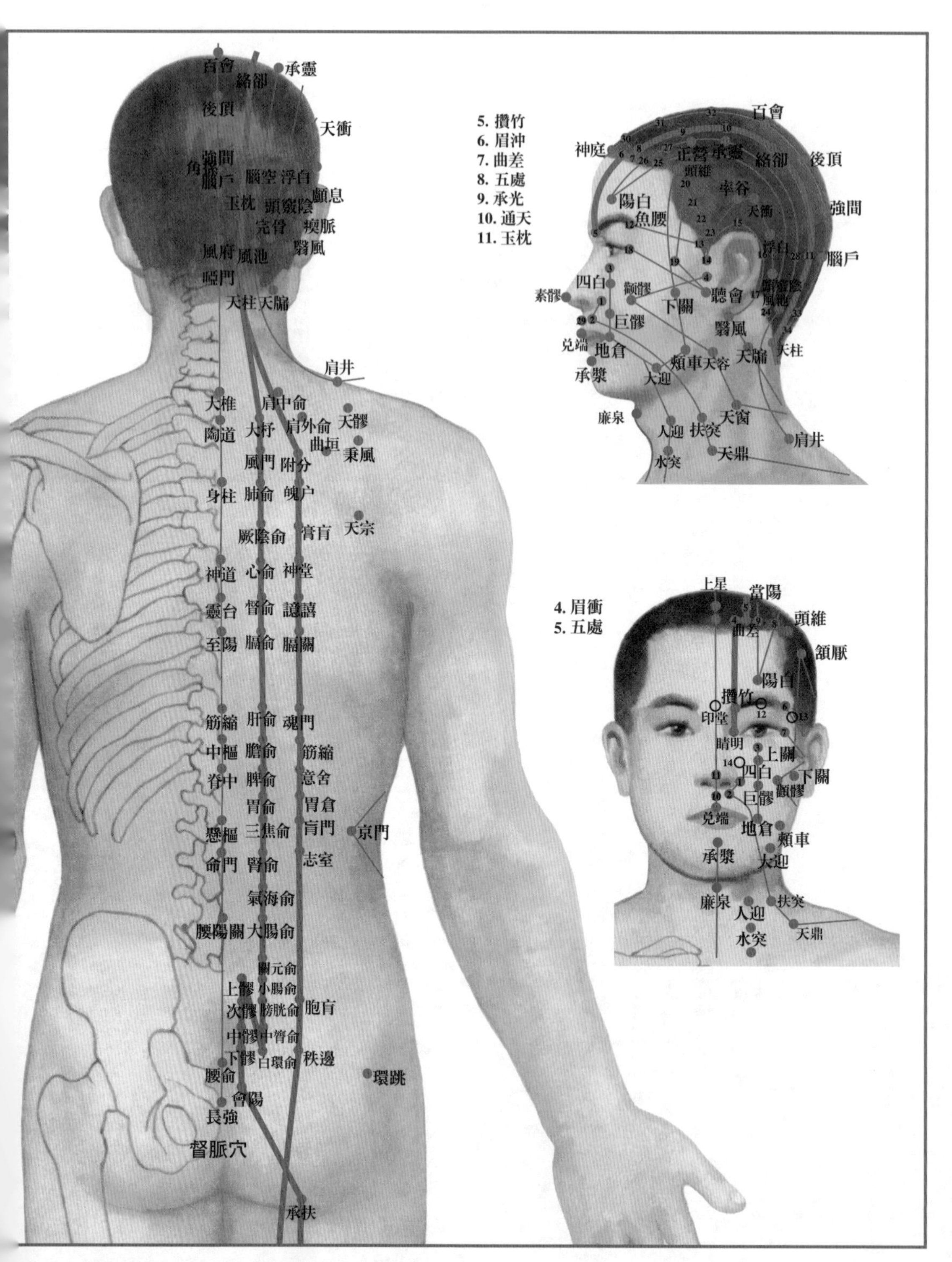

足太陽膀胱經・經筋穴位圖（1）

共六十九穴，原穴為京骨穴，絡穴為足少陰腎經之大鍾穴。太陽為陽氣大盛於體表之意，故對外界刺激反應也較頻繁，與各臟腑大多有經絡關連。

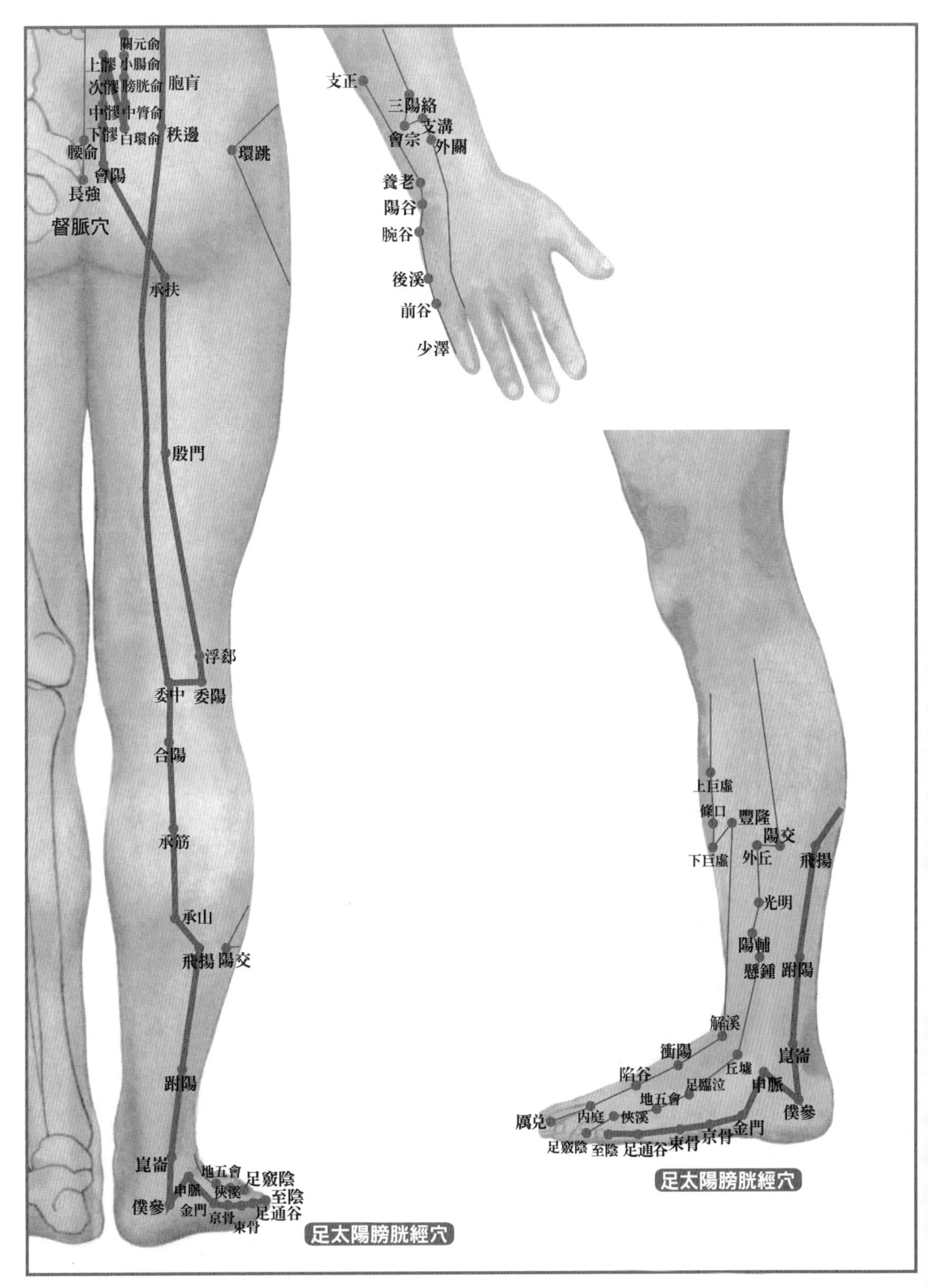

足太陽膀胱經・經筋穴位圖（2）

循行路線： 1.起目內眥外一分（睛明穴） 2.上額交巔 3.下腦後 4.夾背 5.抵腰入絡腎 6.下屬膀胱 7.另一支循脾外 8.下至踝 9.終足小趾（至陰穴）

那什麼時候刺激膀胱經最好呢？足太陽膀胱經的氣血申時最旺，即**下午三～五點**，這時如果能按摩一下，把氣血給疏通了，對人體是很有保健作用的。

睛明也能治打嗝

睛明穴位於內眼角稍靠上的凹陷處，是治療眼病和呃逆（俗稱打嗝）的常用穴。在針灸臨床上此穴屬於危險穴位，但確實是有效神穴。在自我保健中我們可以用雙手同時按壓雙穴，緩解眼睛疲勞。而長時間低頭看書或者盯著電腦工作的人，經常會感到眼睛發脹、怕見光，這時就應該**暫時放下手頭上的事務**，雙手點按睛明穴，向內上方用力，會感覺到整個眼睛都痠脹，或者還有點發疼，不要怕，這種效果是最好的。然後持續點壓或者一鬆一壓此穴一～二分鐘，眼睛會很快舒服。

說到打嗝，很多人都有這個經驗，發作起來不只尷尬還很痛苦。排除那些胃部有病的人不說，有些人是因為剛從屋裡面出來，受了點寒氣，被風一吹就開始打了，有的人可能整天都停不了，感覺整個人都要崩潰了。治療方法當然很多，比如喝點溫水，或者轉移一下注意力，或是按揉耳穴上面的「胃、膈」反射區。其實這個時候最好去按壓睛明穴，雙手拇指加大力氣點按穴位，使其產生強烈的痠脹感。還有一種情況：有

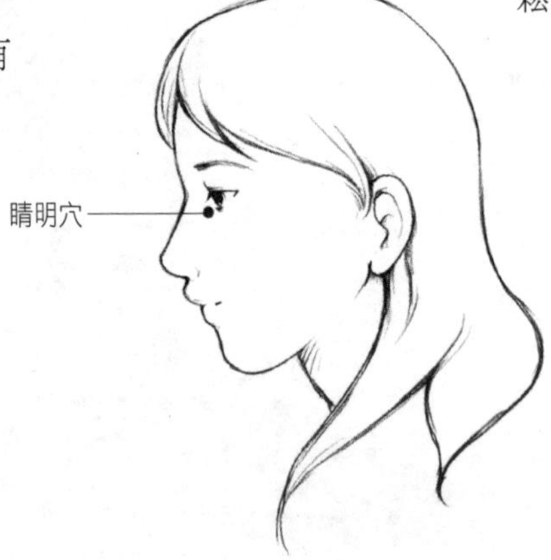

睛明穴

些危重病人會有打嗝情況，怎麼都止不住，常被誤認為是在「倒氣」。這時候，如果按上述方法刺激睛明穴，就會收到意想不到的效果。

經痛腰疼擦八髎

八髎穴，就是**上髎**、**次髎**、**中髎**、**下髎**幾個穴的統稱。其中次髎是用來治療腰痛和經痛的特效穴，尤其是經痛，效果很好。如果沒有辦法針刺或者不懂自己如何點揉，一般就採用橫擦的辦法，就是用手掌隔著衣服橫向地來回摩擦，直到那種熱感直透過皮膚，這幾乎是治療經痛的必用辦法，就是在醫院也這麼用，效果非常好。

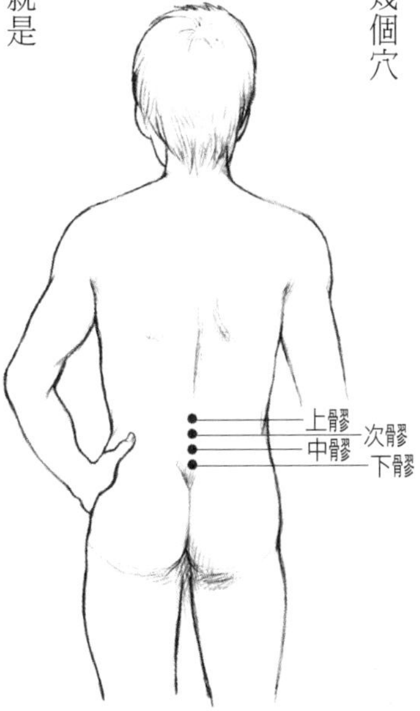

上髎
次髎
中髎
下髎

腰背不舒服委中求

委中穴位於膝關節後側，也就是膕窩處，腿屈曲時膕窩橫紋的中點，是治療腰痛的要穴。針灸的〈四總穴歌〉裡說「**腰背委中求**」，就是說腰背處的所有疾病和不舒服等要向委中處尋找，在保健時要點按。

在操作時可以一點一放，同時配合腿部的屈伸，不但對腰痛有很好的止痛作用，還可以治療腿部的痠脹、膝關節周圍的軟組織病以及下肢的一些病症，比如下肢腿軟無力，還可用於中風偏癱後遺症的護理。

小腿抽筋點承山

承山穴位於小腿的後方正中線上，當提腳尖時能看到或摸到小腿後方肌肉的交角凹陷處。

承山穴在運用上主要用來治療痔瘡和緩解肌肉疲勞以及腰痛等，對便祕也有一定的效果，尤其對治療登山或長時間運動之後產生的小腿痠困、抽筋效果很好。這個穴位找起來頗方便，順著小腿後面往下推，肌肉變薄處或者感覺到一個尖兒的地方就是。在進行點按時小腿會感到痠脹或者疼，但點完後效果很好，如俗話說的「腿肚轉筋」能很快地緩解。運用時手指的力應該緩慢增加，不能一開始就用很大的力，否則容易造成損傷。另外在輔助治療痔瘡等病時力量不需要太大，應該進行常規的點按和揉，同時配合提肛運動，如果堅持每天做上一次，配合提肛運動一百～一百五十次，對治痔瘡很有好處。

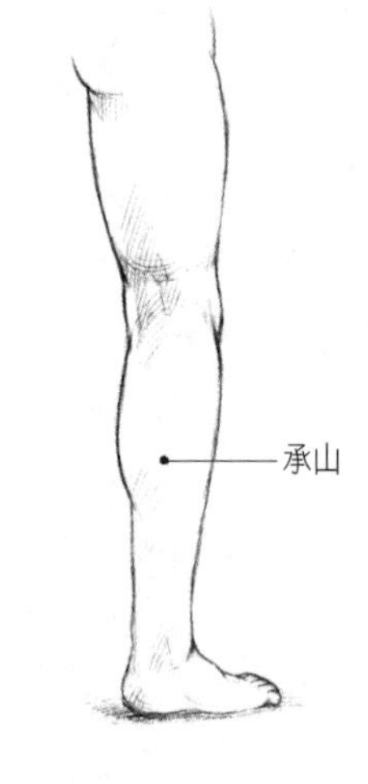

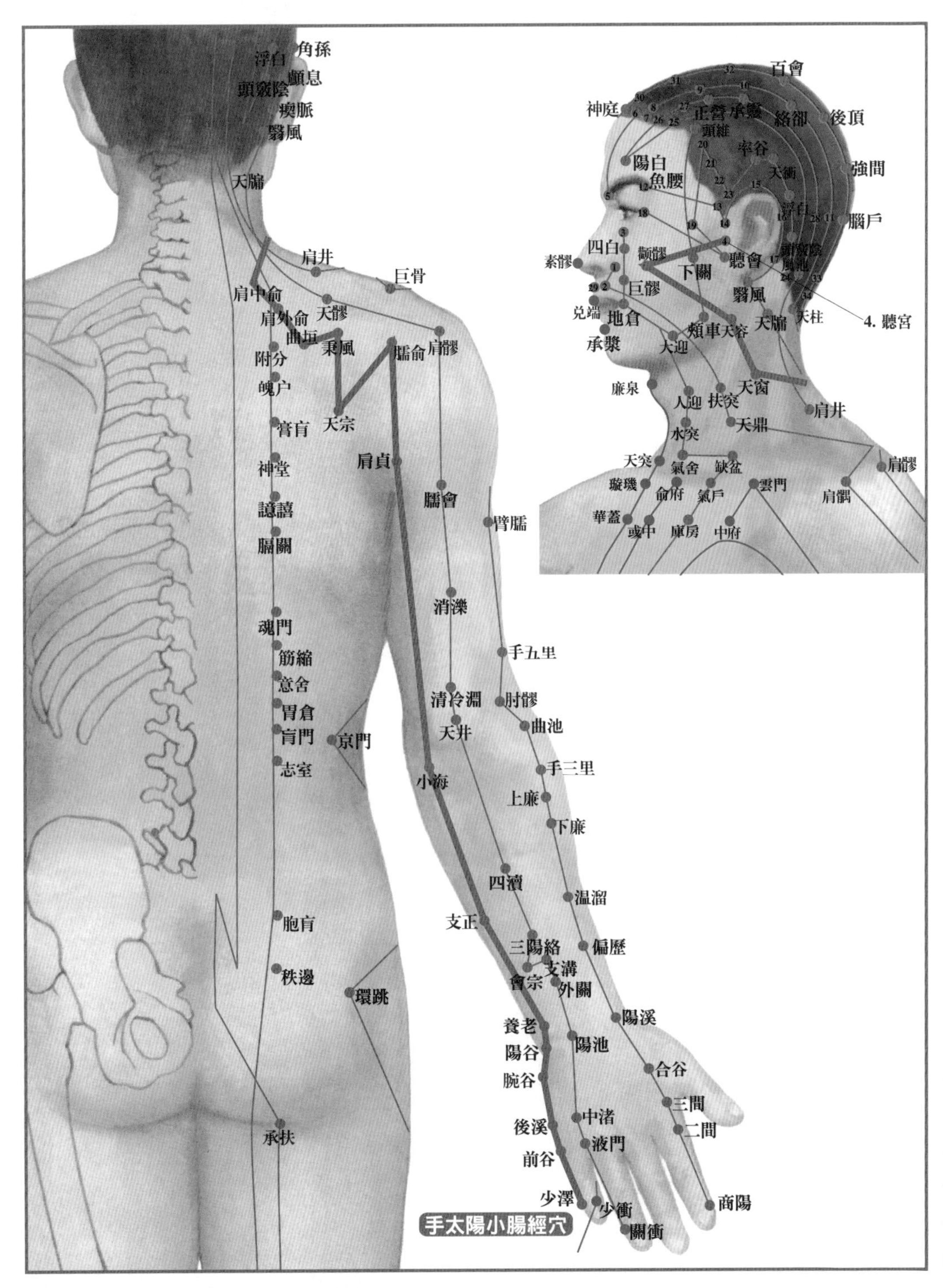

手太陽小腸經・經筋穴位圖

共十九穴，原穴為腕骨穴，絡穴為手少陰心經之通里穴。

循行路線： 1.起於小指之端（少澤穴） 2.循手外 3.上肘 4.繞肩 5.入絡心 6.下膈抵胃 7.入小腸 8.其支貫頸上頰 9.入耳中（耳珠前之聽宮穴）

寧心安神、舒筋活絡的關鍵——手太陽小腸經

小腸經是一條什麼樣的經

小腸經與手少陰心經互為表裡，臨床上經常用瀉小腸火來去心火，因為中醫上講「小腸主液」，心火也經常下移小腸，比如口舌生瘡、舌尖紅痛，就可以用利小便的方法來治療，這時候泡一點竹葉喝，或者再加一點冰糖，熱就能從小便導出來了。

小腸經的循行和大腸經比較相似，只是位置上要比大腸經靠後，從作用上來講也沒有大腸經那麼廣。它從小指的外側向上走，沿著胳膊外側的後緣，到肩關節以後向脊柱方向走一段，然後向前沿著脖子向上走，到顴骨，然後到耳朵。

怎樣使用人體的小腸經

循著小腸經按揉可以放鬆上肢肌肉，疏通經氣，不但可以用來緩解疲勞，在做治療時也經常作為剛開始的放鬆手法來應用。

另外，小腸經因為它的循行跨過腕、肘、肩三個關節，所以在操作時對關節兩側的穴位進行點按，可以**對關節的屈伸不利和周圍軟組織疾病**有較好的輔助治療作用。

手太陽小腸經經氣旺在未時，也就是**下午一～三點**，這時陽氣開始下降，陰氣開始上升，此時是按揉的最佳時間。

急性腰疼點後溪

在手掌小指側，微握拳，當小指近手掌那節（第五掌指關節）後的遠側掌橫紋頭赤白肉際，即手掌和手背交界的地方，手的外側方。

後溪是治急性腰扭傷的特效穴。當腰扭傷、疼痛在脊柱兩側時，點揉的效果尤為顯著。但是在自我保健時，它除了可以作為治療腰痛的主要穴位來按揉以外，還

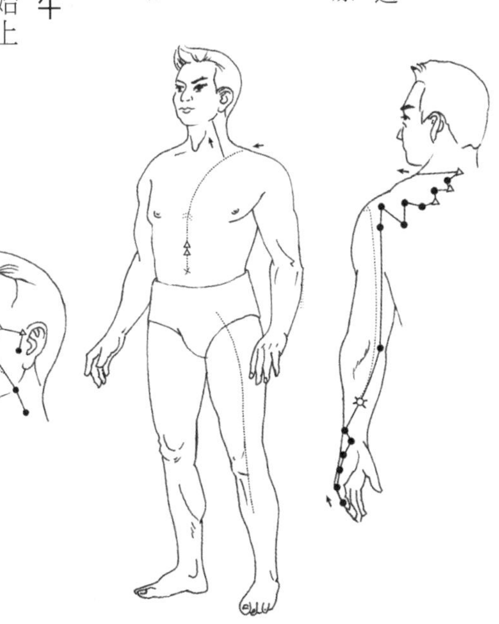
手太陽小腸經循行圖

有一點經常被大家忽視，那就是它的**止痛作用**。把拇指或者食指、中指屈起來，用關節抵住後溪穴，然後加力，邊加力邊進行輕微的旋揉，止痛效果相當明顯。落枕時也可以這樣做，僵硬的脖子一會兒就好了。同樣按揉**天柱穴、大杼穴、大椎穴、完骨穴、肩井穴**也能馬上見效。

這裡僅向大家介紹其中的**天柱穴、大杼穴的找法**：先摸到枕部最突出之處（枕外粗隆），再往下摸，則有凹陷。這就是所謂的「後頸窩」，天柱穴就在後頸窩往下二公分處，脖子兩側直向筋肉的外緣上，一壓，會有強痛；脖子往前傾，從枕部往脖子後側摸，頸項底部有大塊凸骨（第七頸椎骨）。從它的下一個凸骨（第一胸椎骨）和下兩個凸骨（第二胸椎骨）之間起，再往左右二指寬處，就是大杼穴。可以用綁好的五六支牙籤連續刺激這些穴道。

還有落枕穴，更是治療睡覺時落枕的特效穴道。在手背上食指和中指的骨之間，用手指朝手腕方向觸摸，從骨和骨變狹的手指盡頭之處起，大約一指寬的距離上，一壓，有強烈壓痛之處，就是落枕穴。可以用食指指腹，或圓珠筆頭（不是筆尖）按在此穴上，稍微用力刺激

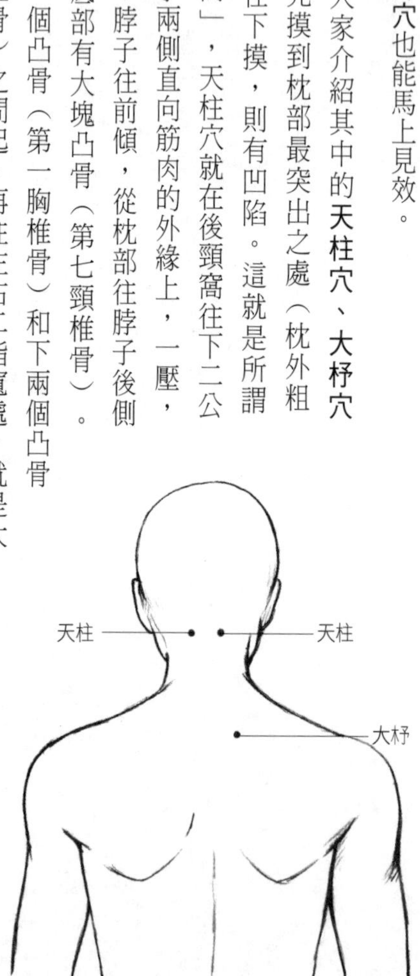

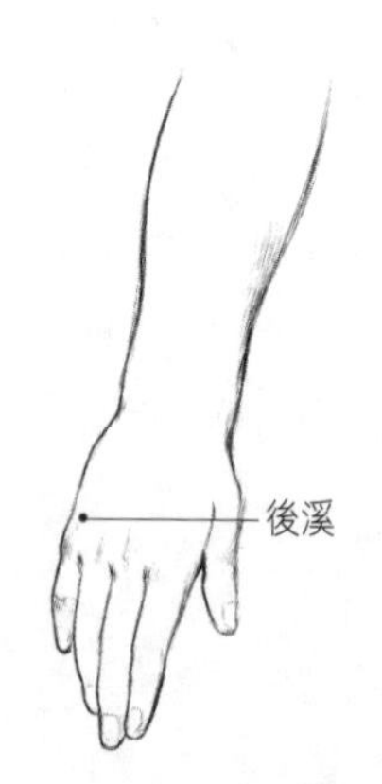

它，落枕的脖子便會變得輕鬆多了。

小指發麻撥小海

小海穴位於肘關節外側。取穴時屈肘抬臂位，在尺骨鷹嘴與肱肌內上髁之間取穴。這時用手指彈敲該部，有股電麻感直達小指。

小海穴除了可以治療肘關節及其周圍軟組織疾病外，還可以治療上肢麻木，尤其是小指麻木。因為該穴位的深層解剖為尺神經溝，有尺神經經過，而尺神經支配小指的感覺。有報導說，刺激小海穴可使腸道的迷走神經過敏現象減輕，所以可用來輔助治療過敏性結腸炎。在保健運用時以按揉為主，但是在治療頸椎病壓迫神經所致的小指麻木時，應該加上撥動，使麻感傳到小指。

小海

肩周炎的必用穴——肩貞

小腸經還有一個名字叫「肩脈」，一聽這個名字就知道它是管肩膀的。裡面的肩

活絡

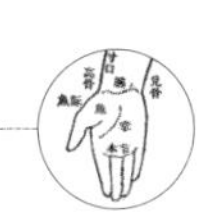

貞穴就是專治肩關節周圍炎的。它位於肩關節的後面，自然下垂手臂時，手貼近身體，在腋後線頭向上一寸（同身寸）處。操作時胳膊稍向上抬起，另一手從腋下穿過向上用中指點揉；或者另一手從前面經過，手掌掌根放在肩關節的正上方、中指到達的地方。

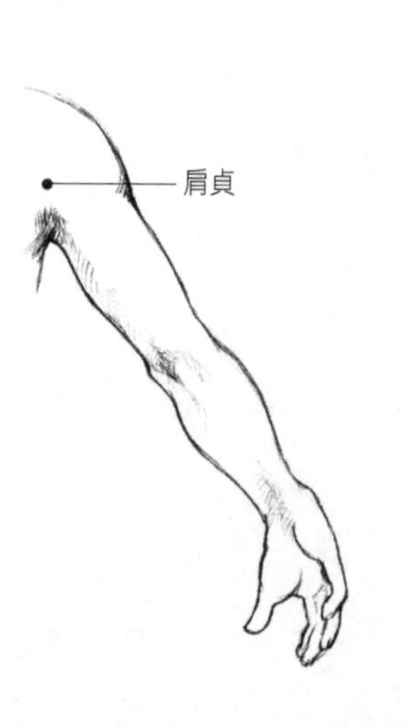

天宗穴能治「電腦病」

天宗穴在進行肩背部軟組織損傷的治療和保健中可以說是必用的穴位。點、按、揉此穴會產生強烈的痠脹感，可以放鬆整個肩部的肌肉。

隨著電腦的普及和職業的需要，長時間的伏案工作或電腦操作，會讓人覺得**整個身體發困，頸肩部僵硬、發緊，也就是現在經常被人提起的「頸肩綜合症」**。一開始症狀輕的時候站起身活動一下，很快就能恢復如常，但日漸加重，先是後背痛，繼而脖子也不能轉側，手還發麻。這時，就要天天敲小腸經了，做時要加上一分鐘的擴胸運動，再加按一分鐘的**天宗穴**，意想不到的好效果就出來了。

取穴時一手下垂，另一手從肩關節上方繞過，向下順著肩胛

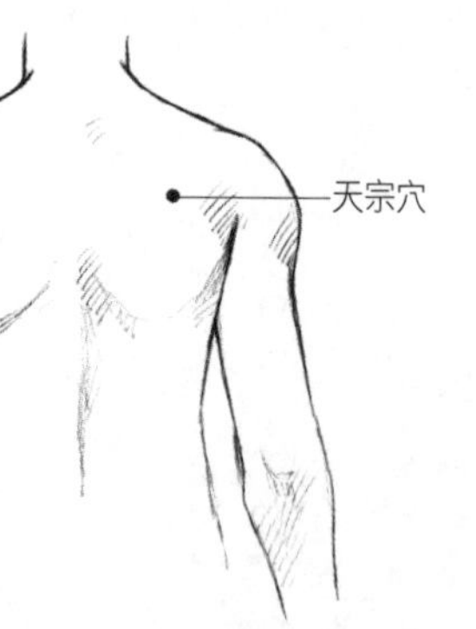

骨往下走。它的位置相當於肩胛骨的中線上中點處，點按時感覺非常明顯。

下巴老掉灸聽宮

聽宮，一看穴位的名字就知道它和聽力有關係，而且位置也在耳朵附近，一般採用點按的手法進行操作，一壓一放，可以治療**耳鳴**、**耳聾**、**中耳炎**。還有一種病，好多人都有體會，也沒什麼明顯的感覺，疼痛什麼的好像都沒有，只是張嘴閉嘴的時候或者吃飯嚼東西時，耳朵旁邊老是咯嘣咯嘣響，偶爾下巴會突然掉下來。這就是**顳頷關節紊亂**。治療這種病時應該以艾灸為主，有人作過比較，幾種治療手段中艾灸的效果是最好的。同時把臨近的穴位一塊兒灸了，比如足陽明胃經的**頰車**、**下關**等穴。

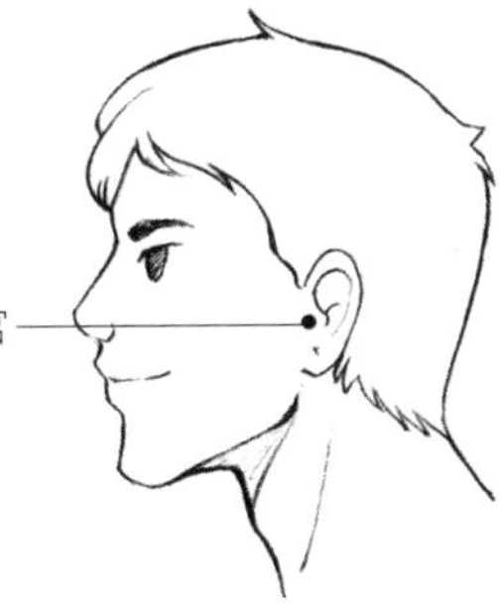

聽宮

活

絡

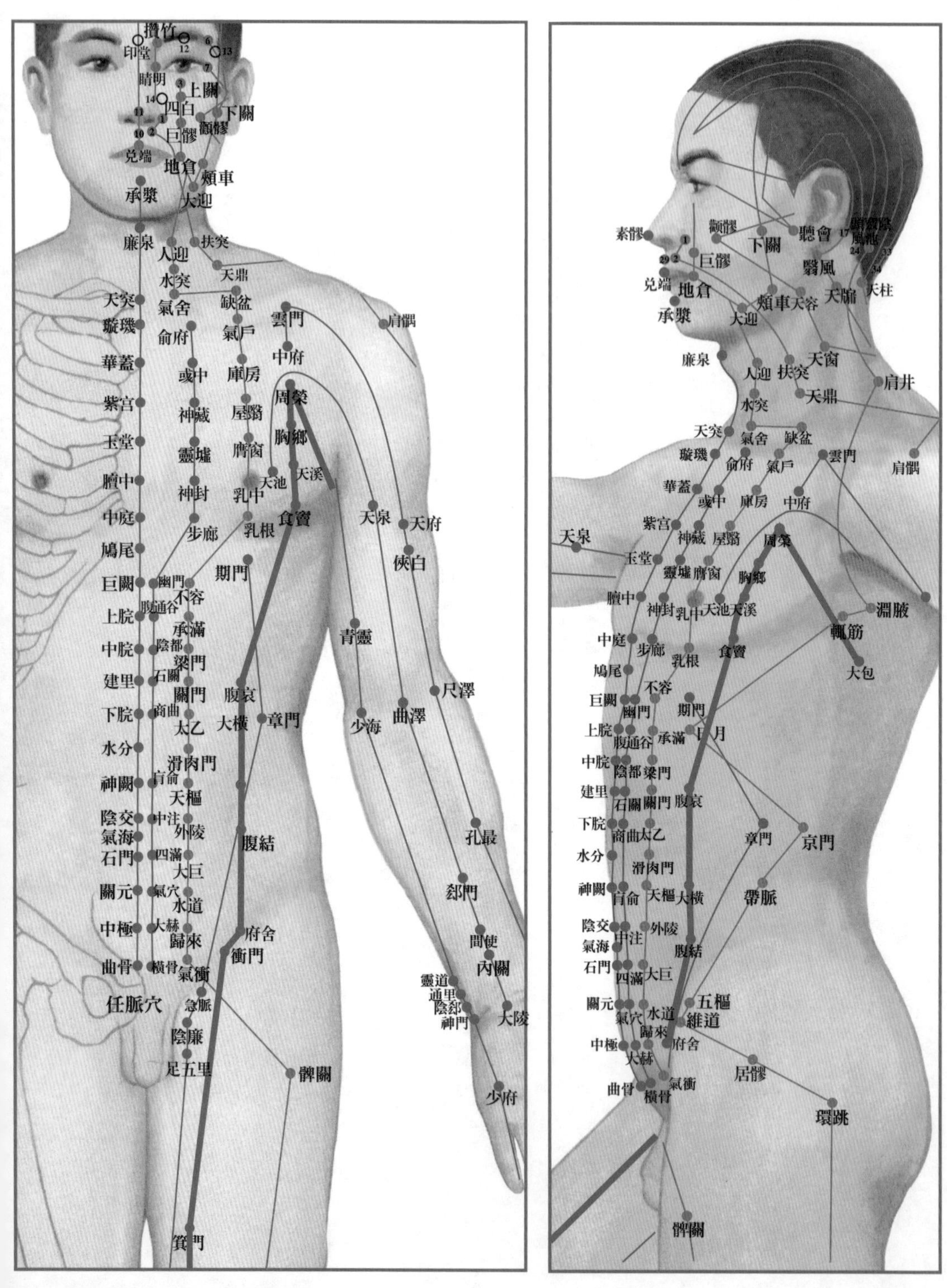

足太陰脾經・經筋穴位圖（1）

共廿一穴，原穴為太白穴，絡穴為足陽明胃經之豐隆穴。是陰氣最盛的經絡，適於對應裡寒、裡虛發揮效用。

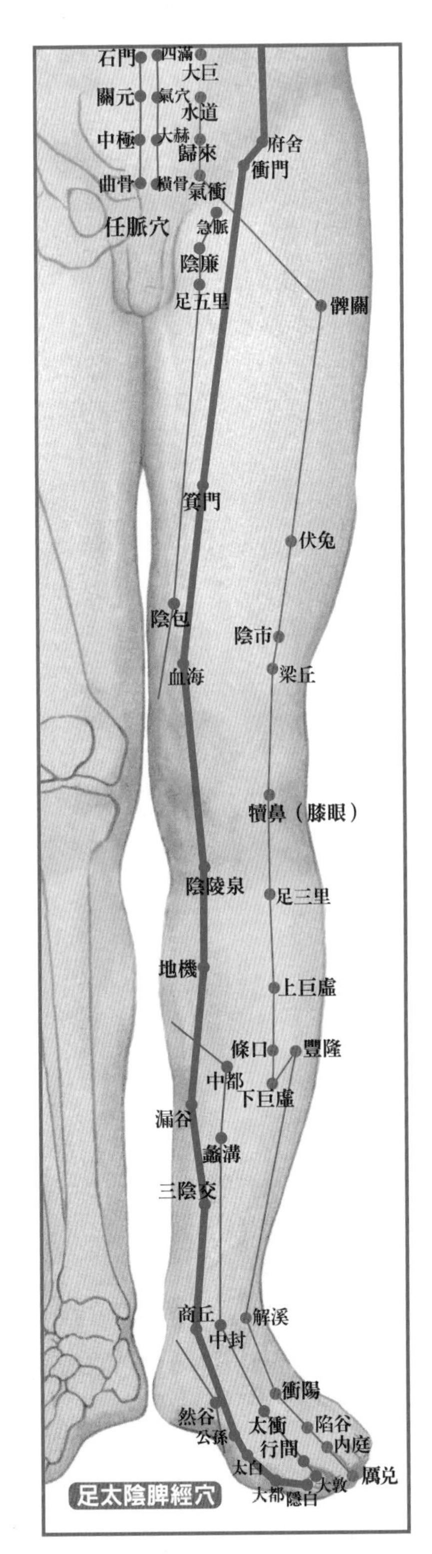

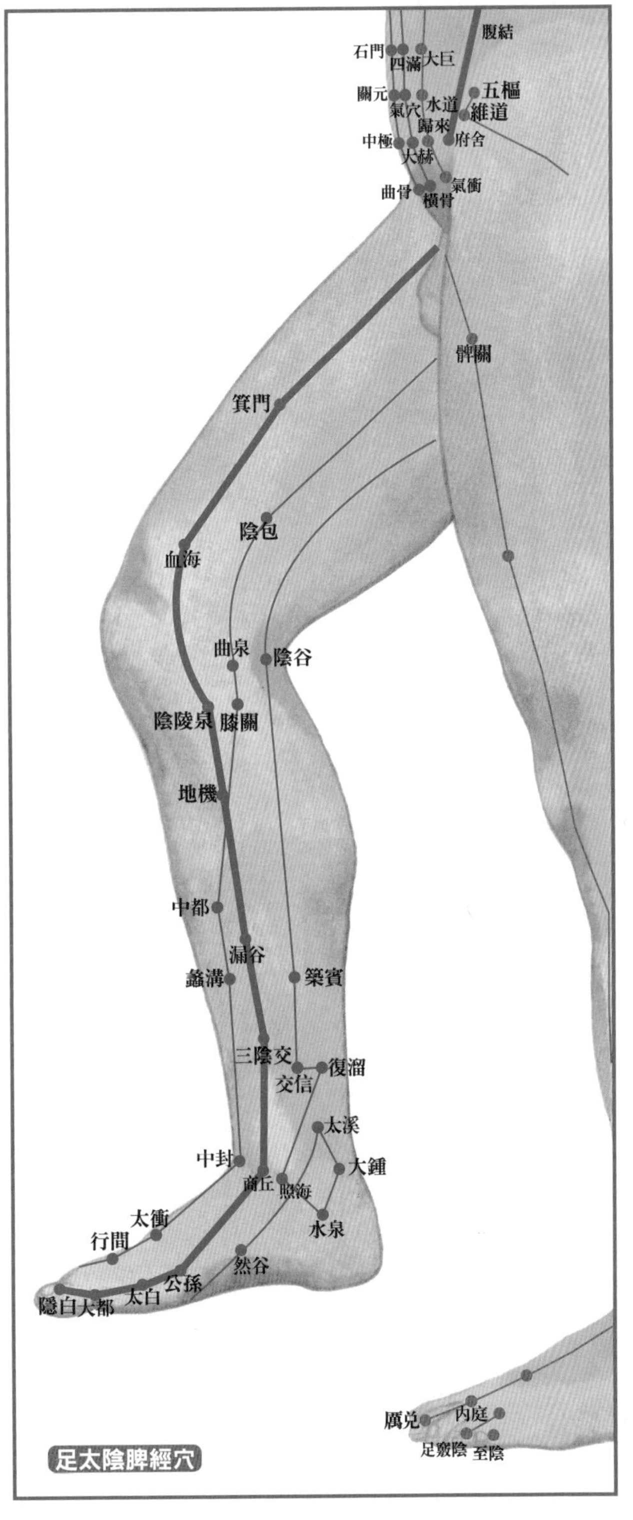

足太陰脾經・經筋穴位圖（2）

循行路線： 1.起於大趾之端（隱白穴） 2.上膝股 3.入腹 4.屬脾絡胃
5.止至第六肋腋中線（大包穴） ●續循行：上挾咽、連舌本，散舌下

婦科病的首選——足太陰脾經

脾經要愛護的是哪些內臟

足太陰脾經主要循行在胸腹部及下肢內側，即從足走頭。

足太陰脾經從大腳趾末端開始，沿大趾內側赤白肉際（腳背與腳掌的分界線），經核骨，向上沿著內踝前邊，上至小腿內側，沿脛骨後緣（小腿內側的骨頭），交出足厥陰肝經之前（與肝經相交，然後在肝經前循行），上膝股內側前邊（即膝蓋、大腿內側），進入腹部，屬於脾，絡於胃，通過膈肌（腹部與胸部的間隔），夾食管旁，連舌根，散布舌下。

其分支從胃部分出，上過膈肌，流注心中，經氣接手少陰心經。

從上面路線可以看出來，與足太陰脾經關係密切的內臟有脾、胃和心。**中醫裡的脾和西醫中的spleen（脾）不完全一樣。相同點是它們都統血（貯存血液）和升清陽（提高免疫）；不同的是中醫的脾有運化的作用，指脾能吸收食物中的精華**

物質，轉化為氣血津液，通過心肺輸送至全身各臟腑組織，以供人體生命活動之需。所以食欲旺盛、飲食後胃部與腹部舒適、大便正常的人，大多面色紅潤，肌肉豐滿，表明「脾氣旺盛」，運化功能正常；**而食欲不振、經常胃脹腹滿、大便稀者，大多面色萎黃、形體消瘦、軟弱無力，這就屬於「脾氣虛弱」、運化失常**。但也有一些人食量並不小，卻面黃肌瘦，也是由於脾的運化功能不正常，水穀不能化生為氣血所致。

脾還有統攝、約束血液行於脈內而不外逸的作用，稱「脾統血」。一般出血症多與火熱有關，「熱血沸騰」，血受火熱之邪干擾時會不受約束而妄行，出現各種出血症，民間有用大量薺菜煎水喝來治尿血的偏方，就是針對這類出血性疾病的。

但還有一類出血症，與火熱之邪無關。中醫認為**「氣為血之帥」**，也就是統帥的意思；要使血在脈管中規規矩矩地運行，不隨便跑到脈管外來，需要「氣」對它的約束，這個氣主要是**脾氣**。如果脾氣虛弱，不能承擔起這種約束功能，也會出現**各種出血病症，如皮膚紫癜、產後出血不止、嘔血、便血、尿血等**。治療這類出血不能用瀉火的方法，而要補脾氣。宋代有一個名方「歸脾湯」

活絡

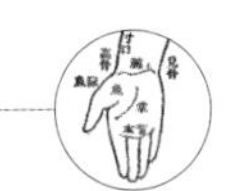

（現有中成藥「歸脾丸」）就是治療這類出血的有效藥物（方名也提示了這種作用），用來治療人工流產後氣虛所致的出血不止，多能收到良好的效果。

與脾經有關的五官包括舌和咽，這也跟脾臟的功能相關。「脾開竅於口，其華在唇，在液為涎」，飲食從口入，如脾的功能正常，則口味食欲才能正常，中醫稱「口中和」；如脾運化功能異常，就會有口黏、口臭、口淡、口甜等症狀。涎為口中津液，就是俗稱的「口水」，能濕潤口腔，保護口腔黏膜，幫助食物消化。但口中涎液過多，不自主的外流，如小兒、中風後的流涎，是脾虛的一種徵象；有些人飲食過量，特別是晚上進食過多的油膩食品，睡眠時常會流腥臭的口水，這是因為飲食過多，超過了脾的運化能力（晚上陽氣漸衰，脾氣不旺，運化能力減弱），水穀不能化生為氣血，反聚而為濕熱之邪的一種現象。所以晚上過多的進食，特別是高熱量的食物對健康不利。

脾經上潛伏著哪些疾病

脾經是陰經，跟臟腑聯繫最密切，而當其不通（氣血異常），人的身體會出現下列病症：

外經病：如果不通，身體的大腳趾內側、腳內緣、小腿、膝蓋或者大腿內側、腹股溝等經絡路線上會出現發冷、痠、脹、麻、疼痛等不適感。因為脾跟血液相關，所以脾虛引起的經痛，常有從小腹→腹股溝→大腿內側的放射性痛或者涼，如果平時按揉脾經穴位，例如**三陰交**、**陰陵泉**（下面會談到）就可以預防經痛。

五官病：從上面經絡循行可以看出，足太陰脾經跟舌、咽部關係密切，所以治療舌根發僵、吃飯後即吐、不自主地流口水這些病症應該從通脾經著手。

臟腑病：「陰主裡，陽主表」，脾經可以治療全身乏力或者全身疼痛、胃痛、腹脹、大便稀、心胸煩悶、心窩下急痛。

當出現以上所說的病症時，針灸的刺激效果更好。

如何使用人體的脾經

首先要養成良好的飲食習慣，不暴飲暴食，尤其是少吃油膩的食物，這樣能保證脾經不超負荷運轉，禮尚往來，它也會回報你以健康的身體。

其次，思則氣結，思傷脾。思慮過度連累了脾，會使其方寸大亂功能失調，消化液分泌減少，這時人的身體就會出現食欲不振、形容憔悴、氣短、神疲力乏、鬱悶不舒等現象，正所謂「思慮傷脾還不悔，最終消得人憔悴」。這時除了注意調整情緒，還要每天花幾分鐘按摩以下即將介紹的重點穴位，這樣，保你安枕無憂。

怎樣才能知道這種預防是否得當呢？是不是隔三差五就要去醫院做個超音波之類的檢查呢？不用！脾經是脾臟外在的反應線，最簡單的方法就是循經按壓，尋

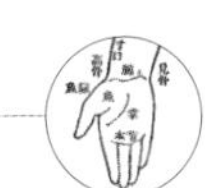

找疼痛的反應點，自我診斷，自我調節。

那什麼時候按揉脾經最好呢？脾經旺在巳時，即上午九～十一點，人體的陽氣正處於上升期，這時疏通脾經就能起到很好的平衡陰陽的作用。

腹脹、食欲不佳找太白

從五行上看，脾屬土，所以脾經又稱土經，作為脾經上的穴位太白也屬土。

太白在腳的內側面，大腳趾骨節後下方凹陷處，腳背腳底交界的地方。

太白穴是脾經的原穴，按揉或者艾灸此穴可以補脾，對脾虛症例如全身乏力、食欲不佳、腹脹、大便稀等臟腑病有很好的作用，亦可以補後天之本，增強體質。

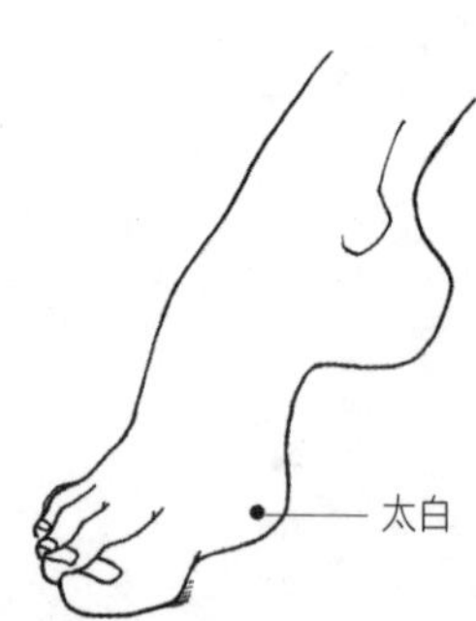

婦科病的首選——三陰交

三陰交在腳內踝尖上三寸，就是從內踝向上量四指，脛骨（小腿內側骨）後緣凹陷處，用手按時比其他部位敏感，有點脹疼的感覺。

「三陰交」是脾經、腎經、肝經三條經絡相交之處，對中醫而言，這是特別受到重視的穴道，又名「女三里」，只要是婦科病，刺激此穴皆有效，因此有人說它是婦科病的萬靈丹。它具有雙向調節的作用，也就是根據個人體質不同，產生對機體有利的作用。它能通利又能收攝，能活血又能止血，能滋陰又能利濕。主治症狀包括：經痛、月經不調、更年期綜合症、過胖過瘦（增肥減肥）、腳底腫脹、手腳冰冷等多種婦科疾病。對三陰交穴的刺激，用艾條灸也較為有效。月經開始前五～六天起，每天花一分鐘刺激本穴，遠比生理痛後再刺激來得有效。

還有，三陰交穴雖是治婦女病的特效穴，但另一方面，它也和合谷穴同為流產的名穴，古人曾利用這些穴道來墮胎。所以懷孕初期的女性，一定不要刺激三陰交穴，更別和合谷一塊兒用。

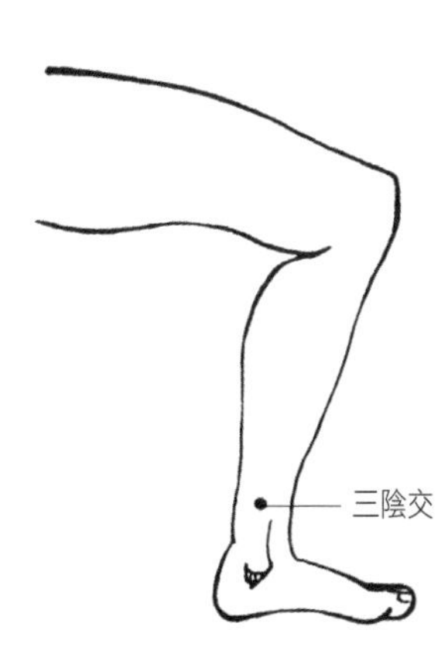

婦科病的萬靈丹——陰陵泉

此穴與三陰交作用相似，臨床經常與其配合使用加強療效。

濕症、丹毒等皮膚病找血海

血海在大腿內側，髕骨底內側端兩寸（左手手掌抵住右膝蓋，大拇指下肌肉凹陷處即是右血海，左血海同理取之）。

作用：血海，顧名釋義，是治血要穴，對婦科病、濕疹、丹毒等皮膚病效果很好。

中醫認為，濕疹、丹毒等皮膚病是風熱之邪所致，血行風自滅，用活血的方法可以根治。

對婦科病可以按揉或者點按，對皮膚病可以用牙籤之類有尖的東西加大刺激。經常按揉血海不但可以對付婦科病，還能抗過敏，對我們經常說的「血熱」造成的病，都有效。

全球有百分之八十的女性每月被**經痛**困擾著，而且其中超過百分之五十找不出原因，屬於無法徹底根治的原發性經痛。足太陰脾經的穴位對經痛有很好的療效，平時按摩或者艾灸就可以緩解。同時，少食多餐，盡量避免過甜及過鹹的食品，冬天保持身體暖和，多喝熱的藥草茶或熱檸檬汁，以及在腹部放置熱敷墊或暖水袋等做法也可以幫助緩解。

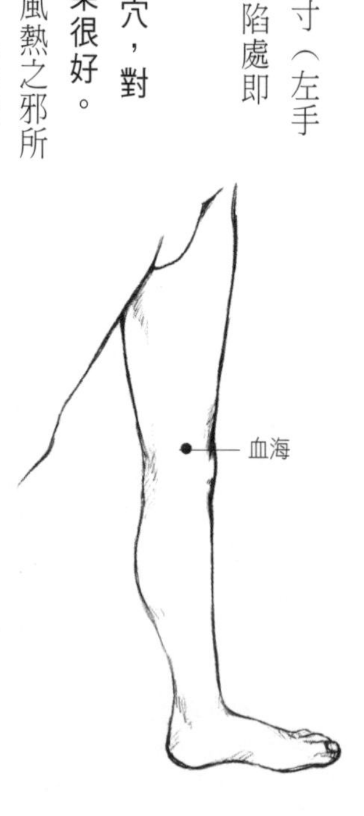

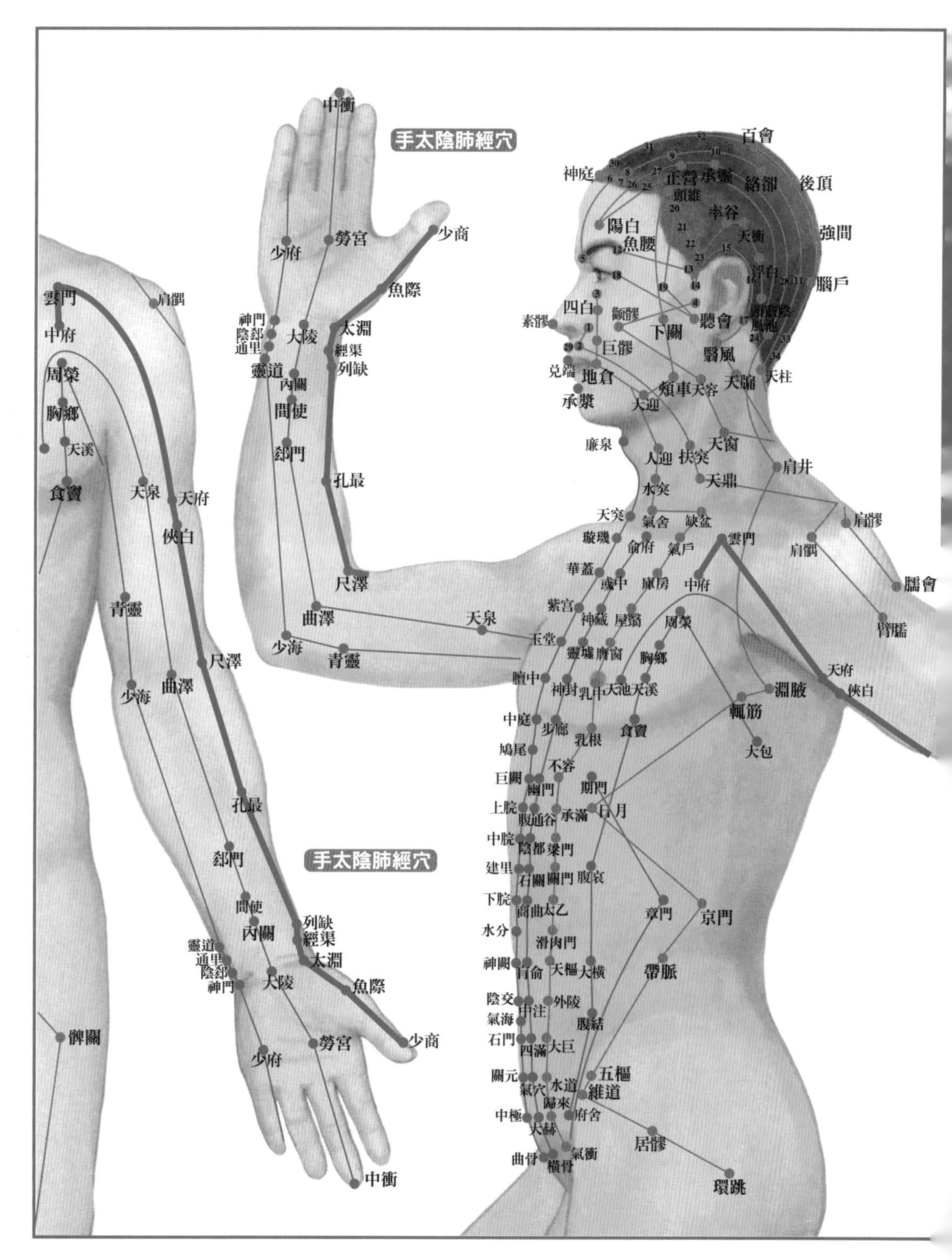

手太陰肺經・經筋穴位圖

共十一穴，原穴為太淵穴，絡穴為手陽明大腸經之偏歷穴。

循行路線：　1.起於中焦（靠肩窩內側之中府穴）　2.下絡大腸　3.還循胃口　4.上膈屬肺系　5.出腋下　6.至肘中　7.入寸口　8.出拇指之端（少商穴）

人體的**總理**——手太陰**肺經**

與肺經有關係的是肺、胃、大腸和皮毛以及悲之情

手太陰肺經起始於胃部，向下絡於大腸，回過來沿著胃上口，穿過膈肌，屬於肺臟。從肺系（氣管、喉嚨部）橫出腋下，下行沿著上臂內側，走在手少陰、手厥陰經之前，下向肘中，沿前臂內側橈骨邊緣（大拇指方向），進入寸口（手腕部橈動脈搏動處，即中醫把脈處），上向大魚際部（手掌大拇指方向較豐厚的肌肉，因為像魚肚而得名），沿邊際，出大指的末端。

它的支脈：從腕後走向食指橈側（大拇指方向），出其末端，在此經氣接手陽明大腸經。

從上面路線可以看出來，與手太陰肺經

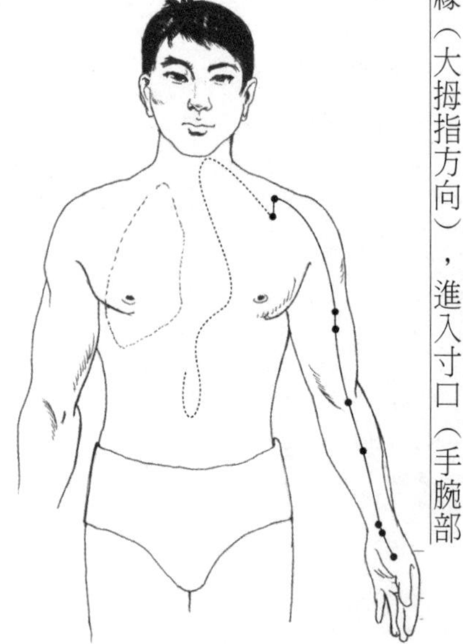

關係密切的內臟有肺、胃和大腸。

首先說一下肺，古人對肺的位置和形態有這樣的描述：「喉下為肺，兩葉白瑩，謂之華蓋，以覆諸臟，虛如蜂巢，下無透竅，故吸之則滿，呼之則虛。」**肺葉嬌嫩，通過口鼻直接與外界相通，易受邪侵，不耐寒熱，故有「嬌臟」之稱。它的主要功能是吸入自然界的清氣，呼出體內的濁氣；使衛氣散布全身，保護肌表，輸送水分和血液。當肺的正常功能失去平衡時，除了出現咳嗽、氣喘、胸悶等呼吸方面的疾病外，**還有以下情況：

(1)**肺外合皮毛，即肺的外延部分是皮毛。**皮膚需要肺經經氣充養，如肺經經氣過盛，皮膚血液循環過強，出現皮膚發紅、怕熱、易過敏；長期平衡失調則耗傷肺氣；肺經經氣虛，則皮膚血液循環不足，出現暗黑，沒有光澤。**所以真正的美容美膚要從調整肺的功能入手。**

(2)根據整體理論，中醫把臟腑與情志聯繫在一起，五臟對應五志。**肺在情志主悲，**當人哭得很傷心很厲害時會喘不過氣，感覺氣不夠用，這就是悲傷過度、肺氣受損的現象。反過來，肺氣虛時，對外界刺激的耐受性會降低，容易產生**悲觀、自卑、易哭泣、心理負擔過重**等情緒；肺氣過盛時，自卑心理會減少，容易走上另一個極端——**自負**。

過與不及都會造成功能失調，人體臟腑器官氣血津液也要保持在「中庸」狀態。儒家的「中庸」指的是不偏不倚，平衡協調，正如宋玉的賦文裡講的「東家之子，增之一分則太長，減之一分則太短。著粉則太白，施朱則太赤」，是指那種恰到好處的美。心理學認為，引起情緒變化的不是事件本身而是你對事件的看

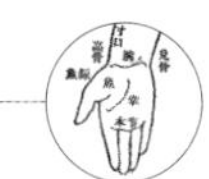

法。**心態決定心情，心情反過來影響某臟功能，隨之影響其他臟腑器官**。萬事萬物都不是獨立的，有著千絲萬縷的聯繫，其中的任一環節出現明顯偏頗，都會造成整體失衡。維持各方和諧，才能有統一的整體。

肺與胃、大腸相關，體現在與消化系統的關係上，前面介紹手陽明大腸經時已提過，這裡就不贅述。

肺經上潛伏著哪些疾病

上面已談到，肺經和肺、大腸、喉嚨等器官的聯繫相當密切，那麼保證了肺經的暢通，這些相關器官的功能也就能得到保證了。肺經異常不通時，人的身體會出現以下這些毛病——

⑴**外經病**：沿肺經循行路線上的麻木、疼痛、發冷、痠脹等異常感覺，一般出現在鎖骨上窩、上臂、前臂內側上緣（大拇指方向）。

⑵**臟腑病**：本經經氣異常會出現胸悶、咳嗽、氣喘、氣短、心煩不安等症狀；又因為肺與口鼻相通，所以也會出現鼻塞、感冒、流涕、傷風怕冷等症狀。

手臂陰面靠拇指的那條線就是肺經，平時敲稍有痠痛感。如果某一天你敲它，發現痠痛難忍，那是肺經在告訴你：你快得感冒了。那你就要加強敲，一天多敲幾次，有空就敲肺經，直到沒有痠痛難忍的感覺了，就說明肺經已經幫你把感冒病菌消滅了。

(3)上面提到，肺在志主悲，所以肺經經氣亦可調節**情緒異常**。常用方法有強身健體功效的氣功導引，也有通過靜守的方式疏通經脈氣血的，這種靜守指的便是情緒上的淡泊，即心中平靜、空空如也。

同時，由於肺經與皮膚的聯繫，肺經經氣異常也會導致皮膚的改變，如一些**過敏性皮膚病、色斑、無光澤等**。

按摩肺經的最佳時間：肺經的經氣旺在寅時，即在**早上三～五點**，但是這時正是睡眠的時間，所以我建議在同名經上找，也就是**上午九～十一點**脾經旺時。

肺臟健康的晴雨錶——中府

怎麼找中府穴呢？鎖骨下窩下一寸，距正中線六寸（夾緊上肢時，大約與腋下對齊）的地方就是。

中府穴是肺的募穴，即肺臟氣血直接輸注的地方，最能反映肺的情況，是診斷和治療肺病的重要穴位之一，經常用來治療咳嗽、氣喘、胸痛，此外肺結核和支氣管哮喘病人，在穴位上常有異常反應。又因為此穴是手、足太陰之會，故又能健脾，治療腹脹、肩背痛等病。

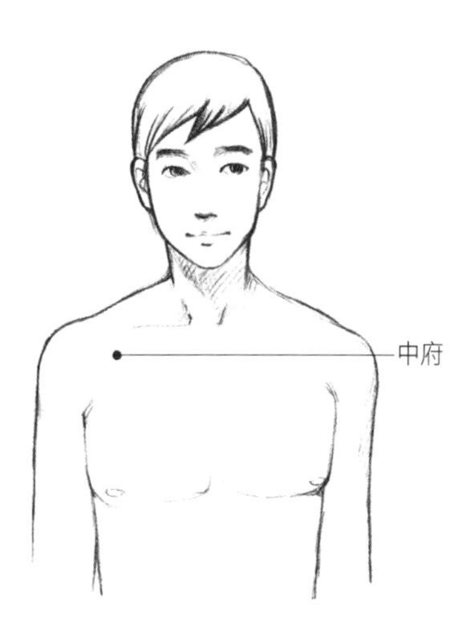

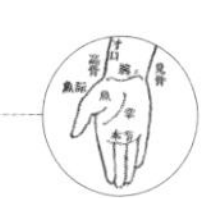

但中府穴下方肌肉偏薄，日常保健建議不要使勁，稍稍施力按揉一～二分鐘即可。曾經有一位喜歡健身的朋友因為練擴胸拉傷了肌肉，當時我選的就是中府穴，因為求「效」心切，用力過大，結果第二天他更疼了。當時我考慮刺激這個穴位並不是鎮痛，而是要加快他身體自我恢復的過程，但結果卻適得其反。所以日常保健與治療疼痛不適時，力度一定要區分好。

治熱治痛治出血沒商量——尺澤和孔最

尺澤在肘橫紋上肱二頭肌肌腱（曲肘時很明顯的肌腱）橈側（大拇指方向）的凹陷處。

尺澤穴與大腸經的**曲澤穴**位置相近，作用也有點類似，都有瀉熱的作用。對肺經熱引起的**咳嗽、氣喘、咳血、潮熱、胸部脹滿及咽喉腫痛**有效。但是此處按壓力度要大，效果才好。

另外，尺澤穴跟肱二頭肌肌腱相近，而肱二頭肌的作用是曲肘，所以也可用來治療**肘關節痙攣**。

孔最在前臂掌面橈側（大拇指方向），在尺澤與太淵（腕部動脈搏動處）連線上，腕橫紋上七寸（手腕至肘共十二寸，按比例取穴）。

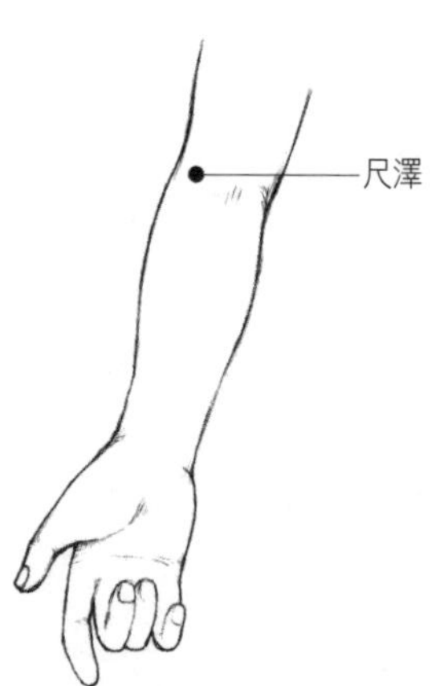

作用：孔最是手太陰肺經的郄穴。郄穴一般主治急症，陰經的郄穴主要治療急性出血性疾病。根據肺經的循行，可以看出本穴除了可以**瀉肺熱治療咳嗽、氣喘、咽喉腫痛**等症狀外，**對咳血、痔瘡出血也有作用。**實際針灸操作中，孔最穴是保守治療肺結核、不明原因咳血的要穴。

補肺腎之虛，管小病小疾——列缺

簡單取穴法：兩手交握，左手食指在右腕背部，食指下即是。

列缺穴是三經交會穴，可以同時調節肺經、大腸經及任脈的經氣。平常生活中，人有時會突然出現不明原因的頭痛，其實，大多數都是不經意感受風寒導致的，和鼻塞、流涕一樣同屬於感冒的一個症狀，這時按揉列缺穴疏衛解表，加上熱敷或者艾灸效果會更好。

列缺還和奇經八脈中的任脈相連。任脈是循行在人體前正中的經脈，是「陰脈之海」，有補肺腎陰虛的功能。中老年人糖尿病、耳鳴、雙目乾澀以及更年期的一系列不適，例如煩躁、失眠等多是腎陰不足、津液不能滋養所致，而使用列缺就可以調節。

對於手腕活動不便、手掌發熱、前臂各種活動感覺的所有不適，亦屬列缺穴「分內之事」。

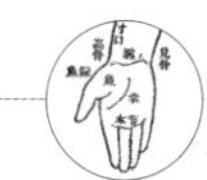

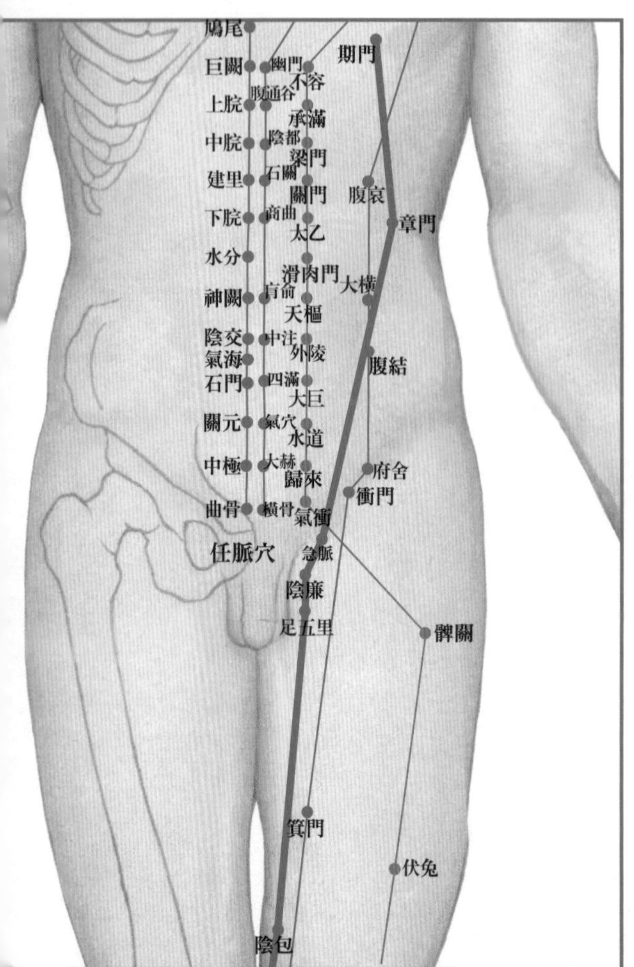

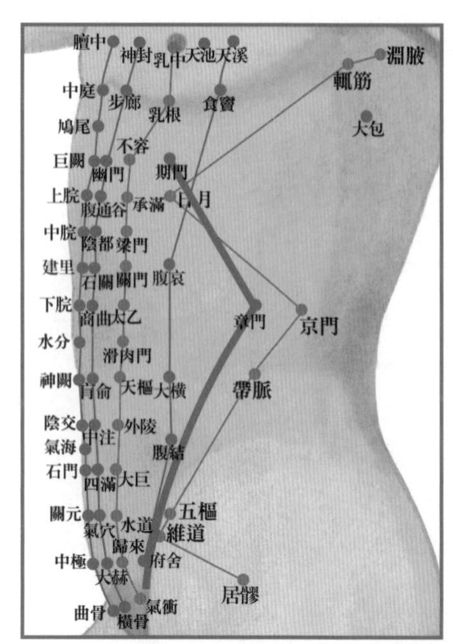

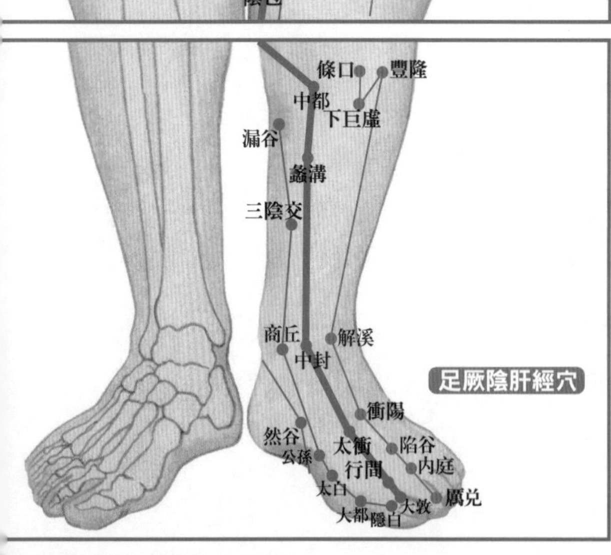

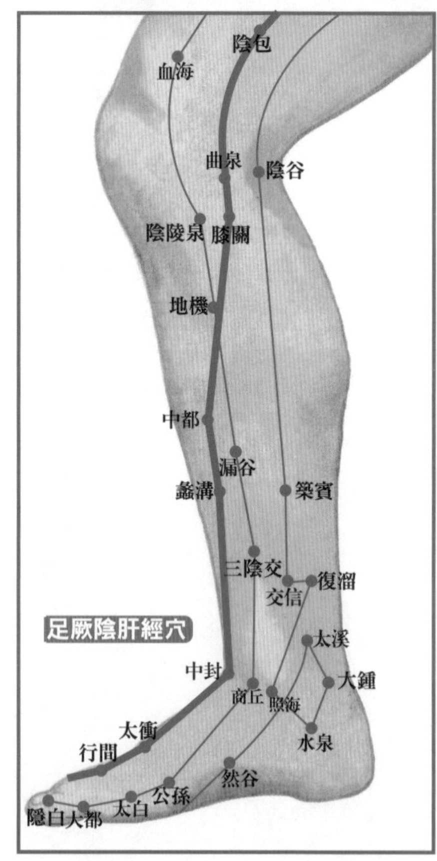

厥陰肝經・經筋穴位圖

十四穴，原穴為太衝穴，絡穴為足少陽膽經之光明穴。

行路線： 1.起於大趾叢毛之際上足跗（大敦穴）　2.循股內　3.過陰器　4.抵小腹　5.循脅肋（期門穴）

●續循行：挾胃（入體內）、屬肝絡膽、貫膈循喉嚨、上過目系、與督脈會於巔頂

護身衛體的大將軍——足厥陰肝經

肝經上潛伏的疾病

肝經有十四個穴位，循行路線從下向上走，起於腳大拇趾內側趾甲緣上，向上到腳踝，然後沿著腿的裡面向上，在腎經和脾經的中間，最後到達肋骨緣。

肝經和肝、膽、胃、肺、膈、眼、頭、咽喉都有聯繫，所以雖然循行路線不長，穴位不多，但是作用一點也不小。

肝經有病就會出現以下問題：腰痛得不能伸、面色晦暗、咽乾、胸部感覺被東西堵住一樣、腹瀉、嘔吐、遺尿或尿不出、疝氣或腹部兩側疼痛。

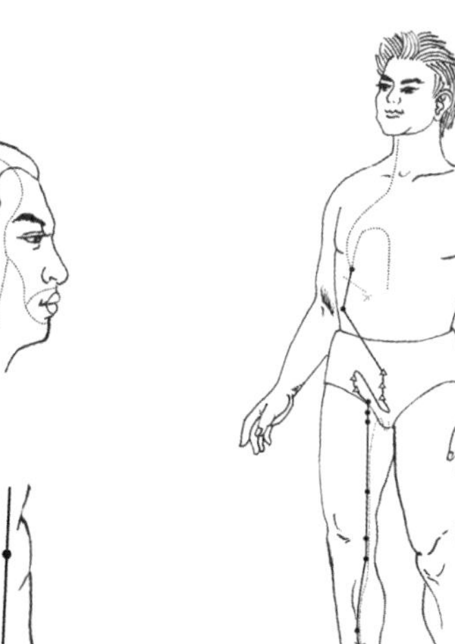

什麼時候按摩肝經最好

肝經的氣血在丑時最旺，也就是**凌晨的一～三點**，這時人體的陰氣開始下降，陽氣開始上升，所以應該安靜地休息，以順應自然。建議改在同名經手厥陰心包經旺時按摩，也就是**晚上七～九點**的時候。

失眠的原因是魂不守神——太衝穴說

按照身體十二經的氣血循行來看，肝經的經氣在丑時最旺，就是凌晨一～三點，這個時候我們都在睡覺呢，但是有些人就是睡不著。工作和生活有壓力的人還能理解，有些人什麼壓力都沒有，也睡不著，有些人倒是能睡著，但是經常作噩夢，搞得每天起來都無精打采或者莫名煩躁。這是什麼原因引起的呢？中醫裡講**心主神**、**肝主魂**，本來到晚上的時候這個神和魂都該回去的，但是神回去了魂沒有回去，這就叫「魂不守神」，中醫經常說有的人沒魂兒了，沒魂的人他能好好睡覺嗎？所以中醫的解決辦法就是讓魂回去。怎麼讓肝魂回去？除了找有經驗的老中醫開些平肝潛陽的藥之外，每晚臨睡前一定要花十分鐘刺激肝經上的太衝，點揉肝經循行路線上的重要穴位，哪裡痛、痠、麻木就按哪裡；有些人是脾氣大，火氣特旺，這時只要點點穴，消消火兒，幾分鐘後人就感到心平氣和了，自然也就能安然入睡了。

人體自身的「菊花茶」——太衝

太衝是肝經上最重要的穴位，是治各類肝病的特效穴位。**能夠降血壓、平肝清熱、清利頭目，和中藥裡菊花的功效很像，對女性的月經不調也很有效**。它的位置在腳背上大拇趾和第二趾結合的地方向後，在足背最高點前的凹陷處。那些平時容易發急、脾氣較暴躁的人，一定要重視肝經上的太衝，每天堅持用手指按揉太衝二分鐘，要產生那種明顯的痠脹感，用不了一個月就能感覺到體質明顯好轉。

很多女性的月經總是提前或者經期延長，老是沒有規律，月經的顏色深紅，而且莫名地發熱，經前幾天特別煩躁不安，想發脾氣，這在中醫裡面講就是肝的問題，因為肝主藏血，還有就是肝經有熱導致的。這個時候一定要點太衝，不是在經期點，要在**月經來臨之前五天**就開始每天點揉太衝，每次三~五分鐘，每個月經週期前都堅持做，不到兩個月，就會有明顯的效果，經期開始恢復正常了，經前的緊張煩躁也沒有了，經痛也不痛了。

太衝穴

拯救肝臟的義士——期門穴、行間穴

肝病中最具有代表性的是各種類型的肝炎。比如**急性慢性肝炎等，會容易疲勞、**

活絡

沒有食欲、想吐，且治療上十分麻煩。在這裡，我建議有病的朋友首先要學會與肝炎「和平共處」，保持心情平靜，另外，堅持按揉肝經上的一些重要穴位，若能每天堅持刺激，將在很大程度上改善肝炎帶來的危害。

期門穴、行間穴等穴對肝病十分有效。要找期門穴時，請先找**巨闕穴**。在心窩上端，從左右肋骨相交之處起，往下二指寬處即是巨闕穴。然後，從乳頭往下畫一條平行線，在此線所經過的肋骨和肋骨之間，與巨闕穴同樣高度上的，就是期門穴。

行間穴在腳上。從腳的大拇趾和第二趾根部之間的中央起，稍靠近大拇趾側，在腳的表面交接處上就是行間穴。施壓，會劇痛，在這些穴道上每天兩次指壓，每次三十下的強烈刺激即可。有肝硬化和酒精肝、脂肪肝者，則用香菸或艾炷每天灸二十次。到目前為止，西醫尚未發現肝炎的特效藥，因此無法完全控制病情，利用本書介紹的方法，每天堅持下去，同時注意飲食起居，效果十分顯著。

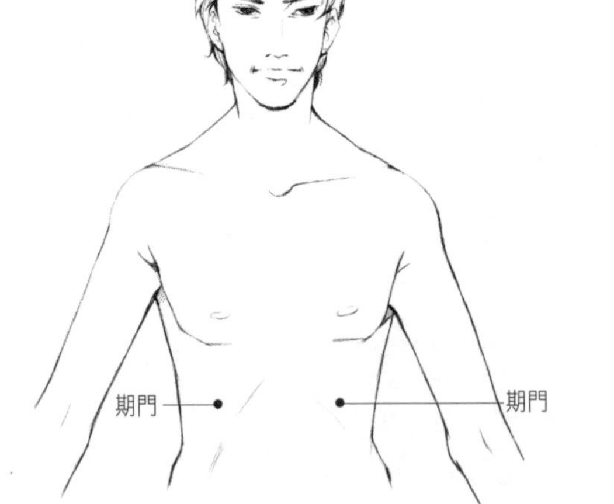

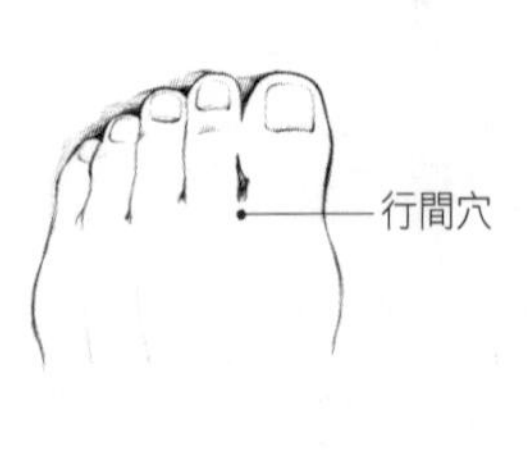

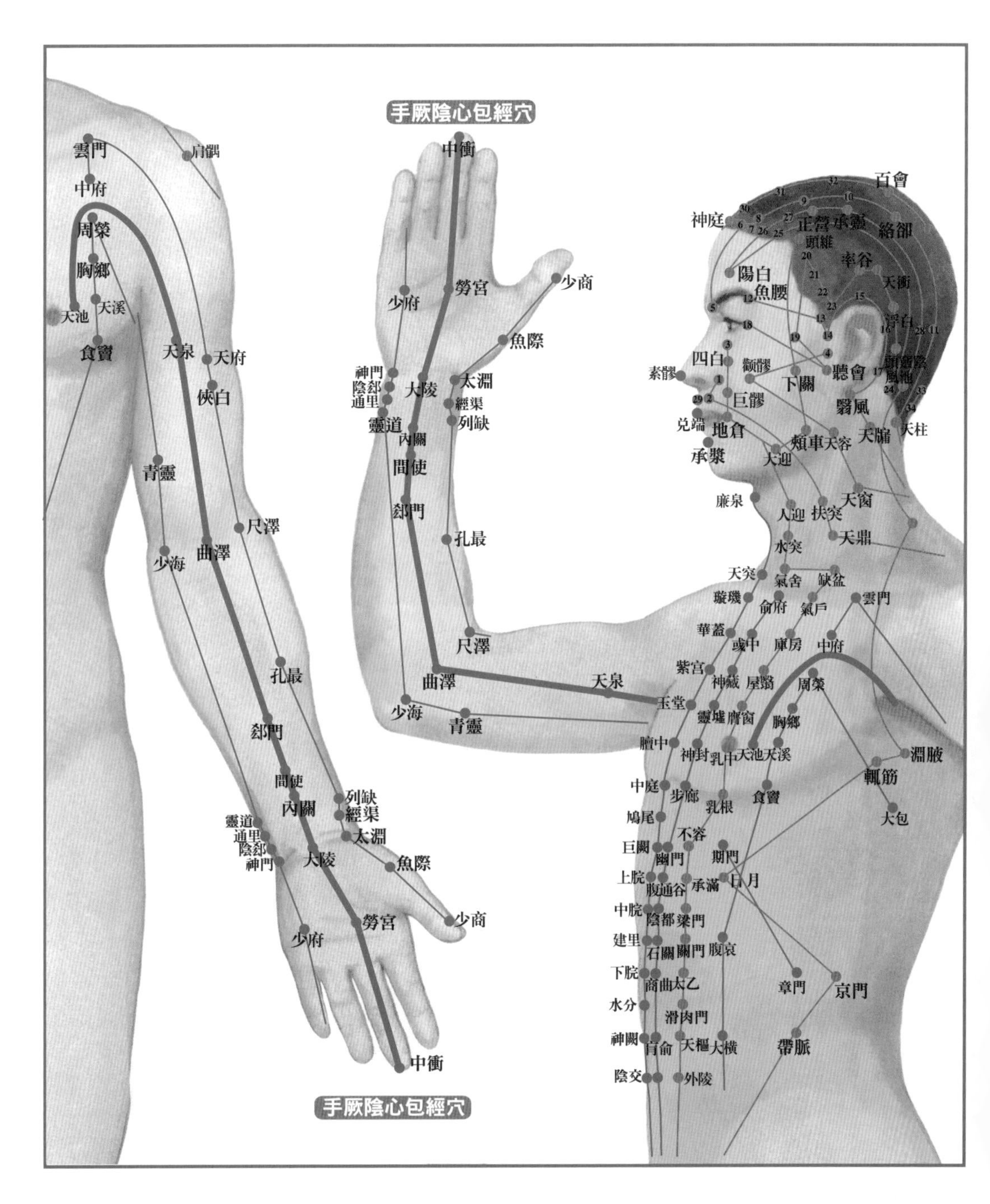

手厥陰心包經・經筋穴位圖

共九穴，原穴為大陵穴，絡穴為手少陽三焦經之外關穴。厥陰是陰氣消盡的意思，適應虛症、裡症。

循行路線： 1.起於胸中（胸乳處第四肋外側一寸之天池穴） 2.屬心包絡 3.下膈 4.歷三焦 5.出腋 6.入肘 7.抵掌中 8.循中指之端（中衝穴）

代心**受過**，替心**受邪**——手厥陰**心包經**

代心受過，替心受邪

中醫所說的心包就是心外面的一層薄膜，能夠代心受過，替心受邪，即外邪侵犯人體時它要代替心去承受侵襲。因為「心為五臟之大主」，「心主神明」，心就相當於身體之國的君主，所以有什麼病災危難的當然要由心倉之臣來替心君承受了。

心包經在手臂陰面中間那一條線上，敲小臂有痠痛感，敲大臂有電擊感。它的具體循行路線如圖。

從現代解剖學來說，心包經在人體循行的路線有前臂內側皮神經，所以刺激心包經可以治療**沿經皮膚的感覺異常**等病症。另外對**冠心病**、**心絞痛**也頗具療效，這些都是經過臨床病例和實驗研究證明的。

為什麼人過三十五歲就要敲心包經

現代人飲食不平衡，不順應天時的生活習慣，使得血液中的膽固醇與脂肪異常增高，血中膽固醇量太多時，會逐漸粘黏在血管壁上，造成血管狹窄、彈性變差，當血液流動不順時，更容易誘發心肌梗塞及腦中風等嚴重併發症。**而敲擊或按揉心包經可使血液流動加快，使附著血管壁上的膽固醇剝落，隨後排出體外，也就是俗稱「無毒一身輕」**。

什麼時候按揉心包經最好呢？心包經在晚上戌時最旺，就是**晚上七～九點**，正是剛吃過晚飯應該促進消化的時候。但不要在晚飯後立刻就做，那反倒會影響氣血的運行，最好在飯後半小時後施行。

心臟的隨身保健醫生──內關

無論是針灸臨床還是防病保健，首推的就是心包經上內關穴。內關穴有「寧心安神、理氣止痛、和胃降逆」的作用。鑒於它的這些功用，它的主治範圍為心臟系統疾病、胃腸不適等。那麼，如何取穴呢？手掌朝上，在腕橫紋上兩寸（同身寸），當握拳並且手腕上抬時，就能在手臂中間看見兩條「筋」，內關就在腕上兩寸兩筋之間。

首先，內關穴對**心律失調**有著很好的調節作用。平時既可以邊走邊按揉，也可以在工作之餘進行操作，每天花兩分鐘左右按揉，力量不需要太大，有痠脹感即可。

內關作為**冠心病**的日常保健穴位之一，據我們的長期治療經驗，發現經常按揉內關穴，能增加心臟的無氧代謝，增強其功能。有人在按揉之後再進行與原來等量的運動，疲憊感和心跳均好於沒有進行按揉的時候。

另外，**打嗝**時，用拇指對該穴位進行一壓一放會很快止住。以前在醫院實習的時候，有個病人是腦中風後遺症，一天晚上突然開始打嗝，所有能想到的方法都用了，但是仍然止不住。於是請專家會診，最後決定對內關穴進行強刺激，病人立刻就好轉了很多。還有**嘔吐**也是一樣，因為在中醫裡面它們的病機是一樣的，都屬於「胃氣上逆」。本來胃氣應該是向下的，就是說「脾主升清，胃主降濁」，但是胃氣不降反升，濁氣上泛，就會產生噁心嘔吐、呃逆等病症。

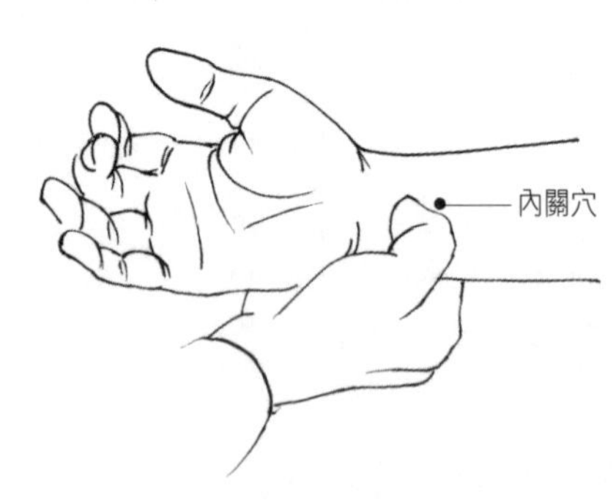

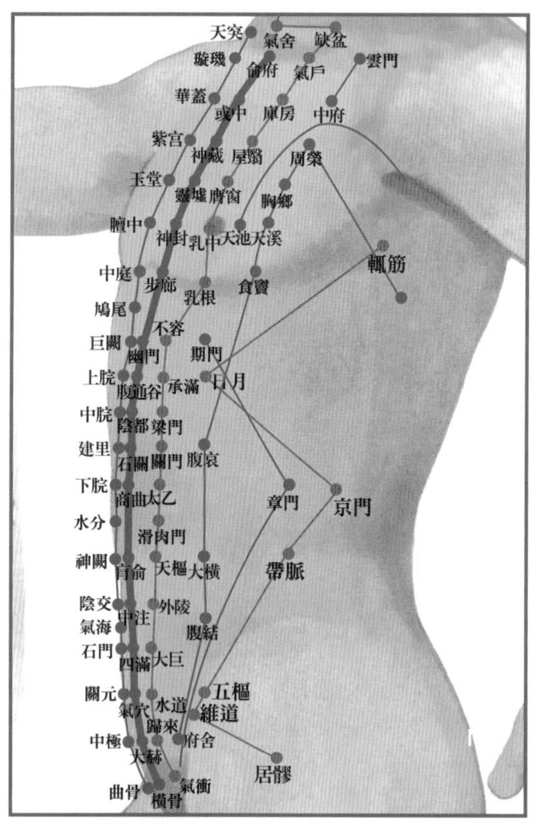

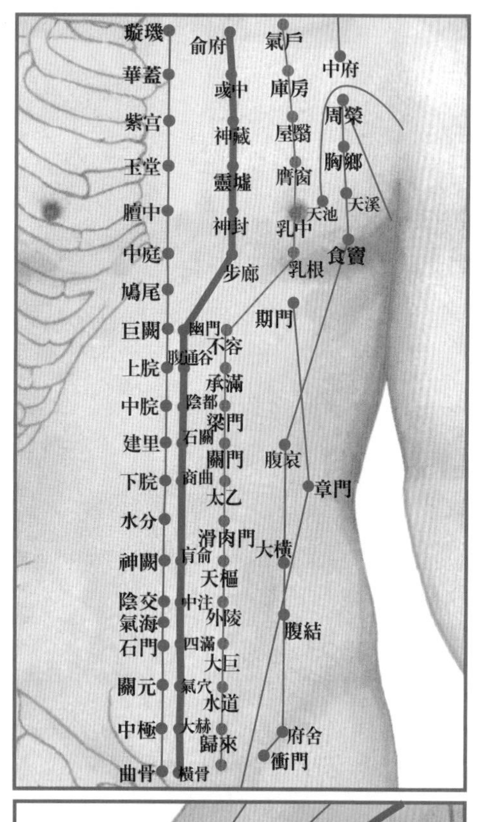

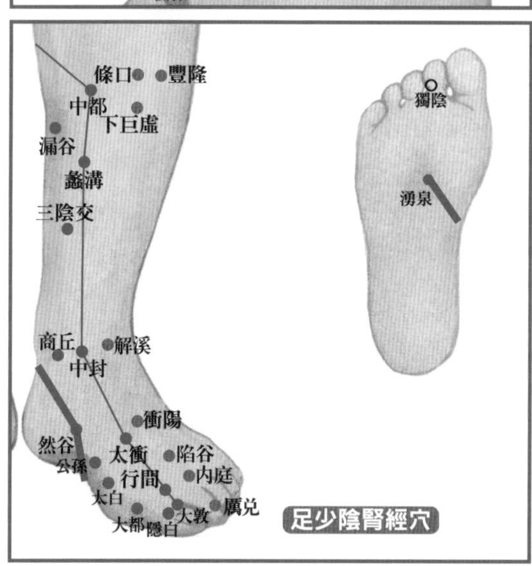

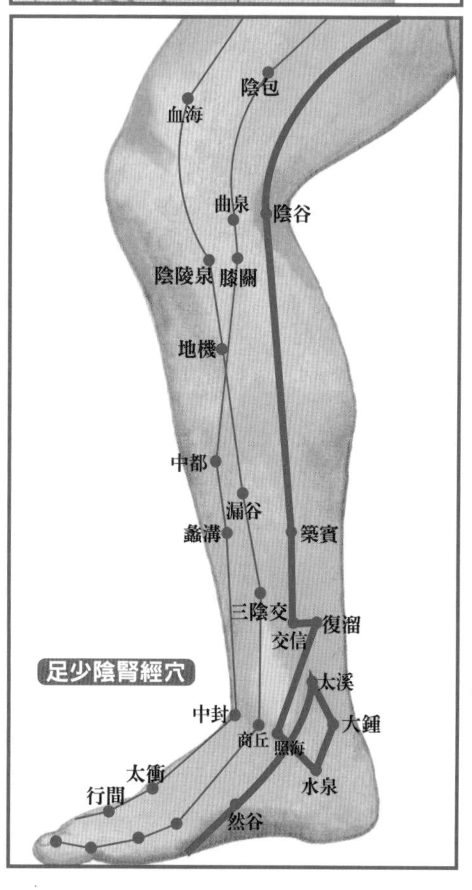

足少陰腎經・經筋穴位圖

共廿七穴，原穴為太溪穴，絡穴為足太陽膀胱經之飛揚穴。為陰氣初生經絡，主裡症、虛症。

循行路線： 1.起於小趾之下　2.趨足心（湧泉穴）
3.循內踝上股　4.貫脊屬腎　5.入絡膀胱
6.上膈入肺（第一肋間之俞府穴）

●續循行：循喉嚨、挾舌本、其支從肺出絡心

人生的**先天之本**——足少陰**腎經**

潛伏在腎經上的疾病

足少陰腎經雖然只有二十七個穴位，但卻是與人體臟腑器官有最多聯繫的一條經脈，它起於足底的湧泉穴，止於胸前的俞府穴，主要循行於下肢的內側和軀幹的前面，沿前正中線的兩側。主治範圍包括：**婦科病、前陰病、腎、肺、咽喉病及經脈循行部位的其他病症**。

它的具體循行路線：從足小趾開始，斜向足心繞過踝關節內側，進入足跟，向上經過小腿，膕窩內側，沿著大腿內側後緣，貫穿脊柱，屬於腎臟，聯絡膀胱。淺出腹前，上行經過腹、胸部，終止於鎖骨下緣。腎臟部直行的經脈，

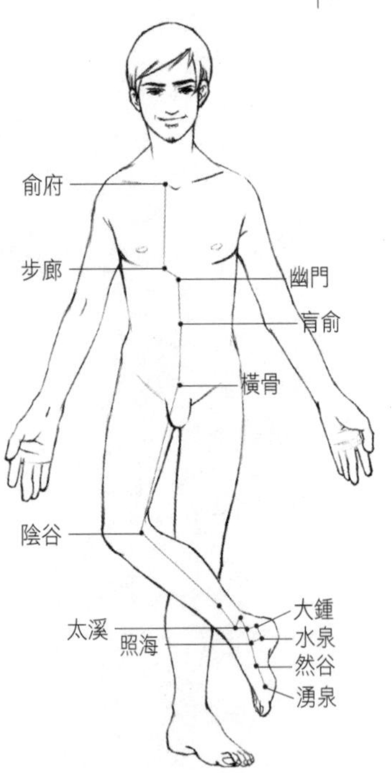

從腎通過肝和橫膈，進入肺中，咽喉嚨挾於舌根部。肺部支脈聯絡心臟，注入胸中。肺部支脈，從肺部出來，聯絡心臟，在胸中和心包經相接。

腎經不正常，人會出現哪些問題呢？面黑如柴，頭暈目眩；氣短暴喘，咳嗽咯血；肚子餓卻不想吃東西，心胸痛，腰、脊、下肢無力或肌肉萎縮麻木，腳底熱、痛；心煩，易驚，易恐，口熱，舌乾，咽腫。

如何使用人體的腎經

(1)**沿經刺激**：因為腎經與臟腑器官聯繫最多，所以沿經刺激不但可以疏通眾多經絡不平之氣，還對相連絡的器官內臟也有很好的調節安撫作用。

(2)**重點穴位**：腎經的穴位運用是比較多的，範圍也很廣，但是在自身保健操作中受到很多限制，而且保健時的量度和治療需要的刺激量是不一樣的，當然也不需要達到一樣。在自身保健中，應該以按揉穴位、循經按摩或者再加上艾灸等為主要的刺激方法，常用的穴位有**湧泉**、**太溪**、**照海**等。

因為腎經和腎密切相關，所以經常保持腎經的經氣旺盛、氣血暢通對養顏、工作精力的旺盛、性生活的和諧完美等都有立竿見影的功效。

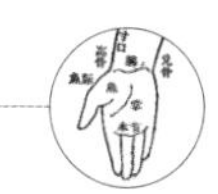

治口腔潰瘍、高血壓、心絞痛、白髮、過敏性鼻炎、糖尿病、皮膚粗糙的名穴——湧泉（人身第二長壽穴）

湧泉穴在很多武俠小說裡面都提到過，從這個意義上講，它是個名穴。但是很多小說都把它的位置說錯了，當然，娛樂嘛，博人一笑而已。湧泉的正確位置是在足底：正坐或者仰臥，翹足，在足底部，當足趾向下捲時足前部的凹陷處，約相當於足底二、三趾趾縫紋頭端與足跟連線的前三分之一與後三分之二交界處。下面說說湧泉穴在人體治療保健中的用法。

第一，**口腔潰瘍**。這個病很討厭，也不是說大面積的潰破，但就是老也好不了，或者吃了抗生素什麼的好了幾天，但是一旦工作勞累或者情緒緊張、不好時就會捲土重來，還有一些女士每次例假前就開始犯此病。我建議這時不妨試一下湧泉穴貼敷法，將吳茱萸粉碎以後用醋調成糊狀，貼在湧泉穴上，外面再用膠布固定，效果真的挺好的。

第二，**高血壓**。艾灸、貼敷此穴也行。如果採用艾灸，要堅持每天至少一次，每次十~十五分鐘，灸過後喝點溫開水。如果是穴位貼敷，就要買些中藥，打成細粉然後用雞蛋清調成糊狀，每天睡前貼敷在穴位上，兩側的穴位交替使用。常用藥物有以下幾種：桃仁、杏仁、梔子、胡椒、糯米。

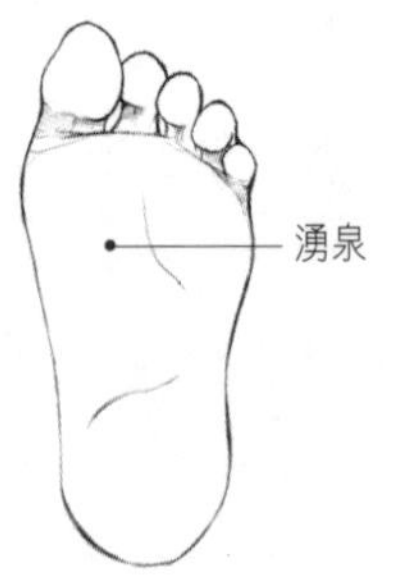

第三，心絞痛。雖然提起心絞痛或者心臟病，有針灸常識的人首先想到的是內關，但是我提醒大家一定不要忘記湧泉穴。因為位置的特殊性，它取穴沒有內關方便，但效果是最好的。把中指屈曲，用指間關節去點，或者用筆什麼的都行，只要是加大刺激量就行。

第四，艾灸湧泉穴還能防治呼吸道疾患。中國中醫藥大學的中醫名家曾對此作過對比研究，艾灸湧泉穴二十分鐘，馬上緩解。堅持一週，基本上不再復發。

滋陰補腎治咽炎，陰冷陽痿哪用愁——太溪

太溪，是腎經的「原穴」，也就是腎臟的原氣居住的地方，在針灸治療學上講，它具有「滋腎陰、補腎氣、壯腎陽、理胞宮」的功能。也就是說，生殖系統、腎陰不足諸證、腰痛和下肢功能不利的疾病此穴都能治。

太溪幾乎對各種咽炎都有效，尤其是那種常覺得咽喉乾燥、腫痛，屬於中醫上講「腎陰不足」原因引起的咽症。按揉此穴位，可一邊按揉一邊做吞嚥動作，這是因為腎經的循行經過喉嚨「入肺中，循喉嚨，挾舌本」。

因為腎包括腎陰腎陽，而腎陰腎陽分別是其他幾臟的陰陽之本，所以有人將腎陰腎陽稱為人體的陰陽之本。而太溪為腎的原穴，就能很好地調節人體的陰陽，刺激此經時可以點穴、按揉或艾灸。因為循行過小腹部內相應的人體生殖系統部位，所以對生殖系統的諸多疾病相當有效。比如對女性的月經不調、陰冷，男性

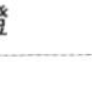

的陽痿、舉而不堅等，都有很好的作用。

按揉太溪穴對**腰痛腰痠**的效果特別好，刺激時，除了穴位要有痠脹感以外，還應該有麻電般的感覺向足底放散。另外，**半身不遂、下肢活動功能不好**的病人在家庭護理中，也可以進行這樣的操作。

用太溪穴來治療**莫名的手腳冰冷**也是極其有效的。被此症困擾的朋友，請務必在每天睡覺前刺激此穴。堅持不到幾天，你就會驚訝地發現自己的手腳變得暖洋洋的了。

此外，太溪穴還能治**各種氣喘病**。

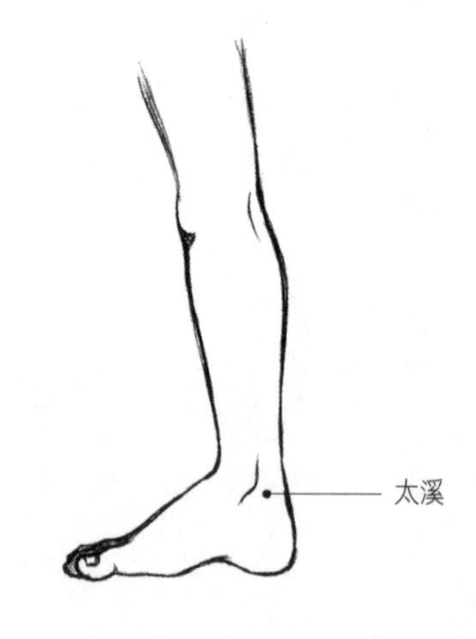

主宰人體的君王——手少陰心經

潛伏在心經上的疾病

手少陰心經主要分布在上肢內側後緣，屬於心，而心在中醫上講「**心主神**」，「神」可以簡單地理解為「神智、精神」。比如失眠在中醫上講就是「心神不守」，也就是說神本來到了晚上該回屋裡了，但是它一直躁動不安，還在外面跑，所以就睡不著啦。

手少陰心經：從心中開始，出來屬於心臟的系帶（心系），下過膈肌，絡於小腸。

上行支脈：從心臟的系帶向上，挾食道旁，聯結與眼與腦相連的系帶（目系）。

外行主幹：從心系上行至肺，向下出於腋下，沿上臂內側後緣，走手太陰、手厥陰之後，向下到肘內，沿前臂內側後緣，到腕後豌豆骨部進入手掌內後邊，沿小指的橈側出於末端，接手太陽小腸經。

活絡

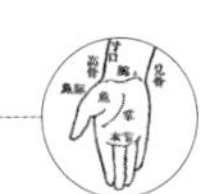

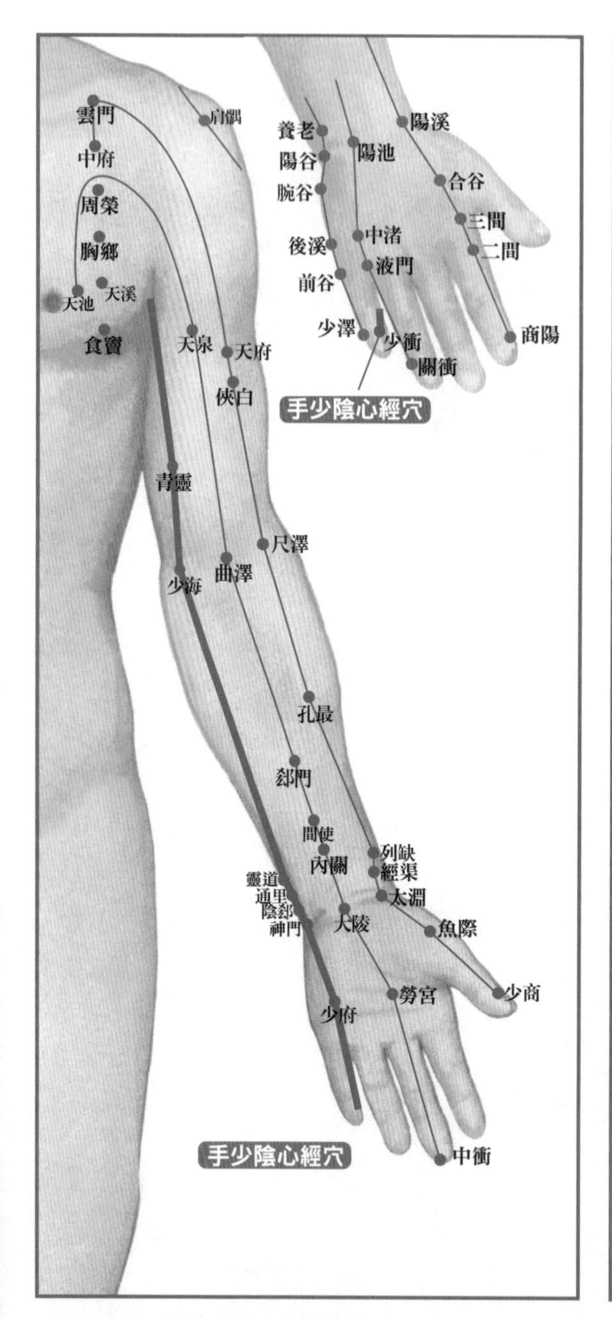

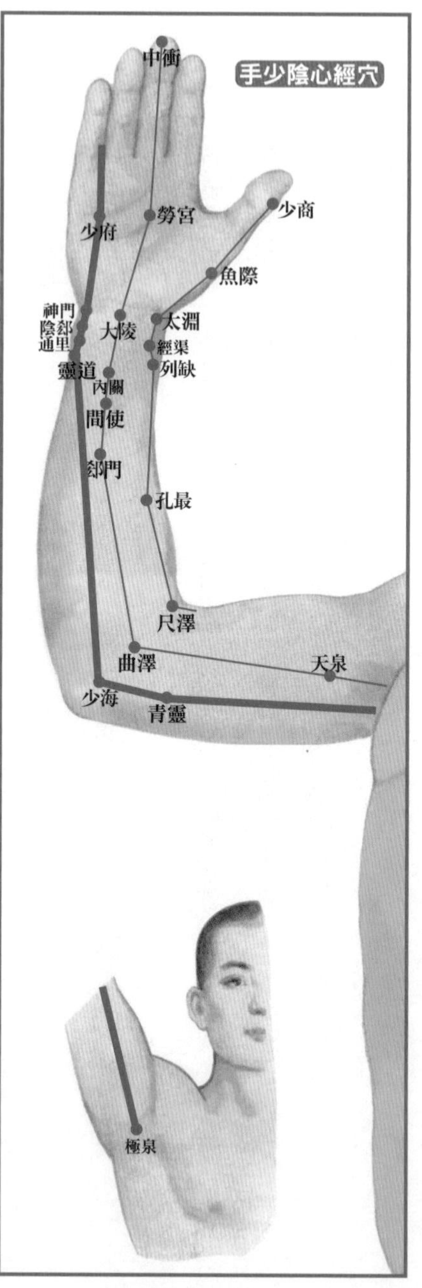

手少陰心經・經筋穴位圖

共九穴，原穴為神門穴，絡穴為手太陽小腸經之支正穴。

循行路線：　●初循行：起於心中、出心系下膈、絡小腸、復上肺　● 1.出下腋（極泉穴）　2.至肘　3.抵掌中　4.入小指之內（少衝穴）　●續循行：其支上挾咽系目

心經異常代表人體有什麼疾病呢？《黃帝內經》說，心經異常人之身體會出現心胸煩悶、疼痛、咽乾、口渴、眼睛發黃、脅痛、手臂陰面靠小指側那條線疼痛或麻木、手心熱。所以在身體保養方面，循經按揉可以放鬆上臂肌肉，疏通本經的經氣，點揉和彈撥重點穴位還可以預防冠心病、肺心病以及改善頸椎病壓迫神經所導致的上肢麻木等，此外還能治療失眠。

經常敲小指尖端到腋窩那一段，就是手臂陰面靠小指的那一條線。敲小臂時有痠痛感，敲大臂時有電麻感，這都是正常的經絡感覺。感覺明顯效果就好。經常敲心經有利於心臟健康，心主神明，敲心經也有安神的作用。

極泉
少海
通里
神門
少府
少衝

按揉心經的最好時間

心經旺在午時，即中午十一～一點，這個時候人的陽氣達到最盛，然後就開始向陰轉化，陰氣開始上升。心是人體的「君主之官」，所以疏通心經，讓它的氣血

活絡

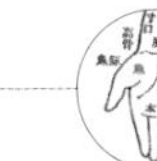

暢通對身體的整體調節很重要。

治冠心病、肺心病的名穴——極泉

極泉在腋窩頂點，當上臂外展時，腋窩中部有動脈搏動處即是此穴。

極泉在自我保健中主要用於三個方面的疾病：**冠心病和肺心病的預防治療及頸椎病所致的上肢麻木**，此外，還可以用於**心絞痛**發病時的輔助治療。主要的操作都是彈撥穴位，也就是先用手指點按在穴位上，稍微加力至有點痠脹等感覺為止，然後向旁邊撥動，注意撥動時手指的力不要減。一般會有麻感順著手臂向下傳導直到手指。

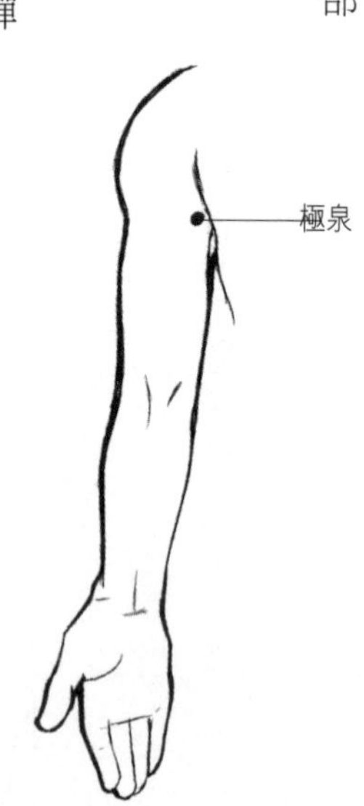

治療肘關節病的「助理師」——少海

少海在肘關節處，屈肘，在肘橫紋內側端與肱骨內上髁連線的中點，即肘橫紋尺側紋頭凹陷處。

少海可以用來治療肘關節及其周圍組織病變，比如屈伸不利、落枕、前臂麻木及肘關節周圍軟組織疾患，治療時主要是在穴位上進行點揉。但是在治療頸椎病壓迫神經所導致的前臂麻木時主要是在穴位上進行撥動，方法同上面的極泉。

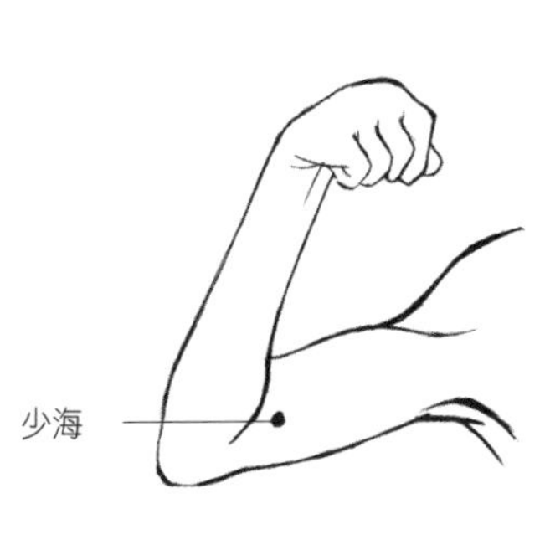

治心慌、失眠的名穴——神門

神門在針灸臨床上主要用於治療心慌、失眠等病，在自我保健時也主要著眼於這幾個方面的病症。每天用手指對此穴進行緩慢的按揉，力量不需要太大，也不用追求所謂的痠脹感，力量大了反而不好。平時除了點按揉穴位以外，還可以艾灸。

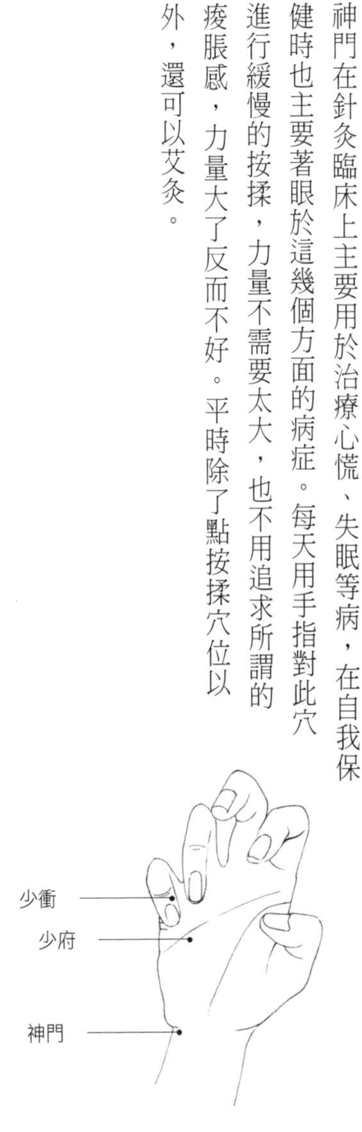

明・張介賓《類經圖翼》（1624）

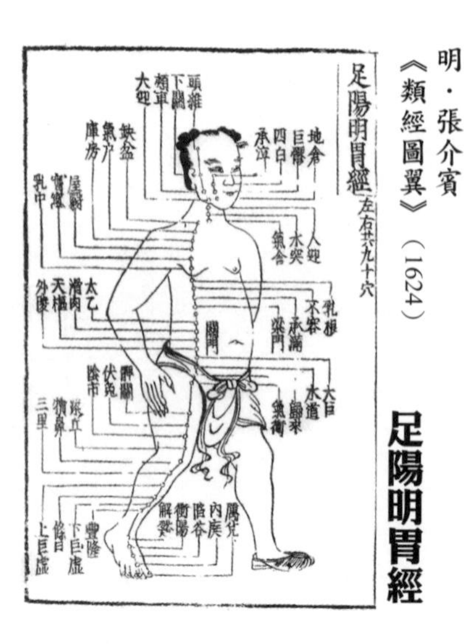

足陽明胃經

手少陽三焦經

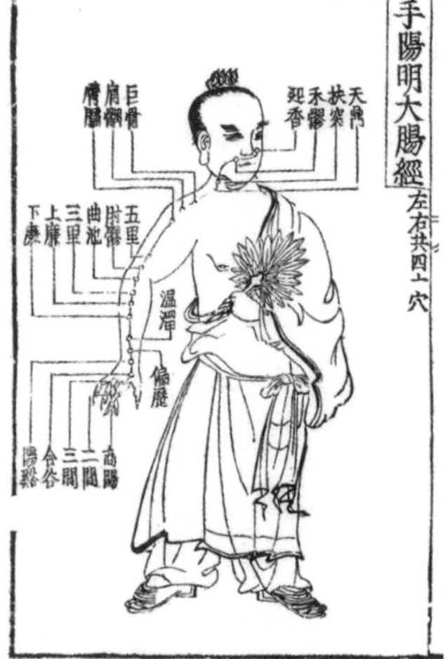

手陽明大腸經

足太陽膀胱經

足少陽膽經

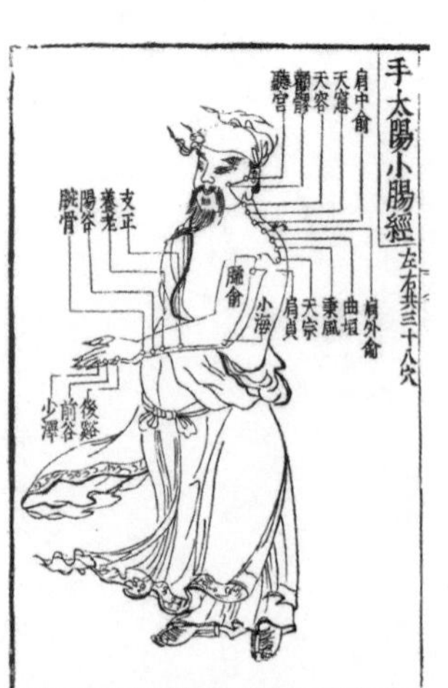

手太陽小腸經

第六章

打通任督兩脈的好處（一）

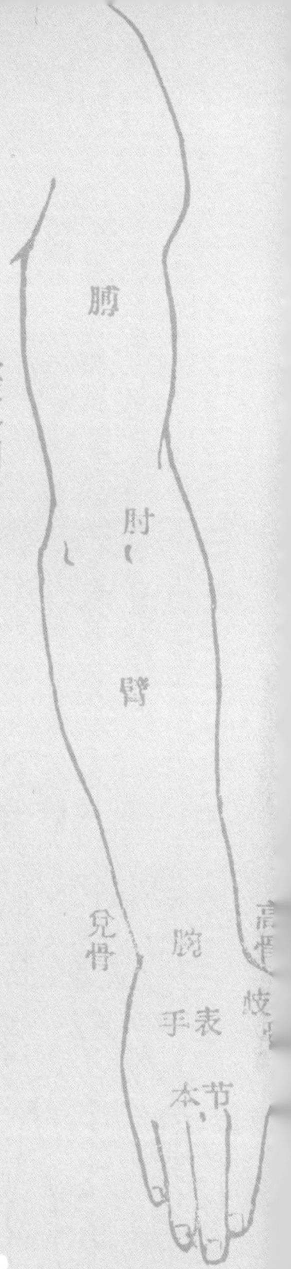

●任督兩脈是十四經的「水庫」●任脈相當於女性的性激素

任督兩脈是**十四經的「水庫」**

傳說中，打通任督二脈後人的功力會大增，彷彿是世外高人了。本章就為你詳述打通任督兩脈後對人體的種種好處。

任脈不屬於十二正經，而屬於奇經八脈。在第三章中我們已經談到十二正經與奇經八脈就像是江河與水庫的關係，奇經八脈可以儲存調節十二經氣血。十二經經氣過盛時，奇經八脈會加大存儲，疏通十二經，保證氣血正常流通；十二經經氣不足時，奇經八脈經氣會自發補充到十二經循行中。二者相互協調，相互配合，維持人體經絡系統的正常。

奇經八脈的定義裡有「不同於正經的經脈」這樣一句話，有哪些不同呢？首先它不同於十二正經分布於

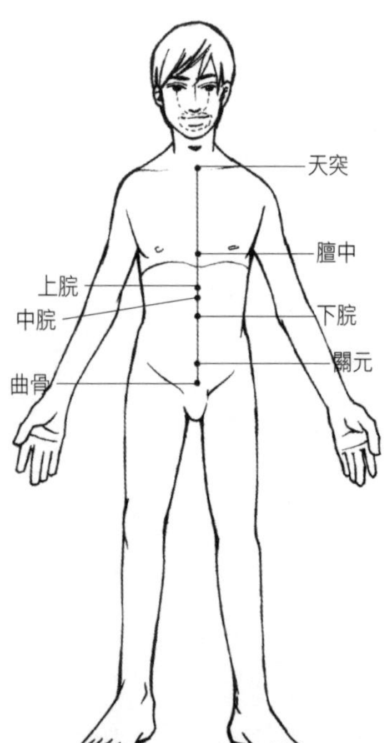

男性任脈圖

全身，胳膊上就沒有奇經的分布；其次，它與臟腑沒有直接的絡屬關係，只是部分經脈與臟腑連屬，如任脈與胞宮（相當於子宮）相連；**奇經八脈中有六條經脈沒有自身特有的穴位，其腧穴都是寄附在十二正經上，只有其中的任脈、督脈具有本身的經穴。**

任脈的循行路線，古代說法較多，普遍認可的是《素問．骨空論》與《難經．二十八難》的說法，認為任脈起於胞宮，出於會陰部，向前循腹裡，行於上半身的前正中，向上經咽喉，上到面部，到達眼睛下面。

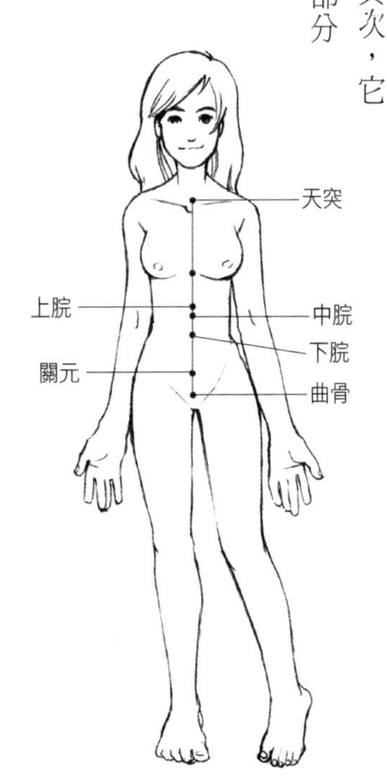

女性任脈圖

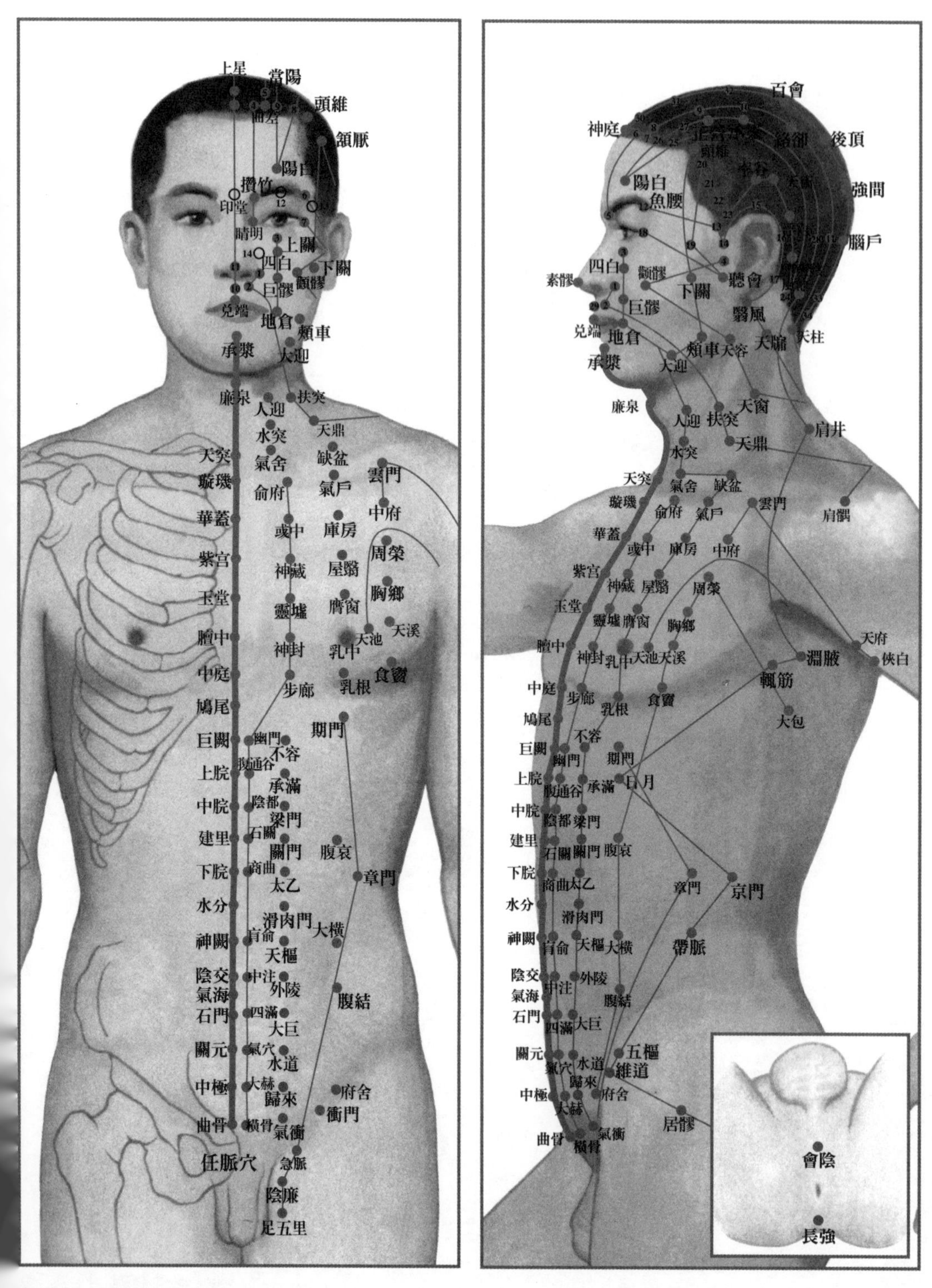

任脈・經筋穴位圖

共廿四穴。在腹中線，總統諸陰，謂之曰任，任者衽也，其循腹裡上行，猶衽在之於腹前也。

循行路線： 1.起於小腹之內胞中　2.出會陰之分　3.上毛際　4.循臍中央至膻中　5.上喉嚨　6.繞唇　7.絡唇下（承漿穴）　●續循行：其支上頤循面入於目與督脈交

任脈相當於**女性的性激素**

前面說過，奇經八脈沒有直接絡屬的臟腑，任脈也只是與胞宮相連，所以這裡不講相關臟腑與五官，而是從總體上談一談任脈的功能。

任，有擔任、妊養的含義，又是起於胞宮的，所以跟女子的生育功能有關，包括調節月經、孕育胎兒，為生養之本。任脈循行於人的前正中線，「腹為陰，背為陽」，任脈與諸陰經交會，故又稱「陰脈之海」。

《素問．上古天真論》中說：「女子七歲腎氣盛，齒更髮長；二七而天癸至，任脈通，太衝脈盛，月事以時下，故有子；三七腎氣平均，故真牙生而長極；四七筋骨堅，髮長極，身體盛壯；五七陽明脈衰，面始焦，髮始墮；六七三陽脈衰於上，面皆焦，髮始白；七七任脈虛，太衝脈衰少，天癸竭，地道不通，故形壞而無子也。」

通過這段文字可以看出，主管生殖生理活動全過程的主要臟腑是「腎」（先天），起主要輔助作用的臟腑是「胃與脾」（後天），起具體反應作用的是「胞

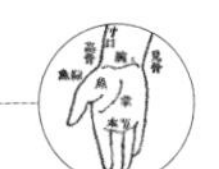

宮」（子宮），起聯繫及調節臟腑與胞宮的通道功能的是經絡中的「衝、任」二脈。在女性一生當中，「腎」與「胃」的盛衰，「衝、任」的通、盛、衰、少，「天癸」（猶言女性精血）的至與竭，使女性在不同的年齡階段發生相應的生理變化，這與現在提到的性激素類似。

最「補腎」的非任脈莫屬

任脈有妊養的作用，它的循行路線和人體的生殖系統相對應，而且從古至今這條經的穴位都是強壯性的要穴，比如關元和氣海，不僅能夠強身健體，還能調節人的性激素的分泌，促進性功能的發達。

任脈經氣不正常時，症狀主要出現在小肚子以及生殖器官及咽喉部，例如小腹脹滿疼痛或者皮膚搔癢，陰部腫痛，老年前列腺問題，小便不利或者遺尿，以及慢性咽炎的腫痛不適，還有老年人的滿口牙酸痛。因為任脈為「陰脈之海」，與各陰脈都有交會，所以刺激任脈可以調節人體的陰經。

既然任脈有以上生理功能及治療作用，還與人的衰老有這麼密切的關係，那麼在日常生活中注意保養任脈，保證任脈的通暢當然就可以緩解衰老。古人練氣功打通任督二脈，以求長生不老，雖然有些極端，是理想狀態，但也不是空穴來風、突發奇想，從另一個側面也反映了任脈對延緩衰老、保持青春的作用。

第一性保健大穴——關元

人體前正中線上，肚臍眼正下方四橫指（拇指除外）就是關元穴了。

對於關元穴，前人有「當人身上下四旁之中，故又名大中極，為男子藏精，女子蓄血之處也」的說法。**此穴同時為任脈穴位、小腸募穴和足三陰會穴，所以對足三陰、小腸、任脈這些經行部位發生的病都有療效，有培補元氣、腎氣，暖下元的作用，治病範圍廣泛，包括婦科的白帶病、經痛、各種婦科炎症，男科的陽痿、早洩、前列腺疾病等。**刺激此穴用灸比較好，如果每天堅持灸十五～二十分鐘，頂多兩個星期，就會感覺性功能有明顯的提高，對那些老是感覺腰部發涼、陽痿、早洩及體質虛弱導致的眩暈、無力、怕冷的人效果最好，還可以治療突發的昏厥。從古至今，此穴都作為人體保健大穴，與**足三里**齊名。

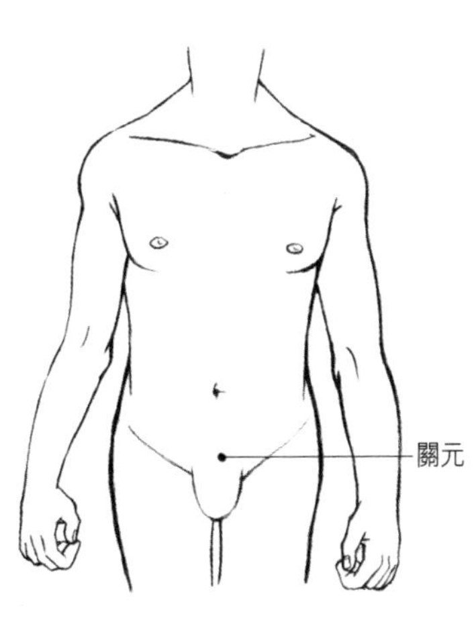

有人長期灸關元穴，感覺後腰兩腎部位有明顯的發熱感，有熱氣自關元穴斜向兩側上方，就像冬天裡曬太陽的感覺，非常舒服。還有，灸關元對**失眠**的效果也很好，很多上了年紀的人老是睡不著，不要老吃安眠藥，去灸一段時間的關元穴就能改善了。

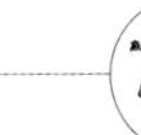

人體性命之祖——氣海（丹田）

身體前正中線上，肚臍正中下一．五寸。可以先四指併攏取臍下三寸（關元穴），中點即是氣海穴。

所謂「氣沉丹田」，這裡的「丹田」就是指氣海穴。丹田穴與人的元氣相通，是元陽之本、真氣生發之處，更是人體生命動力之源泉。**此穴能鼓舞臟腑經絡氣血的新陳代謝，使之流轉循環自動不息，生命因此得以維持，故又有「性命之祖」之稱，也稱之「十二經之根」、「五臟六腑之本」**。又因為丹田是「呼吸之門」，又是任、督、衝三脈所起之處，全身氣血匯集之所，故此也稱為「氣海」。

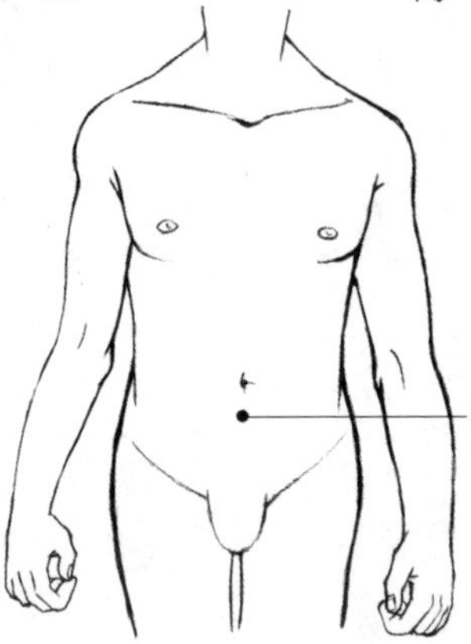

古書記載此處為男性「生氣之海」，也就是說它是精力的源泉。因此「氣海」如果充實，則百病可治，永葆強壯。

古代醫家十分重視丹田的作用，認為丹田之氣由精產生，氣又生神，神又統攝精與氣。精是本源，氣是動力，神是主宰。丹田內氣的強弱，決定了人的盛衰存亡。在武俠小說中，形容武功大成者每每丹田之氣湧動，力量忽如排山倒海般而出，純屬誇張。氣功中所謂「氣降丹田」，其實就是腹式呼吸，將所吸入的氧氣運至丹田深處並逐漸下降到小腹臍下，這時會感到有一團熱氣彙聚在丹田處，熱

氣海（丹田）

氣再往下沉至會陰間，這樣的呼吸能使全身血液鼓蕩，加速流通。

本穴主治性功能衰退。對婦科虛性疾病，如月經不調、崩漏、帶下，或者男科的陽痿、遺精，以及中風脫症、脫肛都有很好的防治作用，特別對中老年人有奇效。我曾見一個老人每天早上堅持用手掌揉氣海，其實手掌那麼大，豈止是氣海啊，連關元、肚臍還有下面的幾個挨著的穴位都一塊兒揉了。老人告訴我，效果太好了。

刺激此穴除了用按揉或艾灸的方法外，還可以通過**調整呼吸**達到保健功效。日常生活中，人們採用的多是胸式呼吸，靠胸廓的起伏達到呼吸的目的，這樣肺的中下部就得不到充分地利用，同時也限制了人體吸入的氧氣量。而腹式呼吸是加大腹肌的運動，常有意識地使小腹隆起或收縮，從而增加呼吸的深度，最大限度地增加氧氣的供應，就可以加快新陳代謝，減少疾病的發生。氣功中的吐納一般都要求腹式呼吸，以達到深、勻、緩的效果。呼吸規律是人類自然的動律，調之使氣息細長乃是順其機能而延伸之，以達到強健人體、延年益壽之功。

怎麼讓氣海充實呢？正確的腹式呼吸是怎樣的呢？首先放鬆腹部，用手抵住氣海，徐徐用力壓下。在壓時，先深吸一口氣，緩緩吐出，緩緩用力壓下。六秒鐘後再恢復自然呼吸。如此不斷重複，則精力必然日增。

人體命根子的大門——神闕（肚臍眼）

神闕在肚臍正中，就是我們說的肚臍眼兒。

我們說「神」是心靈的生命力，「闕」是君主所在城池的大門，所以神闕又有「命蒂」之稱，你看瓜蒂，連著瓜秧和瓜果，沒有了它還有瓜吃嗎？我們都知道，小孩兒在沒出生的時候就是靠著臍帶從母體裡吸收營養的。多麼相似啊，這樣就能理解為什麼神闕是我們身體的一大要穴了。首先**臍是胎兒從母體吸收營養的途徑，所以向內連著人身的真氣真陽，能大補陽氣；另外，它有任、帶、衝三脈通過，聯繫五臟六腑，所以如果各部氣血陰陽發生異常變化，可以借刺激神闕穴來調整全身，達到「陰平陽祕，精神乃治」的狀態。中醫認為臍腹屬脾，所以本穴能治療脾陽不振引起的消化不良，全身性的陽氣不足，包括四肢發涼怕冷、男科婦科等多種生殖系統疾病。**

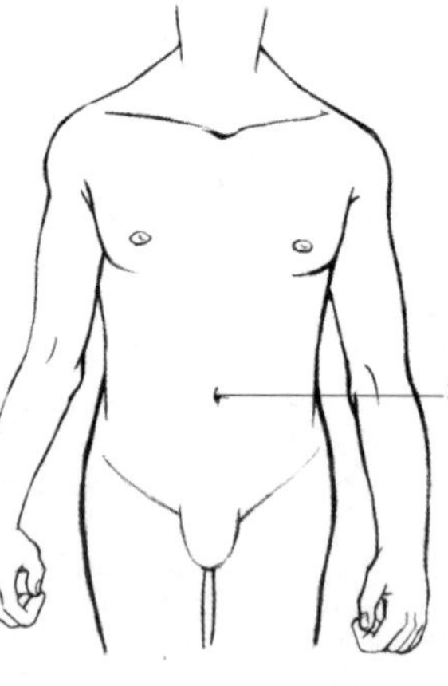

臍療現在已經發展為一種獨立的外治法，對於泌尿生殖系統、消化系統、神經系統等疾病的防和治很有效。它主要是把藥物製成膏、丹、丸、散，貼在肚臍上，再用紗布或膠帶固定，有時還需要艾灸。但有一點要注意，臍療時一定要注意皮膚會不會對藥物過敏，否則在貼上二十四小時內一般會局部發癢或起一些紅斑。

其實臍療的歷史很悠久了，早在春秋戰國時代就有肚臍填藥的記載，漢代的「醫

神闕

聖」張仲景在《金匱要略》中也記載了臍療法。後世的闡述更詳細，晉代的葛洪記載治療霍亂時，是把鹽放在臍中，灸二七狀；明朝龔廷賢在《萬病回春》裡，用五倍子與醋熬成膏，敷臍治小兒泄瀉；李時珍的《本草綱目》也有蔥汁敷臍，治療水腫、尿短路的記載；清代吳師機的《理瀹駢文》記載的利用臍療治病的藥方涵蓋內、外、婦、兒等病症，應用範圍更加廣泛。他描述當時治療黃疸的方法是，把百部的根放在臍上，用酒和糯米飯蓋之，至口中有酒氣為度；又用乾薑、白芥子敷臍，至口中辣去之。《理瀹駢文》中還記載用大戟紅棗膏（大戟粉、棗肉搗成膏）貼臍，有協助排便之功能。

現代醫學也證實了臍療的科學性，臍在胚胎發育過程中，是腹壁最後閉合之處，表皮角質層最薄，屏障功能最弱，藥物易穿透擴散，且臍下無脂肪組織，故滲透力強，所以藥物很容易被吸收。臍部皮膚除了具有一般皮膚所具有的微循環外，還有豐富的靜脈網和腹下動脈分支，藥物可以通過臍部直接進入體循環。而灸神闕穴可以提高NK細胞（自然殺手細胞）的活性，從而達到抗病、強身、保健的作用。下面就介紹幾個用神闕穴治病保健的簡單方法。

(1) **敷藥**

- **小兒腹瀉**：取雲南白藥用百分之七十五乙醇調成糊狀，貼敷於神闕穴，二十四小時換藥一次。
- **遺尿**：用醋調桂枝末，貼敷於神闕穴，二十四小時換藥一次。
- **妊娠嘔吐**：將丁香、半夏、生薑等分別碾成細末，用生薑濃汁調為糊狀，敷在

活絡

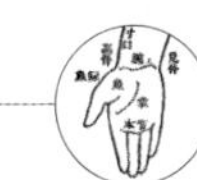

臍部，外蓋紗布，並用膠帶固定，二十四小時後取下，連用三日。

• **經痛偏虛寒瘀血**：這種人一般月經向後錯，而且血質發暗，有凝塊，怕冷。用艾葉、小茴香、桂枝、香附、乾薑填臍。

曾經有一診斷為急性黃疸性肝炎的病人，用瓜蒂、銅綠、冰片研細末填臍，一週後黃疸指數由九五〇降為一百！還可以把首烏、延壽丹這些藥物裝到一個小布袋裡，繫於神闕穴處，有益壽保健之功效。

(2) 指壓保健

中指隔衣壓在肚臍上，力度最好是有一定壓迫感，又不太難受，然後排除雜念，集中思想在「臍上」，自然呼吸一百次以上，每天睡前指壓一次。這個方法特別適合老年朋友，簡單易行，安全可靠，用此法有補脾虛、振食欲的作用。

(3) 隔鹽灸

取少量食鹽放在臍窩，上面放錢幣大小的生薑片，再拿艾條灸，其餘注意事項上面關元穴中已經介紹，在此不再重複。此法有溫脾胃、補腎陽的作用。

我曾經遇到一個病人，中午吃了涼的剩飯，下午又淋雨，回家後突然上吐下瀉，頻繁無度，自服瀉痢停後不見好轉。我見到她時，她還很怕冷，面色青黃，腹痛、腹瀉、噁心。當時我趕快取少許食鹽放在她臍窩上，又置鮮薑片一枚，將艾條裡面的艾絨掏出來些搓成像麥子大小的小艾炷，放在薑片上點燃，感到灼痛時，將薑片連同艾炷圍繞肚臍上、下、左、右移動，灸至第四個艾炷時，嘔吐、腹痛、腹瀉停止，面色微微泛紅，酣然入睡。次日複診時，就完全恢復正常了。

我建議平時生活中每個人都要注意臍部的保暖，現在很多女性喜歡穿露臍裝，其實對身體很沒好處！雖漂亮一時，但久而久之，不僅會影響自己的經期，還很容易導致經痛，並影響子宮的結構功能。

脾胃之疾，無所不療——中脘穴

中脘在前正中線上，臍上四寸，就是上身前面正中的骨頭最下緣和肚臍眼連線的中點。

中脘雖然是任脈的穴位，但同時也是胃的募穴（募穴是臟腑之氣直接輸注的地方），還是腑會，所以對六腑（胃、大腸、小腸、膽、三焦、膀胱）的疾病尤其是胃病有很好的療效。它的作用可以總結為健脾和胃，通腑降氣。按揉中脘穴可以防治胃痛、腹痛、腹脹、反胃、噁心、嘔吐、泛酸、食欲不振及泄瀉等消化系統的胃腸功能紊亂。《循經》中有一句話說中脘：「一切脾胃之疾，無所不療。」

中脘穴還有一個用途就是**減肥**。很多肥胖的人常會很詫異地問我：「我吃的不多啊，怎麼還會胖呢？」實際上，胃腸功能低下是導致肥胖的主要原

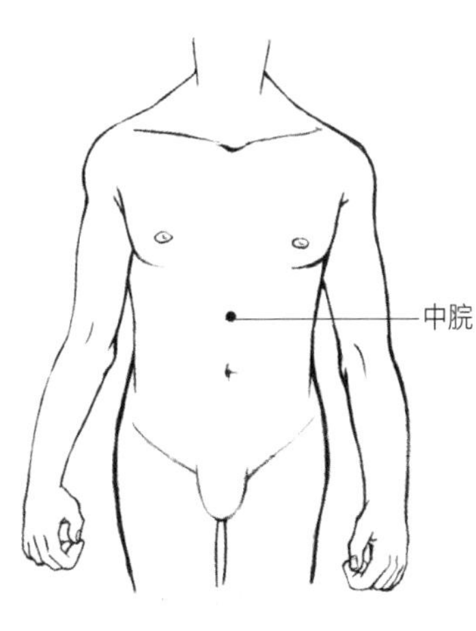

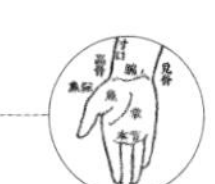

因之一，這類人節食減肥只能適得其反。胃腸功能紊亂會導致水分無法在體內代謝，使多餘的水分堆積在體內，而脂肪的分解作用也無法正常發揮。肥胖患者百分之七十～八十都有便祕傾向，吃得多、出得少怎麼會不肥胖呢？所以，為強化腸胃功能，我們可以掌摩或者按壓中脘穴，這樣可以解決現代人常有的疲勞性胃障礙，並能提高脂肪的分解作用。另外，如果因為**胃受寒或者吃涼東西太多導致胃痛**，可以選擇掌摩中脘或者艾灸，以溫中散寒止痛。

注意此穴孕婦不可灸。

寬心順氣——膻中穴

膻中穴在前正中線上，兩乳頭連線的中點。

膻中穴是心包募穴（心包經經氣聚集之處），是氣會穴（宗氣聚會之處），又是任脈、足太陰、足少陰、手太陽、手少陽經的交會穴，能理氣活血通絡，寬胸理氣，止咳平喘。現代醫學研究也證實，刺激該穴可通過調節神經功能，鬆弛平滑肌，擴張冠狀血管及消化道內腔徑等作用，能有效治療各類「氣」病，包括呼吸系統、循環系統、消化系統病證，如哮喘、胸悶、心悸、心煩、心

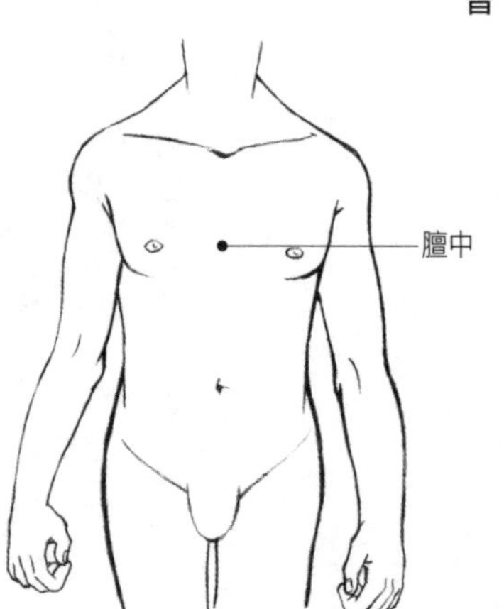

絞痛等。

說到膻中穴的作用，我真是印象深刻。我原來的鄰居是位脾氣特拗的老年人，有次因為生氣突然心口痛，一時找不到速效救心丸，眼看他呼吸越來越急促，急中生智，我就在他的膻中穴上使勁按壓，大概一兩分鐘，他就慢慢緩過來了，休息一會兒就正常如初了。後來，我在接觸的大量病例中發現按揉膻中穴還可以舒緩病人壓抑的心情，我想，這就是此穴「寬胸理氣」的功效吧。

許多人在醫院針刺按摩該穴後自覺腹內氣體流動，胸部舒暢寬鬆，有的還可聽到腸鳴音。其實平時自己按揉就可以收到疏理氣機的效果。我建議大家每天按揉此穴一百下，時間約二～三分鐘，便可達到《普濟》中所說的：「**氣和志適，則喜樂由生。**」揉的時候請注意：四指併攏，然後用指頭肚兒輕輕地做順時針的環形揉動或者從上到下摩，千萬別從下向上推！

通過以上的介紹，你是不是意識到任脈的重要性了呢？任脈雖然不能讓你「內力大增」，但是能統一身之陰，其中的穴位更是保健治療要穴，不可忽視啊。

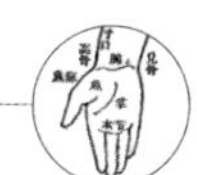

明·張介賓《類經圖翼》（1624）

足太陰脾經

手厥陰心包絡經

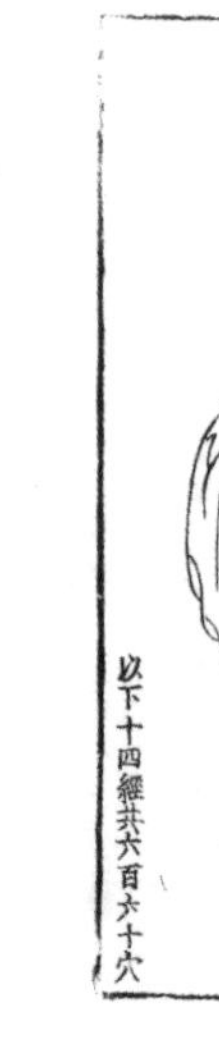

手太陰肺經

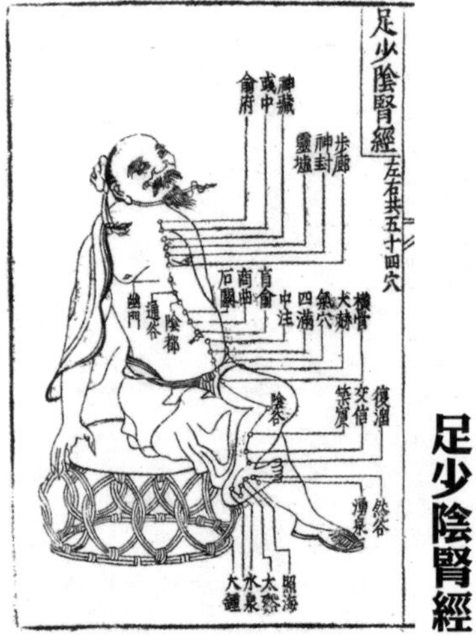

足少陰腎經

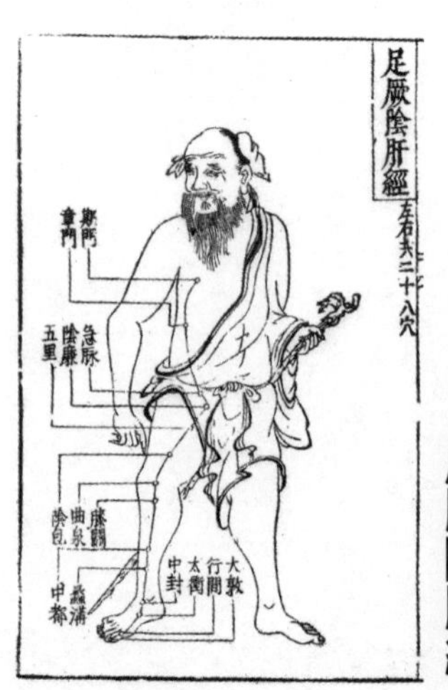

足厥陰肝經

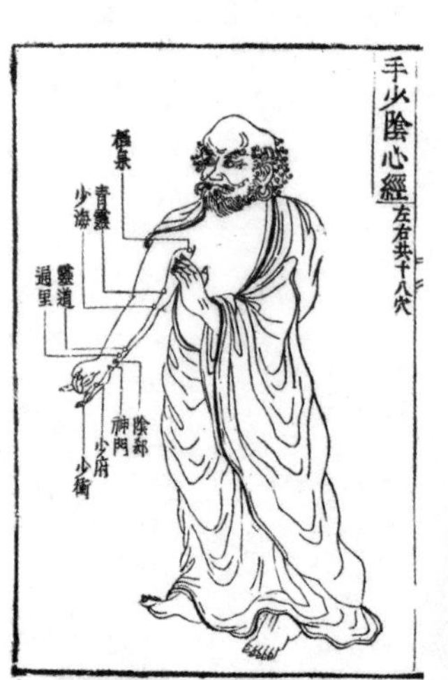

手少陰心經

第七章

打通任督兩脈的好處（二）

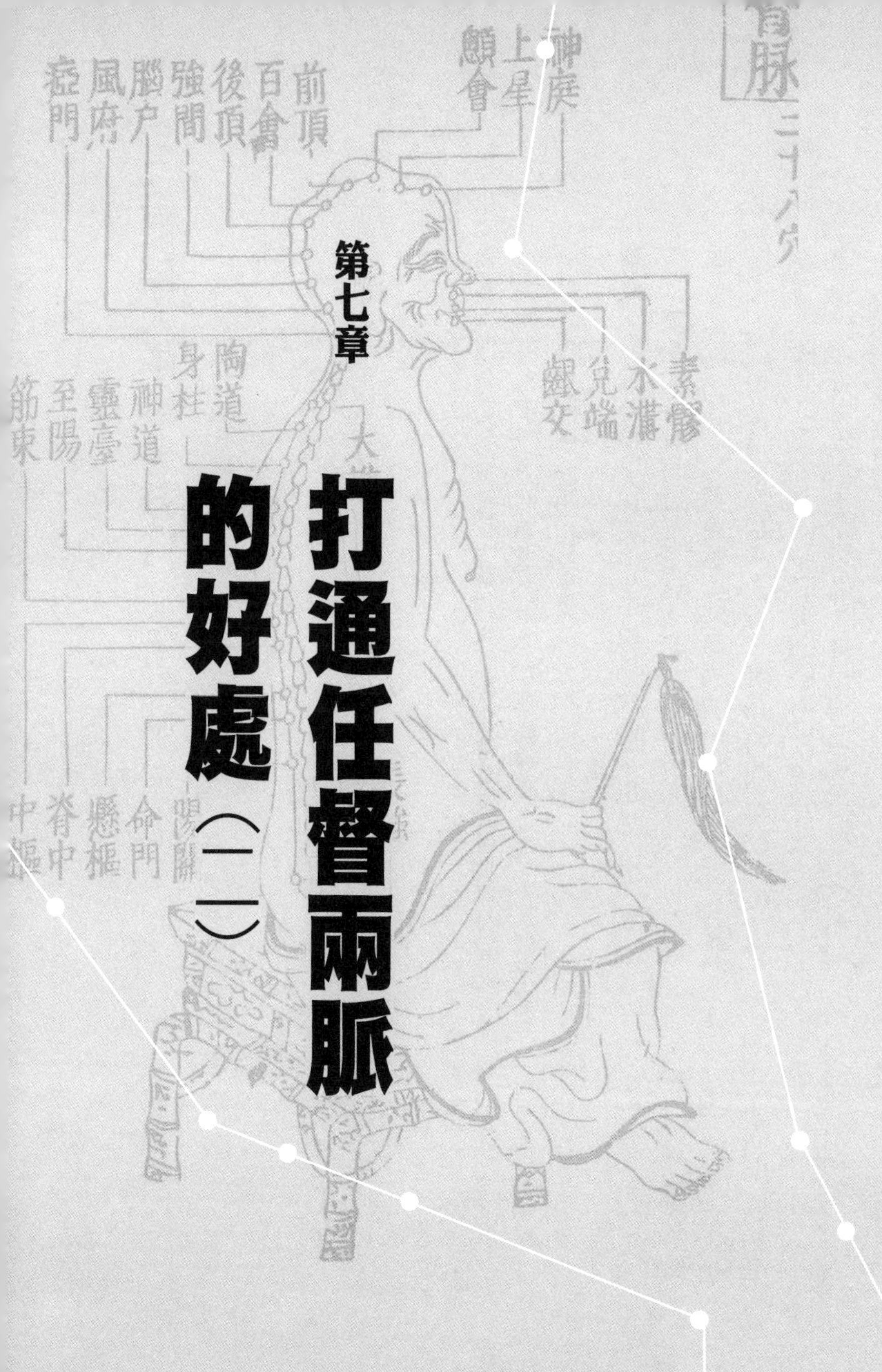

●從掐人中（急救穴）說督脈●督脈是總督，督促人體精、氣、神的意思●督脈異常人體易發生哪些疾病●強腰補腎來壯陽——命門●袪除頭痛太輕鬆——風府●降血壓不健忘，提升陽氣防下陷——百會●安神醒腦不眩暈——神庭

從掐人中（急救穴）說督脈

遇到突然昏倒或者昏迷不醒的人，你會想到哪個急救穴位呢？大部分的人都會說「掐他的人中」！你知道人中穴在哪條經脈上嗎？那就是與「陰脈之海」任脈相對應的「陽脈之海」督脈。

督脈主要循行於人體後正中線以及頭正中線上。就是順著脊樑骨從下往上走，一直到嘴。脈氣起於小腹內，與衝脈、任脈同源，出於會陰部。從尾骨沿著脊柱內上行，到後腦風府穴處進入腦內，聯絡腦。同時足厥陰肝經分支上頭頂接通督脈，然後是任脈，就是前面提到的十四經的經氣循環。

督脈的分支，與足太陽膀胱經同行，從目內眥（內眼角）上行至額，交會於巔頂，入絡於腦；又退出下項，循行肩胛內側，挾脊柱抵達

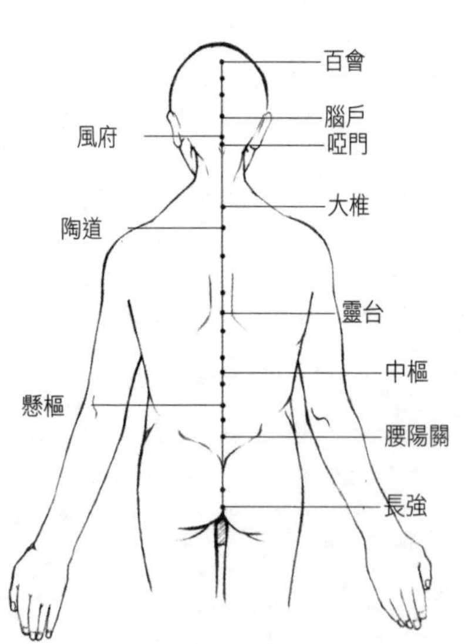

腰中，絡於腎臟。

督脈在陰部絡男女生殖器及肛門，並在肛門後尾骨部與足太陽膀胱經和足少陰腎經會合。

督脈另一支從小腹直上，穿過肚臍中央，向上通過心臟，入於喉嚨，上至下頷部環繞唇口，向上聯絡兩目之下的中央。

督脈的絡脈，從軀幹最下部的長強穴開始，沿著脊柱裡面，散布頭上；背部的分支從肩胛骨左右走向足太陽膀胱經。

從此走向看，督脈與足太陽膀胱經關係最密切，一個在後背正中，一個在其兩旁，共同聯繫腎臟和腦。其次，督脈還與足少陰腎經和任脈聯繫，都與陰部、子宮、腎、心相關聯。此外，督脈還與喉嚨有關。

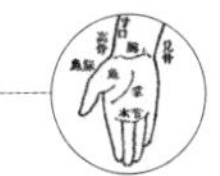

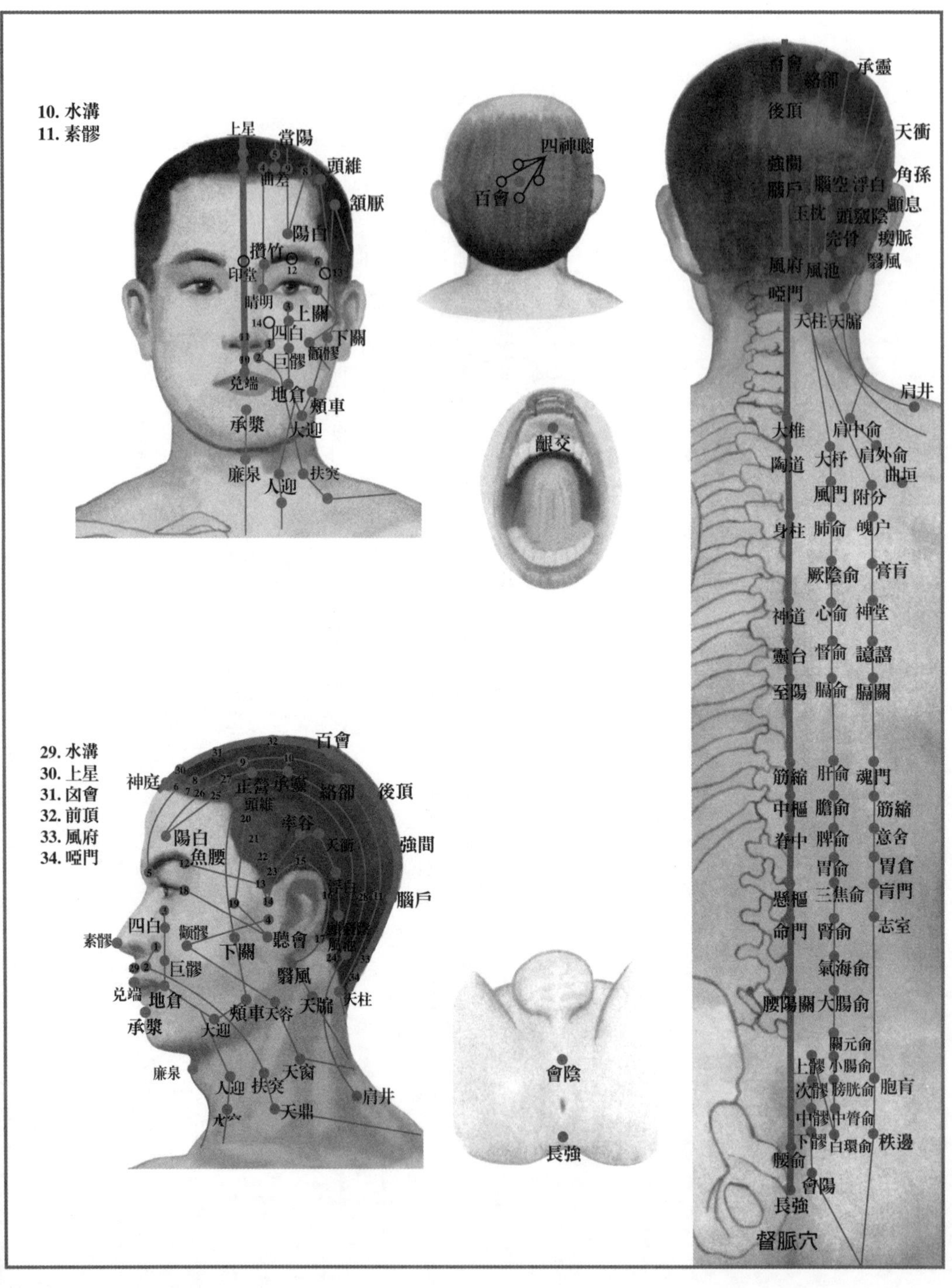

督脈・經筋穴位圖

共廿八穴。在背後中脊，總制諸陽，故謂之曰督，督者都綱也。其循背脊上行，猶如裘之背縫也。

循行路線：　●初循行：起於腎中、下至胞中、下行絡陰器行二陰之間

● 1.至尻（長強穴）　2.貫脊上腦後　3.交顛　4.至囟會　5.入鼻柱

6.終於人中（上齒肉縫間之齦交穴）與任脈交

督脈是總督，**督促人體精、氣、神**的意思

從字的表面含義上看，督脈的「督」字，有總督、督促的含義；從循行路線上看，督脈主要在背部，背為陽。這說明督脈對全身陽經脈氣有統率、督促的作用，所以又有「總督諸陽」和「陽脈之海」的說法。督脈的功能可以概括為兩點：

⑴**「陽脈之海」當然要調節陽經氣血**。督脈多次與手足三陽經及陽維脈相交會，與各陽經都有聯繫，所以對全身陽經氣血起調節作用。

⑵**反映腦髓和腎的功能**。督脈行脊裡，入絡腦，又絡腎，與腦、髓、腎關係密切，可反映腦、髓、腎的生理功能和病理變化。腎為先天之本，主髓通腦，主生殖，故脊強、厥冷及精冷不育等生殖系統疾患與督脈有關。《本草綱目》稱：「腦為元神之府。」經脈的神氣活動與腦有密切關係，所以督脈與人的神智、精神狀態密切相關。腦是人的高級中樞，脊髓是低級中樞，而督脈的路線與脊髓有重複的地方。

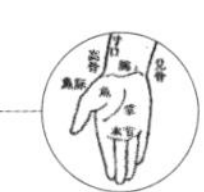

督脈異常人體易發生哪些**疾病**

督脈氣血異常，人體主要發生的疾病是關於頭腦、五官、脊髓及四肢的，如頭風、頭痛、頭重、頸部發硬、頭暈耳鳴、眼花、嗜睡、癲癇、腰背僵痛，還包括手足震顫、抽搐、麻木及中風。所以神志不清時刺激督脈的穴位可以「回陽救逆」，使人甦醒過來。督脈管理一身的陽氣，推督脈就能溫腎助陽，關於這一點還有一個小故事。

北大一位學生曾經找我求助，說她如果在早上七點前起床，就會連續打十幾個噴嚏，無法控制，還影響同宿舍的人；但七點以後起床就不會打噴嚏，而且平時手腳老是冰冷。我一聽心裡就有數了，教她推督脈，把手往後伸，推腰部那一段，每天推十來分鐘，推到身體發熱就行了。不到一個星期，她高興地告訴我，即使七點前起床也不打噴嚏了，而且自從推督脈以後，感覺精力也更充沛了。

其實，**打噴嚏**在中醫看來是身體升發陽氣的反應。感冒的時候經常打噴嚏就是因為身體裡的陽氣被邪氣封鎖在裡面出不來，身體採用打噴嚏的方式來引發陽氣，對抗邪氣。那上面的大學生為什麼早起就打噴嚏呢？那是因為：晚上，陰氣進入陽氣時就入睡；早上太陽出來，陽氣從陰氣裡出來就醒來。她是陽氣虛的體質，太早起床陽氣不願意出來，所以身體要自發地打噴嚏把陽氣「喊」出來。

強腰補腎來壯陽——命門

命門在腰部後正中線上，第二腰椎棘突下的凹陷處，跟肚臍在同一水平高度，可以沿著肚臍向後找，到了背後正中的棘突下面的凹陷就是了。

命門有什麼作用呢？命門在腰部，可以壯腰補虛，溫補脾腎，可以治療腰部虛冷疼痛、遺尿、腹瀉、男性的遺精陽痿，以及女性虛寒性的月經不調、習慣性流產等。前面我們說了，督脈是「陽脈之海」，那它就能補陽氣，當然這並不僅僅是現在滿大街廣告的「壯陽」，那種所謂的「壯陽」其實就是揠苗助長或者說殺雞取卵。而按揉穴位或者灸才是真正的壯陽之道，每天花三分鐘用手掌來回擦命門，直到有一股熱感透過皮膚向裡滲透為止，這種擦法其實連膀胱經的穴位也一起刺激了，效果更好。如果再加上摩揉任脈的**關元**、**氣海**，最多一個月，就會有很好的效果。

祛除頭痛太輕鬆——風府

風府在後髮際正中以上一橫指的凹陷中，順著脖子後面正中間向上摸，到脖子和頭交接的地方有個凹陷的「坑兒」，就是了。

風府穴對外感風寒引起的頭痛、頭重等，以及高血壓引起的頭痛、眩暈，頸椎病引起的頸部神經、肌肉疼痛等都有作用。本穴是督脈穴，**與腦相通，也可以治中風、癲癇等神志病。**如果你有頸椎病或高血壓，或者低頭工作太久頸部痠痛、頭暈眼花，或者不明緣由地突然頭痛，試試點揉**風府**或膽經的**風池穴**，或者沿**前額**

的神庭↓頭頂的百會穴↓風府穴按揉，瞬間就能輕鬆許多。

《資生》裡說：「風府者，傷寒所自起，壯人以毛裹之，南人怯弱者，亦以帛護其項。」所以我們平時要注意風府穴的保暖，尤其是在秋冬季節這種「虛邪賊風」正盛的時候。

降血壓不健忘，提升陽氣防下陷——百會

找此穴時，首先，將大拇指插進耳洞中，兩手的中指朝頭頂伸直。然後，像是環抱頭頂似的，兩手手指按住頭部。此時，兩手中指指尖相觸之處，就是百會穴。用指施壓，會感到輕微的疼痛。

百會有「三陽五會」之稱，即足三陽經與督脈、足厥陰肝經的交會穴，是人體陽氣匯聚的地方。其功能是開竅醒腦，回陽固脫，升陽舉陷。主治頭痛、眩暈、中

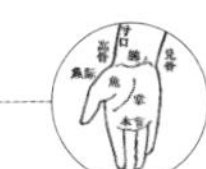

風失語、癲狂、泄瀉、健忘、不寐、陰挺等。現在治療中風、記憶力下降等老年病時，都要選百會穴。

百會還有以下一些妙用。

(1)**降血壓**。手掌緊貼百會穴呈順時針旋轉，每次做三十六圈，可以寧神清腦，降低血壓。

(2)**美髮**。將食指或中指按壓在百會穴上，逐漸用力深壓捻動或做輕柔和緩的揉動，然後用空拳輕輕叩擊百會穴，每次進行三分鐘。可以促進血液循環，增強頭皮的抵抗力，從而減少脫髮斷髮。它和正確的梳頭方式一樣關鍵，比如梳頭時應順著毛囊和毛髮的自然生長方向，切忌胡亂用力拉扯。因為頭部有督脈、膀胱經、膽經等多條經脈循行，所以最好順著經絡的循行梳頭，這樣輕而易舉就能調理多經。

還有就是**灸百會**，雖然這個自己操作時有點難度，但還是可以做的。因為百會可以升提陽氣，所以對那些**脫肛和子宮脫垂以及胃下垂**的病很有作用，因為這些病的病因在中醫眼裡是一樣的，統稱「中氣下陷」，就是本來有東西向上提托著這些臟器，現在提東西的沒勁兒了，它們就往下墜了。

我碰到一個老人，脫肛，很痛苦，吃藥、扎針都不見效，連走路都困難，因為臟器和衣服老摩擦，所以紅腫且疼。後來我建議他自己回去買艾條灸百會，結果過了不到兩個星期，他就很高興地來告訴我，說沒想到灸百會竟然有這麼好的效果，現在一點問題都沒有了，感覺跟換了個人似的。

百會穴更對治療**頭痛**十分有效，古時候就有評定。「頂門一針」這句諺語大家都知道吧，「抓住致病處，痛下針砭」是這句話的意義，就是用針刺頭頂上的百會穴後，頭痛立刻好轉。至今有關史料仍保存著古代皇帝頭劇痛，因針刺百會穴而治癒的記載。

安神醒腦不眩暈——**神庭**

神庭在前髮際正中直上〇．五寸（一寸為一橫指）。

前面講風府時提過，神庭對頭痛眩暈有效，此外，神庭穴之「神」並非徒有虛名，更可治精神、心理疾病，如失眠、精神官能症、記憶力減退、精神分裂症等。

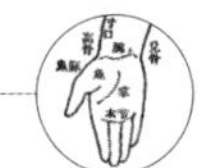

日常生活中我們怎麼使用神庭穴呢？用兩手的食指或者中指的指腹交替從**印堂穴**向上推至神庭，並在印堂和神庭上加重力度點按，可以寧神定志，治療**失眠**、**心悸**，緩解**疲勞**。像**工作久了頭昏腦脹**，從印堂到神庭向上推幾次，馬上就緩解，整個頭都會感到輕鬆得不得了。堅持每天睡前揉上二十次，像什麼**多夢**啦，**失眠**啊都會很快消失。

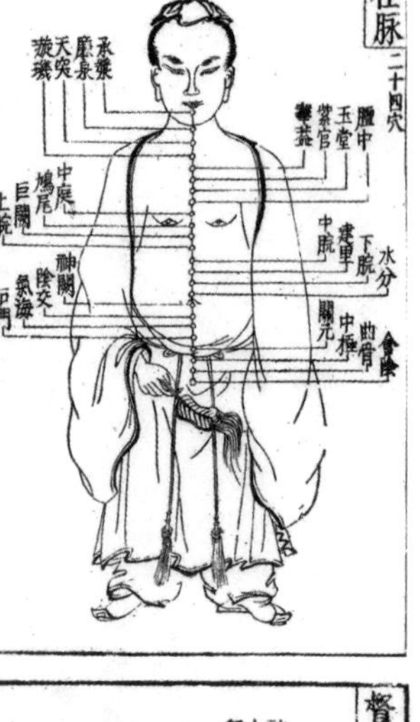

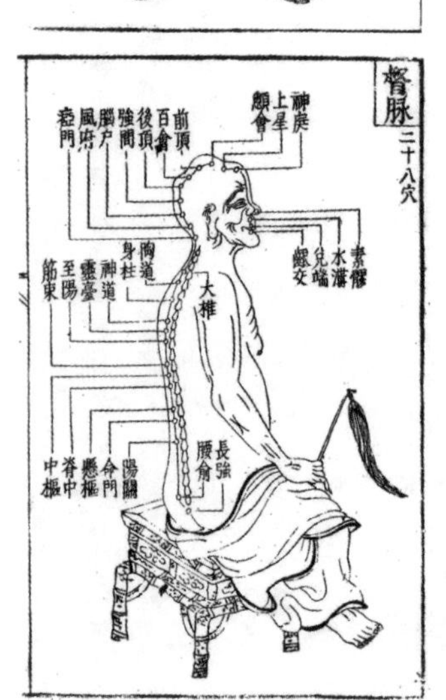

任脈、督脈圖

明・張介賓《類經圖翼》（1624）

張介賓（一五六三～一六四〇年），明代中醫學家。字會卿，號景岳，別號通一子，原籍四川綿竹，後徙居浙江會稽（今紹興）。曾拜名醫金夢石為師，對《內經》頗有研究，精通《易經》理論，能將哲學與醫學溝通，認為「醫易同源」，二者都講求陰陽變化。強調辨證求本，方劑常用溫補，被稱為溫補學派的代表人物。撰有《類經》、《類經圖翼》、《質疑錄》。晚年輯成《景岳全書》。

第八章

正確使用人體，先從經絡開始

●人生病就是不注意保養自己的經絡●最優秀的人最看重的是健康●有什麼病就敲什麼經●你會喝水嗎●節制和保持胃腸清潔●你會走路嗎●讓手足天天溫暖●你會睡覺嗎簡單有效的手保健●有效的腳保健

人生病就是**不注意保養**自己的經絡

經絡就像道路，生活習慣就如道路上的紅綠燈，各種不良生活習慣就是這些紅燈，紅燈的停止是為了綠燈的暢通。在我們的一生中，處處都設有紅燈，如大量吸菸、長期貪杯、縱欲風流、長期熬夜、飽一頓飢一頓、暴飲暴食、情緒總處在極度緊張和疲憊的狀態中以及各種違背自然規律的生活習慣，這些紅燈會堵塞你的經絡。處處闖紅燈，你的健康之路能走多遠？你的身體將比交通阻塞的道路還要一團糟。

經絡保養包括兩方面的內容：精神保養和身體保養

精神保養，強調的是一種精神、一種狀態。它不同於現代心理學意義上的心理調節、情緒調節。心理調節和情緒調節是個人有意識、有目的地調整自己的情緒，通過調整來控制自我意識。**而中醫的精神保養，強調的是恬淡虛無，這是一種減**

弱自我意識、無特別目的、無欲無求、安然內觀的狀態，簡單講就是無我、忘我。在這種狀態下，人的生命活動才是最自然、最健康的。

只有在這種狀態下，「精神」才能「內守」，「真氣」才能「從之」。怎麼做才能達到無我、忘我呢？一個人要做到這一點，必須要學會放棄，「不以物喜，不以己悲」，順其自然。在現代社會裡，人們做不到的恰恰就是這一點，物欲名欲金錢欲，口欲肉欲擁有欲，怎麼能做到恬淡虛無、精神內守呢？所以，要保養精神，就要克服欲念、忘掉自我。

人能夠長壽，最重要的是心態。俗話說「生不帶來，死不帶走」，說的就是在物質享受方面不可過分地要求。因為在生活中，攀比是無窮無盡的，「知足者常樂」，當不能滿足時，人就會自生煩惱，人的正常生理活動就要受影響，健康就要受損。情緒不穩定就是導致經絡堵塞的重要因素之一。

對待自己的健康要保持正確的心態。有的人對待自己的健康持惰性消極的心態，為自己生病找很多藉口：比如認為我的體質天生就這樣；我不懂醫學；病了可以找醫生；我不了解自己的身體等等。其實自己就是最好的醫生，常生病就是因為不注意保養自己的經絡，所有不良的生活習慣，尤其是熬夜，就像給經絡加上了「電阻」，是導致經絡堵塞的原因。

相反，有的人很注意自己的健康，但總是保健不得法，或者濫吃各種各樣昂貴的保健品，反倒把自己的身體越弄越糟糕。我在門診曾遇到一位女病人，因為吃了一碗雪蛤，大概有二十克，實際上每天只需吃三克，結果長出滿臉的痤瘡來。雪蛤（又名林蛙）是生長於中國東北長白山林區的一種珍貴蛙種，由於其冬天在雪

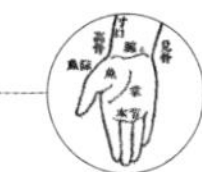

地下冬眠一百多天，故稱「雪蛤」。李時珍的《本草綱目》記載：林蛙油「解虛勞發熱，利水消腫、補虛損。尤益產婦」。《中華人民共和國藥典》（一九九五年版）中說：林蛙油的功效是「補腎益精，養陰潤肺。用於身體虛弱，病後失調，精神不足，心悸失眠，盜汗不止，勞嗽咳血。」婦女每個月吃一點，對身體是有好處的，但絕對不能濫吃。

吃保健品的目的是為了讓自己的身體狀態變得更好，但濫吃也會造成對身體的傷害。**而本書所介紹的刺激經絡，是真正的保健大法，對身體有百益而無一害。因為刺激經絡還有雙向調節的作用：**當機體處於亢奮狀態，就像繃緊的橡皮筋，放鬆不下來時，刺激經絡能抑制這種亢奮狀態；當機體處於抑制狀態，提不起精神時，經絡也能將其調節為正常。

身體保養是通過調節人們的飲食、起居、情緒、運動，來強化人們的健康狀況，以達到長壽的目的，實際上它還是一種自我保護措施。下面的小節將談到身體保養的各個方面。

經絡保養的正確時間

中醫學將人體氣血循環比作水流，用以闡明十二經脈氣血的流注過程。流注，從字面上看是流動轉注，比喻自然界江河湖海水流的匯合和往返不息。

流注於經脈的氣血有盛有衰，把每天分為十二時辰，一個時辰分配一經，除了在對應的時辰敲對應的經絡，晚上的時辰換在白天的對應時辰來敲，還要注意做以下的事情來保養經絡。如三焦經旺於晚上九～十一點，這時候須保持心境平靜，才能有利於三焦經的氣血流注。

按照下面的時間表保養經絡，事半功倍。

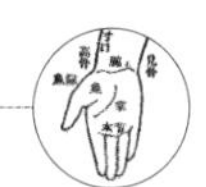

時間	對應經絡
21：00～23：00（**亥時**）	**三焦經**。保持心境平靜。
23：00～01：00（**子時**）	**膽經**。這時要上床睡覺，利於骨髓造血。
01：00～03：00（**丑時**）	**肝經**。此時是肝臟修復的最佳時段。
03：00～05：00（**寅時**）	**肺經**。呼吸運作最佳的時候，而四點時脈搏最弱。
05：00～07：00（**卯時**）	**大腸經**。這時起床要喝水，大腸蠕動旺盛，適合吃早餐。
07：00～09：00（**辰時**）	**胃經**。胃最活躍，此時一定要吃早餐，每天這時敲胃經最好，啟動人體的發電系統。
09：00～11：00（**巳時**）	**脾經**。這個時辰要喝至少六杯水，慢慢飲，讓脾臟處於最活躍的程度。
11：00～13：00（**午時**）	**心經**。此時保持心情舒暢，適當休息或午睡。
13：00～15：00（**未時**）	**小腸經**。小腸最活躍的時候，故午餐應在下午一點時前吃。
15：00～17：00（**申時**）	**膀胱經**。膀胱最活躍的時候，適合多喝水。
17：00～19：00（**酉時**）	**腎經**。適合休息。
19：00～21：00（**戌時**）	**心包經**。適宜散步，這時心腦神經系統最活躍，心臟不好的人最好在這時候敲心包經，效果最好。

最優秀的人最看重的是健康

有一次，我看到報紙上房產版的首頁有一行醒目的黑體字：「最優秀的人從不休息！」在標題下是六個房地產經紀人的照片。顯然這是在告訴人們，這些經紀人之所以成功是因為他們從來不停止工作。從這些照片來看，這群人顯得特別疲憊和緊張。

報紙上沒有講的是，這些人很可能要得心臟病或是中風，或者是因為過度繁忙而患上消化系統疾病。不會科學地生活，從不養護自己的身體，再加上生活、工作及心理的重負，這都是他們身體不健康的原因。說最優秀的人從不休息是不真實的，正相反，最優秀的人最知道怎樣休息。他們非常愛自己，因此能夠照顧好自己。最優秀的人最看重的是健康而不是競爭。

如果你自己不休息的話，那上天會讓你休息。有一個說法是：「健康崩潰的最確定的跡象，就是感覺你的工作極端的重要。」想工作得更久更有效率，就要適當地休息，而刺激經絡無疑是最好的選擇。

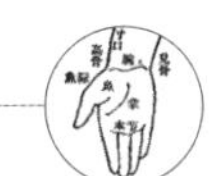

就像要把汽車駕駛好，應保證汽車週期維護的道理一樣，這不僅能使汽車經常保持良好的技術狀況，還能節省維修費用。每個人都應學會「維護」自己的機體，而平時敲經絡和按揉穴位是最有效的維護身體的方法。

橡皮筋一直繃著，很快就會僵硬老化沒有彈性，如果繃緊一會兒，鬆開一會兒，橡皮筋就能夠使用很久而依舊有彈性。這個道理所有人都明白。但用在自己身上為什麼就不明白呢？晚上一定要按照四季睡眠來休息；持續伏案工作一小時後，一定要抬起頭來敲小腸經和按揉一下頸部肌肉。

很多人抱怨，自己的頸椎病怎麼都治不好，自己的腰腿痛總是時好時壞，不能斷根。**那是因為你沒有給自己的「橡皮筋」一個合理的放鬆週期。人體一直得不到合理保養就像汽車延遲了維護，加快了機件的磨損和技術狀況的惡化，而人的壽命也就開始不知不覺地縮短。**

每個人的體質都不一樣，敲經絡的次數也不一樣。體質好的人每天敲經絡十分鐘就可以了，正如狀況良好的新車，在良好的運用條件下使用，可適當延長維護週期；而體質虛弱的人和工作很累的人，最好一閒下手來就敲經絡，就像汽車狀況較差，或運用條件惡劣的，應適當縮短維護週期一樣。按照本書所介紹的敲經絡和按揉穴位的方法來保養經絡，相信健康會靠你越來越近。

有什麼病就敲什麼經

流行性感冒常發在冬春季節，能否抵抗感冒，就要看個人的免疫能力了。日本曾做過一個這樣的試驗：冬天在一所小學裡挑選兩個健康狀況相當的班級，一個班級每天在老師的指導下按揉足三里十五分鐘，與另一個不做的班級作對比，持續一個月。結果，按揉足三里的班級僅有少數幾人患上感冒，而另一個班，有一半以上。

每天只需花十分鐘敲經絡，就可以達到意想不到的效果。當你有病的時候，通過本書前面對十四經的介紹，再看本書中的相關經絡圖，並按照它們的循行路線敲，很快你就會神清氣爽。敲的過程中，會有不同的感覺，有時有痠痛感或者電擊感，都是正常的經絡反應現象。例如，當你感冒咳嗽時，你要敲的是肺經，就是手臂陰面靠拇指那條線。當你敲到某一點的時候，感覺特別痠痛，那就是穴位，多敲和按揉感覺越明顯，療效越好。

實踐證明，敲經絡是把健康掌握在自己手中的一把金鑰匙，是一種不受環境與場地限制、簡便易學、省時、行之有效、無任何副作用的健身防病治病的方法，有

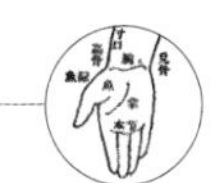

效率達到百分之九十五。敲經絡適合於任何人群，它是人類走向百歲健康的通行證，是一種「動靜結合、防治結合」的全面經絡治病保健法。如高血壓病人要敲心經；冠心病就要敲心包經；糖尿病容易渴的就敲心經；吃得多餓得快的敲胃經；多尿則敲腎經。

另外，**在敲經絡進行治療或保健時，寧可在取穴時產生偏離也不能偏離經絡循行的路線**。因為穴位只是運行在經絡線上的一個點，是氣血聚集的地方，即使在取穴時稍稍偏出但只要不錯過經絡，也可以刺激到經絡的經氣，發揮應有的效果。所以敲經絡時要按照一條線來敲，在這條線上敲擊，不需要知道穴位的確切位置，也會敲到很多穴位。但是如果偏離了經絡，那就不可能產生最佳效果。

敲經絡除了有舒適痠脹的感覺外，還會給全身帶來輕鬆、愉快、舒適與靈活的感覺。因此，敲經絡不僅可以防病去病，同時也有益於善於養生者大步走在健康之路上。

你會**喝水**嗎

說到喝水，大家都覺得是小事一樁，其實喝水是很重要的，而且很少有人真正有科學喝水的習慣。一天最少要喝六大杯水，因為經絡是能量通道，人體裡的能量離不開類似電的物質。而水是良好的導電體，所以經絡的通暢離不開水的參與。身體缺水時，經絡就會產生導電不良的現象，而使氣血滯塞，無法將身體所需的能量送達各器官組織，從而使代謝物無法正常排出，導致氣血不暢，生理紊亂，以致體弱、生病。

有的人一天喝幾乎不到一杯水，或者是渴極了才飲，這絕對是不行的。我們在研究中發現，體內有瘀血的人不愛喝水，白眼球有黑點、嘴唇發暗、舌頭上有黑點的人就是體內有瘀血，這就要每天喝大量的水，並敲脾經上的血海穴。血海穴在膝蓋內側上兩個指寬處，瘀血越重，敲血海穴時就越痛。

水能調節體溫，幫助器官吸收人體攝入的營養，排解毒素和多餘鹽分，沖掉體內積蓄的負面能量。水還能降低血壓，減少心臟病發生。人體一旦缺水，皮膚會變得乾燥，人也更容易疲倦，無法集中注意力，一些人還會表現出頭疼、便祕、高

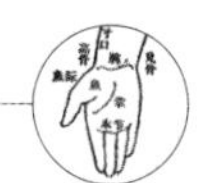

血壓、過敏反應、腎功能異常、泌尿系統感染、乾咳、後背和關節痛等症狀。

另外一方面，**水與皮膚的關係也很密切**，皮膚其實是人體最大的一個器官。它的重量占人體體重的百分之十五～十六，如果把皮膚展開，大約有一・五平方公尺到二平方公尺，所以它是最大的一個器官，又是一個最大的蓄水池，你水喝不夠了，就要動用皮膚的水，所以這人就蔫了，皮膚也就不好看了。就好像一朵花，本來應該盛開，但因為缺水，開不起來慢慢就謝了。所以人平時應該多喝水，多喝水花就綻開了，人也顯得滋潤了。要想美，就得多喝水。

說到補水，也要講究科學。一下喝兩三杯，隨後待四五個小時都不喝，或者白天不喝，晚上一下就喝半暖壺，這叫喝頓水，對身體非常不好。特別是心功能不好的人，更不能這樣喝水。喝水切忌大口狂喝，而應慢慢飲入，要一點點喝，細水長飲。一旦等到渴的時候再補水，已經晚了，人體很多器官已經受到脫水的傷害了。

另外，**一些人喜歡把各種飲料和果汁當水喝**，以為這樣也能補充水分，其實這種做法是非常錯誤的。飲料和果汁中的水是蒸餾水，蒸餾水喝多了對身體十分有害。因為蒸餾水中去掉了有助於人體健康的微量元素和益生菌，而且「好鬥」的蒸餾水會溶解身體內的礦鹽，導致身體內礦鹽缺失，引發心血管病和骨骼疾病。因此喝水就應該喝日常飲用水。

另一方面，**水還對人體具有清潔的作用**。大家想一下，用一盆水能洗乾淨你的外套嗎？答案是不能。何況人體的腸面積大概是四百平方公尺，每個人腸的長度都不一樣，大概是身高的四～五倍，對人體解剖測量的數字顯示，十二指腸的長度為六十公分，小腸長度可達六・七公尺，大腸長度則為一・五公尺。我曾經在門診碰到一個來看痤瘡的女病人，三十多歲還長痤瘡，她為此煩惱不已。問診得知她平時沒有多喝水的習慣，於是毒素瘀積經絡，發到臉上。可見水還是人體的清潔劑，不是渴的時候喝一口就夠的。

人在一天裡從皮膚汗腺排出的水分，最少也有〇．五升，相當於三大杯水（即使完全不動地躺著，也會從汗腺散發出水分），最大排汗量可達到一天十升，每小時排汗量最大可達二升。有趣的是，季節不同，人體排汗量也有很大的差異，盛夏時，一個人平均一天的排汗量可達四～五升；春天及秋天，一天的排汗量是〇．八升左右；冬天出汗量不大，但也要排出〇．五升。人體缺水的危害說起來實在太多了。

如何正確地喝水呢？一般說來，健康的人體每天消耗二～三升水，這些水必須及時補充，否則就會影響腸道消化和血液組成。因此建議每天至少喝二升水，相當於八杯水。天熱的時候適量增加，喝四升水也不為過。而那些愛運動、服用維他命或正在接受治療的人，則更應該多喝。

人出生時水分占身體重量的百分之九十，長大成人後，身體內水分所占的比重逐漸降到百分之七十，隨著年齡增長，這個比例會繼續下滑至百分之五十。這個落差是驚人的，說明**水分含量減少是人衰老的象徵**。

除了喝水，**與水的接觸也很重要**，水可以把經絡游移的有害毒素驅除體外。經常游泳或睡覺前洗個熱水澡，不僅能讓皮膚濕潤，而且還能消除頭疼腦熱這樣的小病。不過北方的冬天不適合天天洗澡，適合本書提倡的熱水泡腳。

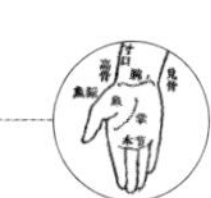

以下幾種水不能喝：

- 在爐灶上沸騰了很長時間的溫吞水。
- 裝在熱水瓶裡已好幾天，不新鮮的溫開水。
- 經過多次反覆煮沸的殘留開水。
- 重煮過的開水。
- 蒸飯、蒸肉後的「下腳水」。

這幾種開水不適宜飲用的原因，簡單地說，是在反覆沸騰的過程中，水中所含的鈣、鎂、氯、重金屬等微量成分增高了，這樣就會對人的腎臟產生不良影響，而溫吞水中亞硝酸鹽所含的比例最大。

節制和保持**胃腸清潔**

飲食有節，這個「節」有兩個意思，一個是節制，一個是清潔。飲食有節制，是指在吃飯的時候，要以清淡、素食為主，少吃肉，偶爾飲少許紅酒，不食辛辣。**平日做到「一好．一飽．一少」。早上要吃好，最好吃有鹹味的早餐，補充腎氣；中午要吃飽，多吃蔬菜少吃肉，粗細糧搭配，喜歡吃肉的人就得在午飯吃；晚上要少吃肉，以素食為主。**為避免出現胃不和、臥不安的現象，**平時要多喝粥，粥可以養胃，**尤其是人病的時候胃腸功能變差，更應該喝粥。

另外，主食、副食、喝水、營養都要有一個正確的比例搭配，應當**按照三分主食六分水一分營養品來搭配**。主食吃三成，大概每頓二兩；水包括喝水和吃蔬菜水果，占六成，八杯水和五百克蔬菜；還有一分營養品，就是吃一點點營養品，比如鈣片、維生素片等等，就是所謂營養的東西。但絕對不能濫吃，適可而止，現在的人就是營養過剩，所得的病基本上都是吃出來的病。還記得上面提到的吃雪蛤導致長得滿臉痘的事情吧，大家要引以為戒。

另外一個「節」就是清潔，就是保證吃進肚子裡的東西要乾淨。很多人都知道嚴

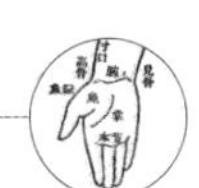

重的食物中毒來不及搶救會要人命，但卻不知道飲食不衛生就等於慢性的食物中毒。經絡暢通的人，吃完不乾淨的食物會馬上有反應，覺得腹痛，然後會吐或者拉肚子。**但經常吃不乾淨食物的人，身體裡的經絡對那些細菌已經習以為常了，誤認為它們是身體的一部分，就不再對抗它們，即使吃了不乾淨的東西身體也沒反應。身體裡的毒素越來越多，淤積於經絡，導致經絡不通，體質下降，身體就變成了醞釀疾病的沃土。**經常在外面吃飯，但又很久沒有拉肚子的人要注意了，你可能就是我上面所說的情況。解決辦法很簡單，每天敲胃經，增強胃腸抵抗力，儘量在家裡吃，或者到有衛生保證的餐館吃。你會發現你不時會拉肚子，不要擔心，這是你經絡開始進行自我檢測後排毒的表現。

你會**走路**嗎

想在每天的日常生活中不花一分錢就進行保健嗎？太簡單了！如果我們每天都把走路當做一項運動來對待，它的保養效果絕對會令你喜出望外。

中醫有很多養生功法，其中，流傳最廣、影響較大的有：氣功、導引、五禽戲、八段錦、太極拳、易筋經等。這些功法，可以全面、系統地鍛鍊身體，其養生益壽的作用，世所公認。但這些功法對普通人來說還是太難掌握了，其實有一種運動是常被大家忽略，但對身體健康都是必不可少的，那就是「安步當車」。大家都知道，只有適量運動才能擁有健康生活。但很多人抱怨沒時間做，沒場地做，沒心情做。**其實走路是最好的運動，每天走一公里左右，根據體質，慢、快均可，身體微微發熱就行了。**

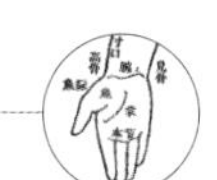

錯誤觀點：運動就要汗流浹背

很多人都有這樣的錯誤觀點：人只有運動到汗流浹背時才會達到鍛鍊身體的目的。但大家一定要知道，劇烈運動過後一定要保證充分的休息，否則就成了對身體的損耗。強烈的運動對身體是否有好處，看看運動員就知道了。大強度訓練會造成身體的疲勞，這一點教練和運動員都深有體會。

我有一個同學，臉色蒼白，本來身體氣血就不足，還錯誤地認為是自己缺少運動造成的，於是就天天去跑步，圍著四百公尺的操場跑五六圈，結果臉色越來越不好。她本來臟腑就虛弱，經這麼一折騰，更虛弱了。有一次跑完步回來就四肢發冷，差點休克了。經過這一次教訓，她就聽我勸改成走路，再**配合每天敲胃經**，臉色很快就紅潤起來了。

現代科學實驗也證明，運動促使肌體新陳代謝加速，使體內耗氧量急劇增加，產生大量「活性氧」，使人容易衰老。此外，太激烈或超量的運動，也會加劇身體一些器官的磨損和一些生理功能的失調，甚至縮短壽命。根據美國一家保險公司對六千名已故運動員的資料統計，運動員的平均壽命只有五十歲，其中大多數是運動過量造成的。

德國、美國等生理學家新近的研究也發現，過多或過量的運動，會使體內各器官供血供氧失去平衡，導致大腦早衰，擾亂內分泌系統，使免疫機制受損。

人體是一個非常複雜的系統。大運動量是一種外來的刺激，不僅會對人體運動系統、經絡系統產生影響，甚至會對免疫系統產生不良影響。一般來說，大強度運動後經絡系統處於抑制狀態，免疫水準下降，運動員容易患病就是這個道理。發明「增氧健身法」的法國健美專家肯．庫珀說，運動一旦超過「收益遞減」的極限，人體免疫系統將受損，並喪失抵抗各種傳染與非傳染性疾病的能力。

為什麼烏龜的壽命可長達一百七十七年？因為牠每分鐘的心跳只有六次，一生心臟跳動約五．六億次。令人感興趣和驚奇的是，科學家們研究發現所有哺乳動物（人除外）一生的心跳次數基本上是一樣的，大約是七．三億次左右，而人一生的總心跳次數約為二十五億至三十億次。心臟跳得太快，就死得快。可能這也是劇烈運動對人體有害的原因之一吧。

常走路對人體有哪些好處

生命在於運動，但無論什麼運動，都應適可而止，太多太激烈，對身體無疑是一大傷害，尤其對職業運動員和需要長時間保持同一種姿勢勞動的人來說，一定要勞逸結合，只有適當的運動才能使身體健康，運動分量的拿捏不能失準，否則利未見而弊先顯。有的人上班一坐就是半天，下肢活動較少，更要多走路或慢跑。

每天十分鐘快步行走不但對身體健康有極大益處，且更能使消沉意志一掃而光。很多人對這種簡單而效果顯著的保健妙方持懷疑態度，但依照我的方法在心情欠佳時隨意快步走十分鐘的朋友，事後都不約而同地向我表示，他們的疲倦頓消，身心暢快無比，做事有衝勁，而且這種美妙的感覺至少能夠維持兩個小時左右。

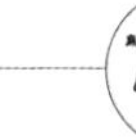

醫學專家研究表明：長期徒步行走上班的人，心血管疾病、神經衰弱、血栓性疾病和慢性運動系統疾病的發病率都明顯低於喜歡乘車的人。而且，每天散步三十分鐘，工作效率會明顯提高。

走路有助於預防許多危險的身體疾病，包括心臟疾病和中風、高血壓、骨關節炎、肥胖、精神抑鬱、某些類型的糖尿病以及結腸癌等。它能幫助那些目前不運動，或者很少運動、而又希望能參加一項既省時又省錢的常規運動的人。

另外，多走路還可以預防**關節炎**。關節炎是一種骨和軟骨發生退化性改變的關節病變。醫生常給予阿司匹靈和布洛芬等藥，但效果並不理想，如大劑量服用則會損害胃部和肝臟。最近的研究發現，按時堅持散步結合**敲肝經**，能使膝關節功能改善，疼痛明顯減輕，服藥量減少，步速敏捷。所以，人即使無病，也要堅持按時步行和敲肝經。

世界衛生組織認為，步行是最安全、最佳的運動和減肥方式。著名健康教育專家洪昭光教授也指出，最好的運動是步行。新的研究發現，經常走路確實可以防止**智力衰退和老年癡呆症**，對保持大腦的敏銳也有好處。每天至少走兩小時路，可以推遲老年癡呆症的發生達六～八年時間，對保持心臟健康也有好處。

美國研究人員對二百二十五位退休男性進行了長達八年的追蹤，發現那些每天走路少於十分鐘的老人與每天走路超過二十分鐘的老人相比，患老年癡呆症的風險增加了百分之八十。另外一項對一萬六千四百六十六位婦女進行的研究發現，那些每天走路三十分鐘的婦女與很少活動的婦女相比，前者在進行學習與記憶等大腦功能的測試中成績更好。

每天堅持走路，**可提高夜間睡眠品質**。經常步行還可以增加鈣源的沉積，減少鈣的流失，從而使骨骼變得強健，降低患骨質疏鬆的可能性。所謂：**飯後百步走，活到九十九**。

我的一個同事在我的影響下，開始每天走四十五分鐘的路。剛開始，他想這麼走還不累得半死！但走了幾天後，感覺好多了，而且告訴我晚上睡覺挺香的。

根據《新英格蘭醫學期刊》報導，走路可減少兩成患乳癌的機率、三成患心臟病的機率，得糖尿病的機率也減少五成。所以說，最理想的運動就是走路了。就算無法每天空出一段時間走路，也要利用上、下班步行到車站的短時間走路，累積起來也能達到一定成效。

六十歲以上的老人，一週三天，每次四十五分鐘以上的走路，有助於維持較好的認知功能，一邊健走一邊配合深呼吸，可使全身血液活絡，並讓腦部循環順暢，好處多多，且多外出走動，多與人群接觸，都可讓老人維持較好的社交功能，多動多看則促進腦部健康，進而預防健忘及老年癡呆。

人一旦步入中年，由於血管壁彈性變差，血壓多半會上升，但步行可活絡血循，減少血壓上升的機會；另外，步行還具有**降血壓**作用，不過，為了運動安全起見，高血壓者要了解自身的體能狀況，並從慢速的散步開始，若身體狀況許可才逐漸增加速度，每日步行最好持續三十分鐘。研究發現，常走路的人血液循環較好，血液可流到並聚集在肝臟的眾多微血管的末端，促進肝臟代謝功能，減少脂肪累積避免**脂肪肝**。

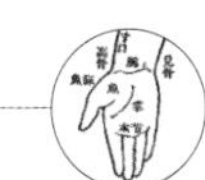

年齡愈大，**骨質流失**的問題愈嚴重，尤其是停經後的婦女更應注意骨質疏鬆造成的腰痠背痛或骨折，走路是承載了全身體重的負重運動，只要每天走五千至一萬步，就能有效預防骨質疏鬆。

須提醒老年人的一點是，冬天不宜早起運動。老年人各組織器官功能逐漸衰退，對氣溫變化的適應能力減弱，而上午又是老年人血壓上升的高峰期，冬天降溫時，老年人早起進行運動容易引發心肌梗塞、腦梗塞、腦溢血等急性心腦血管病症。此外，老年人早起後血液比較黏稠，循環阻力較大，此時運動會引起心跳加快、心肌耗氧量增加，使血壓進一步升高，易導致嚴重後果。

走路有什麼學問

別小看走路的學問，這項人人都會的運動，如果方法不對，很可能會適得其反。**正確的健身步行應當是挺胸抬頭，邁大步，每分鐘大致走六十～八十公尺**。**上肢應隨步子的節奏擺動，走的線要直，不要左彎右拐**。每天步行半小時至一小時，強度以體質而異，一般以微微出汗為宜。只要堅持三週就可見到顯效。下面還有幾種步行鍛鍊方法供你參考。

(1) 普通散步法

用慢速和中速行走，每次三十～六十分鐘，每日一～三次。適宜在風景秀麗的地方。

(2) **快速步行法**

每小時步行五～七公里，每次三十～六十分鐘。步行時心律控制在每分鐘一百二十次以下，可振奮精神。

(3) **定量步行法**

包括在平地和坡地上步行。例如在三度斜坡上步行一百公尺，漸漸增至在五度斜坡上行走十五分鐘，再在平地上行走十五分鐘。

(4) **擺臂散步法**

散步時，兩臂有節奏地向前後擺動，可增進肩帶胸廓的活動，**適用於有呼吸系統疾病的人**。步行時應伴以昂首遠望、抬頭挺胸、雙肩大幅擺動，有助於調整長期伏案的姿勢，防治頸椎疾病。因為頭部重量約占體重的十分之一，由頸椎與覆蓋頸部到背脊的肌肉所支撐，如果駝背或姿勢不良，肩胛肌的負擔過重，肩膀和頸椎就容易僵硬痠痛。現代人坐太久總難免習慣性彎腰駝背，如果長期駝背或姿勢不良，肩頸負擔過重，肩膀就容易僵硬痠痛。最有效的方法就是一邊雙肩大幅擺動，大跨步前進，一邊敲手臂陽面靠小指的那一條線的**小腸經**。

(5) **摩腹散步法**

一邊散步，一邊按摩腹部，這對有消化不良和胃腸疾病的人很有益處。

走路看起來不像是最有效的運動，一些人甚至懷疑它是否能夠稱得上是一項運

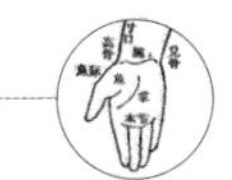

動。然而還有什麼運動能像走路這麼便宜、這麼容易而且自由自在呢？

你所須要做的，就是從沙發上站起來，邁步走向天地間。只要每天認真地走上三十分鐘，就足以使你受益多多。

讓手足**天天溫暖**

我們知道，自然界中一切生物為了自己的生存和繁殖，都是離心生長，而不是向心生長的，經絡也不會例外。根據這個觀點推測，經絡的根和本在人的體內，在臟腑；經絡的枝和梢在人的體外，在指趾。也就是臟腑是經絡的根本，而指、趾是經絡的枝梢。這個結論，是人類在長期生活中自然形成的經驗。

天地的寒氣經常會從我們的手足進入我們的身體，而經絡氣血的正常流通需要恆定的溫度，中醫認為「寒則凝」，就是說，寒氣會讓經絡氣血流通不暢。如經絡

輕度堵塞就讓人感冒、頭痛，手足長期接觸寒氣，經絡嚴重堵塞的話，就會得腱鞘炎、關節炎等疼痛難忍又很難痊癒的病。在醫院骨科，很多得了腱鞘炎、手足關節腫痛的中老年婦女來看病，原因就是她們不注意手的保暖，經常大冬天接觸冷水，寒氣長時間鬱閉經絡造成的。寒氣一般都是從手、足、口進入人體的，比如經常吃生冷的東西，大冬天經常用冷水洗東西，平時愛打赤腳，這些生活上不注意的小細節都會讓寒氣有機可乘，侵犯人體經絡使人致病。

新加坡人有一種習慣，就是在室內打赤腳，足底直接與地面接觸，寒氣直接從足而入，因此新加坡人患腰腿痛的很多，所以任何時候都不能打赤腳。

手足的溫度是衡量你是否足夠保暖的標準。比如炎熱的夏天，人們都喜歡開空調，不注意掌控溫度就很容易得病，這時，你若是覺得手腳冰，寒氣就容易進入體內。冬天也是一樣。

腳上的穴位與臟腑之間有很親密的關係，所以我建議大家**天天用熱水泡腳，可促使全身經絡暢通，達到強筋骨的目的。洗腳時，順便按壓足底的湧泉穴，它是腎經的穴位，可以幫你迅速消除一天的疲勞，馬上恢復精力。**每天養成熱水泡腳的習慣，保持足溫，讓寒氣從腳底排出，促進全身循環，就能保證人體新陳代謝的功能正常運轉。熱水泡腳還能健腦安神，防止失眠和暢通氣血。

現在生活水準提高後，洗澡的方便使很多人從不泡腳，洗澡及泡澡使全身皮膚血管擴張，血液流向肢體的多了，內臟及腦就易出現缺血的症狀。所以，過度疲勞的人洗澡及泡澡時容易出現頭昏、心慌、乏力的症狀。而疲勞時用高一些的桶好好地泡一泡腳，藉由熱力的作用，使血液循環加快，改善心腦各器官的供血，隨著熱力的不斷增加，人就會微微出汗，這就是血液循環加快的結果。從內往外的出汗，一是疏通經絡，二是排了寒氣及體內的廢物，三是調節體溫降虛火，四是改善血液循環，放鬆血管和神經組織，使高血壓降低，低血壓升高，對血壓有非常明顯的雙向調節作用。

另一方面，正電離子對人體有害，當雙腳與水浸泡接觸時，帶負電位的水離子，透過雙腳，把人體的正離子引出體外，腳底兩萬多個毛細孔可將帶正電的垃圾運出體外，有效促使人體細胞膜上的離子重新排序，使人體進入環保的高速運轉。

臨睡前去泡腳，勝過天天吃補藥。經絡貫穿於全身的各個部位，形成一個遍布全身的縱深的網絡。而手足是經絡主枝的頂梢，指趾井穴在治療臟腑病和經絡病方面有巨大的功效。我在長期的實踐過程中是親身體驗和深深感受到這一點的，所以，我建議大家每晚一定要用熱水泡腳半小時。

《人體使用手冊》的作者吳清忠提倡早睡早起。但我認為他說得不夠全面，何況冬天是不應該早起的。我國傳統醫學養生理論認為，冬季是陰氣盛極、萬物收藏之季，自然界生物處於冬眠狀態，以待來年春天的生機。人要懂得順應自然的規律，冬季正是人體休養的好時節，人們應當注意保存陽氣，養精蓄銳。**冬季起居，應該與太陽同步，早睡遲起，避寒就暖，最好是太陽出來後起床，才能不擾動人體內閉藏的陽氣。特別是老年人，冬天不宜早起。**老年人氣血虛衰，冬季運動，絕不可提倡「聞雞起舞」。

《黃帝內經》在論述冬季養生時說：「早睡晚起，必待日光。」意思是說，冬天要早些睡，早晨不要起得太早，要等到太陽出來以後才能出門。這是因為冬天氣候寒冷，氣壓較低，汙濁的空氣聚集在靠近地面的空間，太陽出來後，氣溫升高，汙濁空氣會逐漸飄散，這時再出門才有利於健康。

根據中醫古籍記載，應提倡四季睡眠和子午覺，這是人們應該養成的習慣。睡眠時間要順應四季的氣候變化，春季萬物萌發，要入夜即睡，適當早起。夏季陽氣旺盛要稍晚入睡，適當早起。秋季陽氣收斂，要早睡，在雞鳴時起床。冬季陽氣內藏，要早睡晚起，最好是太陽出來後起床。也就是說，**每個季節的早睡時間和起床時間都是不一樣的，要順應季節和身體體質才好。**

每日午飯後，也應有睡午覺的習慣。中醫十分重視「子午覺」，子時是夜間十一點至淩晨一點，午時是白天十一點至一點。這兩個時辰身體在造血，適合於休息。

中醫常用獨蔘湯搶救大出血的病人，大家都知道人蔘是用來補氣的。前賢認為：「斯時也，有形之陰血，不能急生，無形之氣，所宜急固。故以獨蔘主之，取其為固元益氣之聖品爾。」氣是無形的，可以迅速生成，血是有形的，不可以馬上生成，因此用人蔘迅速生成氣來維持生命，過了危險時期再慢慢補血。這就從另外一個側面告訴我們，身體的陽和氣都容易補足，而補人體的陰和血卻需要一段時間才行。**所以睡覺養血更不是一朝一夕的事情，需要持之以恆。**

睡子午覺，晚覺和午覺不要睡顛倒了，中午打個盹，別在中午睡太多，中醫有句行話叫「吃著饅頭擋住飯了」，白天睡多了，晚上睡不著。晚上不要熬夜，最晚在十二點以前就要睡，別熬夜。有人說我晚上多幹點兒活，白天我多睡會兒，其實這樣陰陽顛倒，會嚴重影響經絡運行。人和大自然都是有生物時鐘的，按照這個鐘點走，人才能經絡通暢。

門診遇到過一個二十多歲的女孩，由於太胖來就診，她有一個壞習慣，晚上兩三點才睡覺，白天不到吃午飯時就不起床。而且她的飯量不大，跟正常人差不多，但體形很胖。西醫說她內分泌失調，其實按中醫來說她是經絡功能紊亂，是由於不應時而睡造成的。我囑咐她按照四季睡眠和睡午覺，每天敲**三焦經**，調節體內水液代謝。一開始她躺在床上睡不著，但依然遵囑到點就上床，慢慢就調整過來了。調理了半年，沒有打針吃藥，她搖身一變成了個亭亭玉立的姑娘。

所謂「子午」是古人的一種說法。十二時辰中，子時是半夜，是由陰轉陽的時候，午是中午，是由陽轉陰的時候。子午是陰陽轉化的起始和界限。古人認為，這個時間是陰陽盛衰之時，人應該入靜，以適應自然界的這個變化。尤其是晚上十一點入靜，更為重要，所以熬夜對身體損害較大。

中醫認為「天人相應」，也就是說，人生活在天地之間，與自然界息息相關，人的氣血活動也和自然界一樣是有節律的，跟自然界的水流、日月的運行都有聯繫。睡眠也應順應四季變化，根據四季日月運行特點的不同來調整睡眠時間。中醫的經絡原理都比較講究順從，不挑釁命運，不做極致的反抗，一切順從自然。如果天熱了你去吃狗肉、鹿肉、羊肉，那馬上就會熱出病來，口鼻冒火，甚至流鼻血、咽喉疼痛、大便乾燥、胸悶心煩；如果天冷了你去吃西瓜，輕者嘔吐、胃痛、腹脹，重者腹瀉、腰疼。我一個朋友的父親就是大冬天吃了半個西瓜，一小時後突發腦中風去世的。這就是順者昌、逆者亡的道理，睡覺的道理也一樣。

「寧可食無肉，不可睡不寐」，可見睡眠是人生理、心理的必需和健康不可缺少的組成部分，甚至超過飲食的作用。到目前為止，沒有什麼仙丹妙藥能夠代替睡眠，現代人大多「夠吃不夠睡」。

人體活動與自然環境息息相關。自然界中的溫熱、冷濕和朝夕光熱的強弱，隨時都影響著人體的氣血流注，並呈現一定的節律性。由此可見，人體內部存在著適應自然而靈敏度很高的資訊傳遞和調節系統，這些系統一旦遭受破壞，就會導致疾病發生。古人早就認識到這點，所以要採用四季睡眠來適應大自然的變化。

保證健康的睡覺習慣

在這裡，我提請大家注意以下幾點：

(1)**要保證一定的睡眠時間**。有人誤認為睡得越多越好，其實過多睡眠會傷氣，過少會損精耗神，日積月累，損命折壽。氣無形，是動力，血有形，是營養。運動可以養人體的氣，但過度運動就耗血；睡眠可以養人體的血，但過多睡眠就耗氣。

睡眠時間的多少，要依年齡的大小、體質、季節氣候、工作情況來決定。嬰兒睡眠時間要長，一般一歲以內每天睡眠不少於十六小時；三歲以內，每天睡眠不少於十二小時；學齡前，每天睡眠不少於十小時；中小學生時期，每天睡眠不少於九小時；成年人每天睡眠不少於七小時；中老年人的睡眠時間要適當多於年輕人。

(2)**睡眠最好要有一定規律**，定時睡眠，定時起床。每天睡眠時間的長短不要相差太多，最好不要超過半個小時。最好要有午睡。

(3)**睡眠的姿勢最好是蜷腿右側臥**。不宜仰臥，更不宜左側臥。臥時兩足不宜懸高，宜閉口，兩手不要壓在心口處。春夏頭宜向東，秋冬頭宜向西。

(4) **吃飽後不宜馬上就睡**。晚飯吃少，為避免出現胃不和、臥不安的失眠現象。睡眠時，頭前不要點燈，防止擾動心神。頭前不要放置取暖器等，以防火熱傷人津液，出現頭重、目赤、鼻乾症狀。要避風、霧、露。睡覺感覺熱，不要喝水後即睡。夜晚時不要交談，俗話叫「睡不語」。臥室要注意隔音，防止驚嚇。

(5) **起床前要先在床上醒三～五分鐘**，然後慢慢坐起，以免出現頭暈目眩。而且，臨睡時及起床前，要做揉腹運動。方法是：平臥，全身放鬆，以左手心按腹部，右手疊於左手背上，逆時針旋轉六十四周，然後順時針旋轉六十四周，再自胸部向腹部，自上向下，推按六十四下。用力宜輕柔，將力透於皮膚之下，又不可用力太大。一般每日睡前做，當身體不適時，每日在晨起和睡前各做一次。這種方法可以很好地調節胃腸功能，尤其對便祕的人有意想不到的效果。

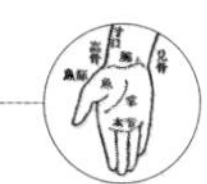

簡單有效的**手保健**

手指交叉能提神

當感到大腦遲鈍、精力不集中時，不妨把雙手手指交叉地扭在一起。可能有的人把右手拇指放在上面，有的人則把左手拇指放在上面。哪隻手的拇指放在上面，產生的效果是各不相同的，所以某隻手拇指在上交叉一會兒後，要換成另一隻手拇指在上交叉。如果這樣感覺不舒服，這是由於採取了與平時不同的動作，會給大腦一種刺激，由此可以促進大腦功能的提高。

然後，使手指朝向自己，某隻手拇指在上，從手指根部把雙手交叉在一起，並使雙手手腕的內側盡量緊靠在一起。緊靠一會兒後，換成另一隻手拇指在上交叉。這也同樣會給大腦以刺激。一般交叉三秒鐘左右就要鬆開，然後再用力地緊靠在一起，反覆進行幾次。

拍擊手掌腦清爽

手掌中央存在著有助於增強心臟功能、開發大腦潛力的重要部位。只要對此進行強烈刺激，大腦潛力就能得到開發，原來早上懶得起床或白天要打瞌睡的人，頭腦就會變得清爽。要達到這個目的，只要強烈地拍擊雙手手掌就行。

把手掌合起來拍擊時會發出「嘭嘭」的聲音，這個聲音通過聽覺神經傳到大腦，可以增強大腦功能。如果早上愛睡懶覺，白天昏昏沉沉，記憶力不佳，注意力也不集中，就應該進行拍擊手掌的運動。

這種運動方法很簡單。早上，如果想睡懶覺時，可以把雙手向上方伸展，強烈地拍擊手掌三次。接著，把向上方伸展的雙手放在胸前，再拍擊三次。**應該注意，手腕要用力伸展，盡量使左右手的中指牢牢地靠近。**

這樣一來，頭腦的模糊和心中的煩躁都可以完全消除。早上頭腦清醒，是一天最重要的起點。通過拍擊手掌，就可以精力充沛地進行學習和工作，也能提高效率。

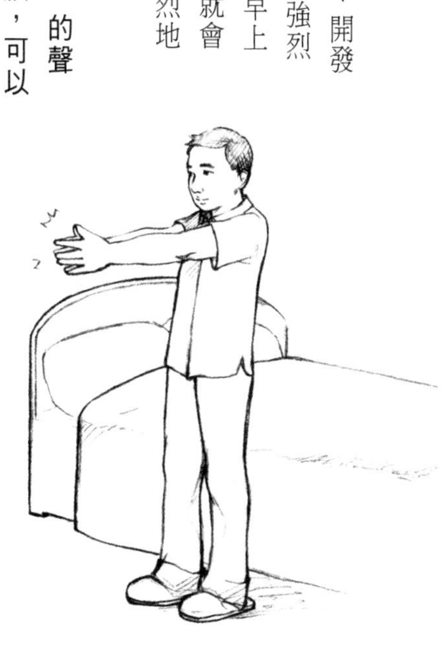

活

絡

簡單有效的**腳保健**

敲擊腳底消疲勞

每晚臨睡時只要用拳頭「咚咚」地敲擊腳底，就可以消除一天的疲勞。**腳底與人體器官有密切的關係，通過敲擊對腳底給予適度的刺激，能促進全身血液循環，增強內臟功能，全身的精力也恢復了。**

正確的腳底敲擊法，是**以腳掌心為中心**，有節奏地進行敲擊，以稍有疼痛感為度。可盤腿坐在床上或椅子上，把一隻腳放在另一條腿的膝蓋上進行敲擊。每隻腳分別敲擊一百次。但不可用力過度，以免引起出血。

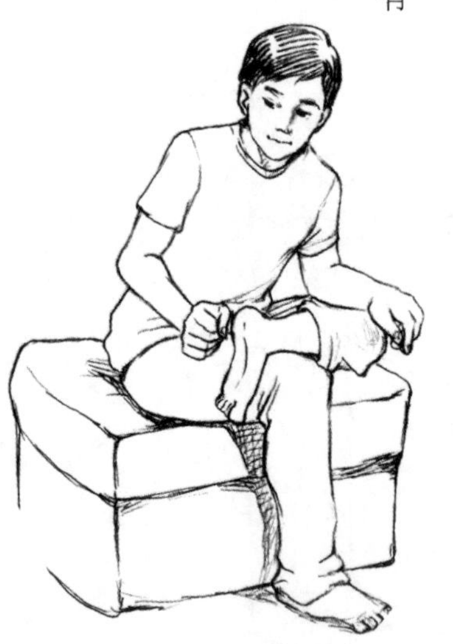

單腳站立強內臟

乘坐公車上下班時，是鍛鍊腳底的良好機會。方法非常簡單，就是採取「金雞獨立」的姿勢，踮著腳尖站立著。初時也許很不習慣，而且感到非常痛苦，那麼，可以先讓雙腳的腳後跟稍微離開地面一些，習慣以後，再踮著雙腳的腳尖站立，最後過渡到踮著一隻腳的腳尖站立。

單腳站立時，可先踮著右腳的腳尖站一～二分鐘，再休息一～二分鐘，然後踮著左腳的腳尖同樣站立一～二分鐘，反覆地進行。

單腳站立對腰部和腳部的強化作用不言而喻，更重要的是有利於增強內臟功能。

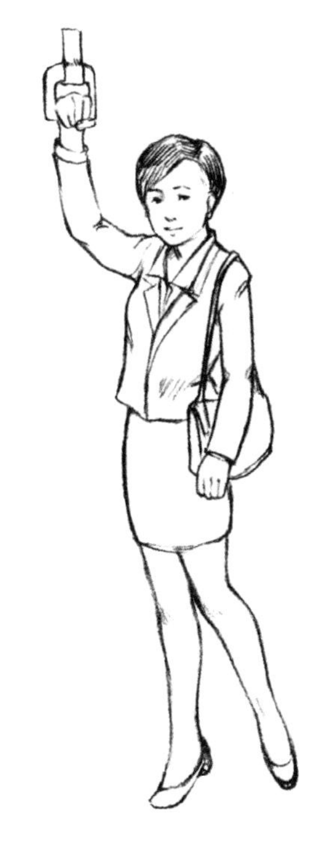

腳尖登樓梯平血壓

除了在乘車時採用踮腳尖鍛鍊之外，日常生活中也可以抓住一切機會運動，踮著腳尖登樓梯就是一個能使人全身得到鍛鍊的好機會。

踮著腳尖登樓梯，可以使血壓平穩，而且精神飽滿。與平地行走相比，登樓梯的運動量更大。不但能使肌肉、呼吸器官和循環器官得到鍛鍊，腰部和腳部肌肉也得到增強，全身機能都可獲得改善。**同時，由於儘可能踮著腳尖登樓梯，腳前掌得到鍛鍊，與之聯繫的內臟和大腦功能也會增強。**

刷子摩擦腳底美白皮膚

讓皮膚白皙而細嫩，是女性朋友最關心的事情。其實，只要刺激腳底，就可以使皮膚健美，方法就是在洗澡時用刷子摩擦腳底。由於人體的一切內臟都與腳底相聯繫，所以，利用刷子的刺激，可促進體內激素的分泌，使皮膚變得白嫩。

實行這種保健法時，並不需要專用的刷子，只要使用一般家用的刷子就行。但是，應該選用天然纖維的刷子，而不可使用化學纖維製成的刷子。因為天然纖維的刷子比較柔軟，不會損傷腳底皮膚。

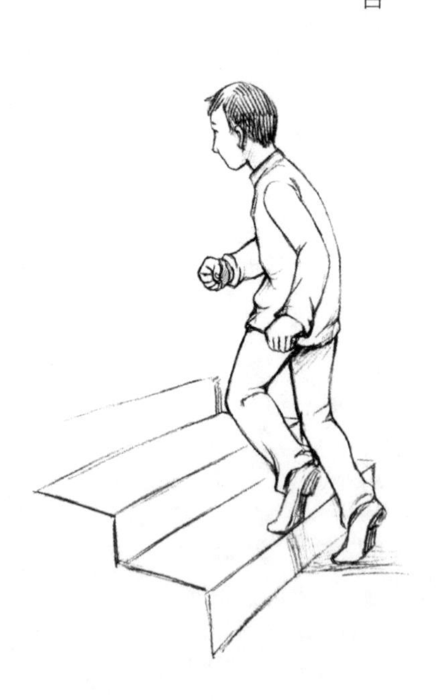

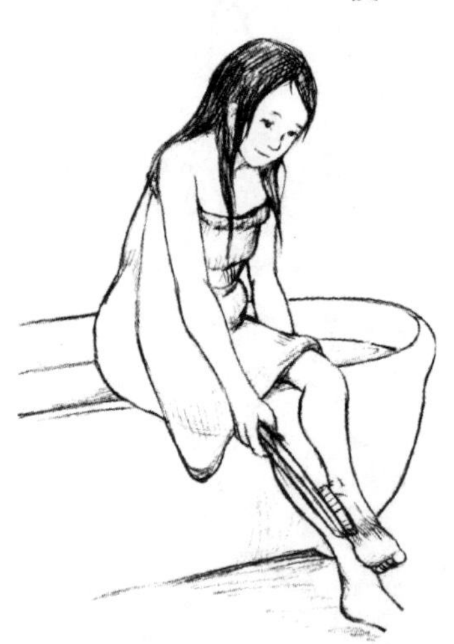

揉搓小趾助分娩

對女性來說，分娩可以說是一生中最艱難的事情。為了使分娩順利地進行，在家中可以實行簡單易行的「安胎按摩」，就是充分地揉搓小趾。**小趾是與子宮和膀胱等器官相聯繫的，子宮的功能不活躍或者異常，是難產的原因。**因此，只要刺激並鍛鍊小趾，就可以提高子宮的功能，並且順利地生下嬰兒。

這一方法的**要點是要經常去做**。即使不使用手指去揉搓時，**也可以使用意念轉動小趾**，同樣能取得效果。如果按摩和轉動同時並行，則效果更好。

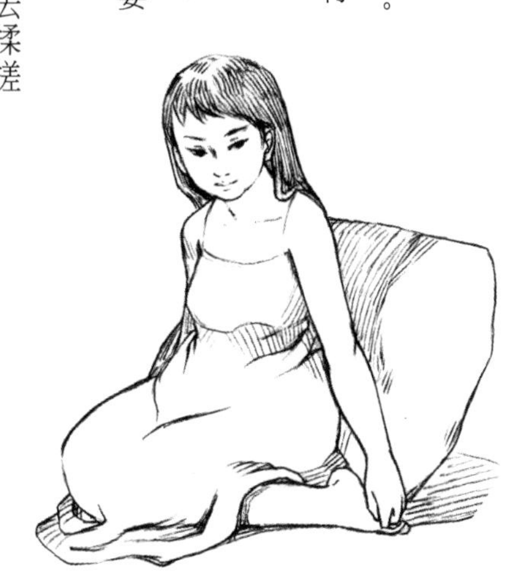

活絡

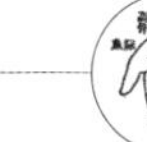

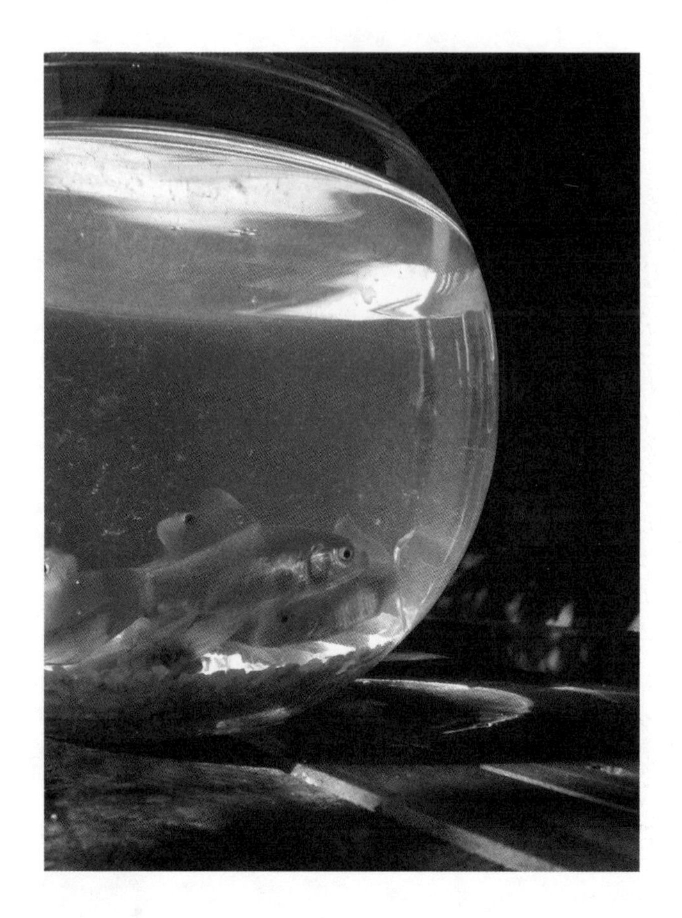

你會喝水嗎？

◎ 一天最少要喝六大杯水。

◎ 身體缺水時，經絡就會產生導電不良的現象，而使氣血滯塞，無法將身體所需的能量送達各器官組織，代謝物無法正常排出，導致氣血不暢，生理紊亂，以致體弱、生病。

飲食有節，平日就要做到「一好．一飽．一少」

◎ 早上要吃「好」，最好吃有鹹味的早餐，補充腎氣；中午要吃飽，多吃蔬菜少吃肉，粗細糧搭配，喜歡吃肉的人就得在午飯吃；晚上要少吃肉，以素食為主。

◎ 最好參照三分主食，六分水，一分營養品（如鈣片、維生素等）的比例來搭配每日飲食。

你會走路嗎？

◎ 每天至少走一公里或十分鐘左右──根據體質，慢、快均可，身體微微發熱就行了。

◎ 適量走路，不但對身體健康有極大益處，且能使消沉意志一掃而光，還能提高工作效率以及睡眠品質；更有助於預防許多危險的身體疾病。

第九章

中醫就是要察「顏」觀「色」

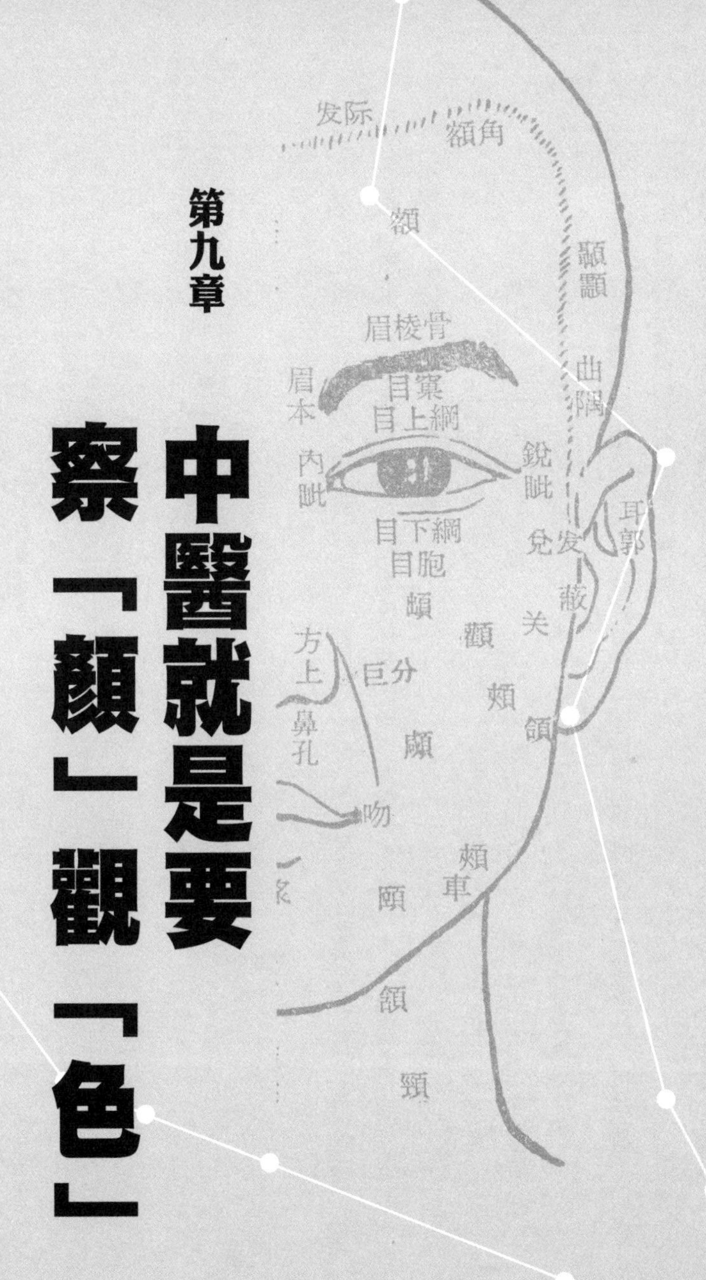

●為什麼要看別人的臉色●看五種臉色可以看出人是否健康●敲經絡就可以讓你容顏如春

為什麼要看別人的臉色

當你身體沒感覺到不舒服的時候，有兩種情況，一是你身體原本很好，很健康，值得慶祝；二是你身體的經絡對疾病已經不敏感了，麻木了。其實，身體感覺不舒服是機體經絡正在與邪氣作鬥爭的反應，不是一件壞事。有一種疾病叫先天痛覺缺陷症，得了這種病的人一生下來就沒有痛覺，皮膚破了流血也不覺得疼，一般只能活到十來歲，因為這種人對疾病沒有任何的防禦意識，所以是一件很危險的事情。若是你的經絡處於麻木狀態，情況就有點類似於先天痛覺缺失症了。

身體沒感覺到不舒服的時候，想知道自己究竟是不是處在健康狀態，很簡單，只要看看鏡子裡自己的臉色怎樣就知道了。為什麼有的人平時不生病，一生病就很嚴重呢？那是因為身體經絡處於麻痹狀態，沒察覺到疾病正一步步走來，等到發現時身體已經崩潰了。所以平時要密切注意自己的臉色。

我們說皮膚好像是玻璃的兩個面，你光把外邊擦乾淨了還不行，還得重視內裡的調護，也就是說重視整個身體的調養。經絡是我們祖先的偉大發現，經絡理論是中醫理論的基石之一。臟器就好像一個水池，而經絡正是水池的下水道，水池能否正常工作，完全取決於下水道是否通暢，當不太通暢時，它會經常冒泡泡提醒你；比如長癤子、囊腫，就是在提醒你了，這時就要注意多喝水和敲胃經。

如果說眼睛是心靈的窗戶，皮膚就可以說是人健康的一面鏡子，中醫講究望聞問切，病人一進來，首先是望診，望診首先就望顏面，看氣色好不好，然後望這人的年齡，然後是望這個人的精神狀態，情緒好不好，有什麼不開心的事，最後就望健康了，大夫望診主要望健康，看看你有沒有五臟六腑的病在臉上表現出來。中醫望診的內容就是望面色、望神色，這些都會反映你的健康情況。

面部的色澤是血氣通過經絡上注於面而表現出來的，氣血的盛衰及運行情況必定會從面色上反映出來。**中國人的健康面色通常是微黃，顯紅潤而有光澤**，否則，**就是不健康的表現，需要特別注意**。雖然這時你可能身體上沒有感覺任何不適，但你的身體肯定是處在本書前面提到的潛證階段，身體可能在醞釀某種疾病而自己卻不知道。

每個人膚色都不一樣，有的人偏黑，有的人偏白，**人的膚色會隨四季轉移，春天臉上略帶青色，夏天略帶紅色，長夏略帶黃色，秋天略帶白色，冬天略帶黑色。這都是正常的臉色。**健康人臉的氣色應當隱顯於皮膚之內，紅黃隱隱，鮮明潤澤，表示氣血充足健康無病。但也有稍偏某種顏色而一生不變的，也屬正常現象。不過，**不論偏於哪種顏色，都以明潤蘊蓄為好**。

望面部色澤之所以能夠判斷疾病，是因為心主血脈，其華在面，面部血脈豐盛，人身「十二經脈，三百六十五絡，其血氣皆上於面而走空竅」。

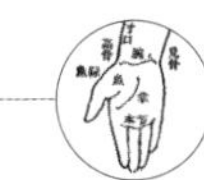

另外，就顏色與光澤相對而言，顏色屬陰、屬血，可反映血液的盈虧與運行情況，還可反映不同的病性和病位；光澤屬陽、屬氣，可反映臟腑精氣和津液的盛衰，對判斷病情的輕重和預後有重要意義。有人臉上只有隱紅而沒有光澤，說明身體血足，但缺乏運動；臉上有光澤但沒有血色，說明身體氣足，但睡眠不足。運動養氣但過量則耗血，睡眠養血但過量則耗氣，兩者要合理配合，缺一不可。

人體在罹患疾病的時候，面部會出現異常色澤，這種異常有很多種情況，比如晦暗、灰暗而無光澤，乾枯缺乏津液或某種面色過度顯露於外，或雖明潤蘊蓄，但不應時節。

面部病色的顯露程度與光澤的有無，受疾病的輕重、淺深、病性等多種因素的直接影響。一般而言，新病、輕病、陽證，病色雖顯但尚有光澤；久病、重病、陰證，病色多暴露而晦暗、枯槁。一般癌症病人，臉色都是晦暗無光。記得有一個患了鼻咽癌的病人述說自己的發病情況，他以前生活習慣就是時好時壞，一個月前老出去應酬，熬夜喝酒，持續了十幾天這樣的生活，臉色變得特別差，最近體檢才發現了自己的病。

看**五種臉色**可以看出人**是否健康**

(1)**青色**：春天，本來臉部略帶青色是正常的，但卻呈現黃色，因為春天令人體的**肝經過於旺盛**，如果這人同時還有**脾經氣血虛弱**症狀的話，就更明顯。肝經屬木，脾經屬土，木剋土，過多的樹木生長在一塊瘦弱土地上，土地就會承受不住。這時，要恢復正常就要敲脾經和胃經。

(2)**赤色**：**多因熱盛而使面部脈絡擴張、氣血充盈所致**，亦可見於虛陽浮越。主熱證，亦見於戴陽證。滿面通紅者，多屬外感發熱，主要敲手臂陽面靠大拇指那條線的手陽明大腸經。臟腑火熱熾盛的實熱證，主要敲腿外側兩陽經：胃經和膽經。一到下午兩顴骨部位就出現潮紅的人，多屬陰虛陽亢的虛熱證，要敲小腿內側的三條陰經，因為體內陰不足，所以要敲三條陰經全面補陰。

(3)**黃色**：**多由脾虛不運、氣血不足、面部失榮或濕邪內蘊所致**。主脾虛、濕證。面色淡黃而晦暗不澤者，稱為「萎黃」，多屬脾胃氣虛，氣血不足。面色淡黃而兼虛浮者，稱為「黃胖」，屬脾氣虛衰，濕邪內盛。主要敲脾經和胃經，分別敲小腿的內側和外側，全面增強脾胃功能，敲幾個月，就會明顯感覺臉上黃

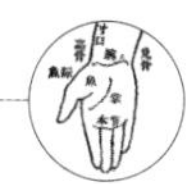

氣不在了。

面、目、尿俱黃者，稱為「黃疸」。若黃色鮮明如橘皮者，為陽黃，乃濕熱熏蒸所致。黃色晦暗如煙熏者，為陰黃，乃寒濕鬱阻所致。若面色蒼黃（黃中透青）者，多屬肝鬱脾虛。還有小兒面色青黃，或乍黃乍白，肌肉消瘦，皮毛憔悴，腹大青筋，為「疳積」。出現上述情況一定要上醫院，在家輔助敲肝經和膽經調理，可達到事半功倍的效果。

(4)**白色：多由氣虛血少，或陽氣虛弱，無力行血上充於面部絡脈所致**。主虛證、寒證、失血、奪氣。在自然光線下用鏡子照，發現面色淡白無華，牙齦、下眼瞼內、唇、舌色淡者，多屬氣血不足。如有些人，面色較白，體型肥胖，中醫稱這些人為氣虛，或陽虛之體。這些人儘管體胖，但體質較差，容易得感冒。這就要嚴格按照本書介紹的保養經絡法，著重敲胃經，就是沿著小腿前骨外一指寬的地方敲。面色淡白而面浮腫者，為陽虛，兼虛浮者，多屬陽虛水泛。應每天用手掌推後背正中線的督脈，反手推後腰正中就行，推到整個身體覺得溫熱就行，只需幾天就能看到臉色紅潤，不再浮腫。

(5)**黑色：多因腎陽虛衰、血失溫養、脈絡拘急、血行不暢，或腎精虧虛、面部失榮所致**。主腎虛、寒證、水飲、血瘀。面黑暗淡者，多屬腎陽虛，因陽虛火衰，水寒不化，血失溫煦所致。面黑焦乾者，多屬腎陰虛，因腎精久耗，陰虛火旺，虛火灼陰，機體失養所致。眼眶周圍色黑者，多屬腎虛水飲或寒濕帶下。這些情況都以敲腎經為主，推督脈為輔。面色黑而晦暗，肌膚像鱗片一樣粗糙的人，白眼球有黑點，有黑眼圈，嘴唇發暗，多為瘀血久停所致。脾經上有一穴位叫血海，專門治身體內有瘀血的，就在膝蓋內側上兩個手指寬處，敲脾經時在血海穴多停留幾分鐘，一般有瘀血的人，敲到血海穴也會有痠痛難忍的感覺。

需要特別注意的病態面色

色是各種色澤，它是反映臟腑氣血的外榮，也是疾病變化的表現。色，就是上面講到的青、黃、紅、白、黑五種；澤，是色的榮、枯、明、暗等。色與澤必須等同重視，根據不同的色澤，可以看出氣血的盛衰和疾病的發展變化。

健康人的面部隨著季節、氣候變化，或由飲酒、勞動、情緒變化、日曬等引起的臨時性面色改變，不屬病色，望面色時尤當鑒別。例如，劇烈運動、飲酒、日曬、情緒激動（害羞或憤怒）時，都能引起短暫的面部潮紅；寒冷、驚恐等刺激引起的毛細血管強烈收縮，即可使面色變得蒼白；老年人的面部，可見許多褐色斑點，稱為「老年性色素斑」；婦女在妊娠期面部出現棕褐色對稱斑塊，稱為「妊娠斑」，這些都屬於正常生理現象。

透過觀察病人全身皮膚，主要是面部皮膚的顏色和光澤的變化，可了解臟腑的虛實、氣血的盛衰、病性的寒熱、病情的輕重和預後。這種方法具有悠久的歷史，早在兩千多年前的《內經》中就有望色診病的詳細記載。中醫認為，體內發生的病變，必然會反應到體表，面色就是這種體表反映之一。

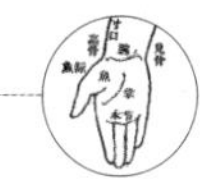

中國人認為五色主病，即「**色青多為肝病，色赤多為心病，色黃多為脾病，色白多為肺病，色黑多為腎病**」。這種說法揭示了面色和健康的一些內在聯繫。一般來講，不論什麼顏色，如鮮明、榮潤，表示病變輕淺，氣血未衰；如晦暗、枯槁的，表示病情深重，精氣大傷。

下面就病態面色作一些簡要的介紹，發現以下情況需要馬上就醫。

面紅：多為熱症。高血壓者面部紅光滿面。結核病者由於低熱，而兩面顴呈現緋紅色，特別以下午為甚，這是陰虛火旺的表現。紅斑狼瘡患者的面頰上有對稱的蝶型紅斑。赤色見於頤（面頰及腮）上，是心臟有病。煤氣中毒時，面部也泛出櫻桃紅色。面色通紅，伴有口渴甚至抽搐，常見於急性感染所引起的高熱性疾病者。

面黃：要區別由疾病引起的發黃或進食引起的發黃。食胡蘿蔔過量或小孩子吃橘子時，鼻旁會發黃，停食後即消退。如果不是進食引起發黃，則面黃最多見的是黃疸病。如鞏膜及全身都為黃色，多見於黃疸型肝炎、膽道結石、膽囊炎、膽囊癌和胰頭癌等病症。鉤蟲病病人由於長期慢性失血，造成面色枯黃，俗稱「黃胖病」。中醫認為，黃色鮮明屬於**濕熱**，黃色晦暗多屬於**寒濕**，面色萎黃，多為**心脾虛弱，營血不足**，面黃浮腫為**脾虛濕**。此外還有瘧疾、藥物中毒等，也會引起面黃。

面白：健康人的臉色是白裡透紅，經常不出門在家裡待著的人皮膚也白，但病態白是色如白蠟。比如在臨床上經常可以見到虛寒病症、貧血及某些肺病者，裡寒的劇烈腹痛，或外寒的惡寒戰慄重者，往往面色蒼白。肝病見白色為難治之病。白色見於兩眉之間，是肺臟有病。甲狀腺機能減退症、慢性腎炎等患者的面色，較正常人蒼白。鉛中毒時，患者以面色灰白為主要特徵，醫學上稱為「鉛容」。寄生蟲、白血病等患者，長期室內工作及營養不良者亦見此色。腸道寄生蟲病，面部可見白點或白斑。此外，出血性疾病、經常痔瘡出血、婦女月經過多，也會造成面色蒼白。休克病人因面部血液循環受阻，也會臉色發白。中醫認為，**面色蒼白屬於虛症和寒症**。

面青紫：一般說來，面色青紫是**缺氧**所致。無論何種原因引起的窒息、先天性心臟病、肺源性心臟病、心力衰竭等疾病都可出現面色青紫。胃部或腸部之痙攣性疼痛、蟲痛，膽道疾病引起的膽絞痛時，可使面色青紫。肺結核病晚期、肺氣腫、慢性支氣管炎和嚴重肺炎病人，面色常鐵青。小兒高熱，面部出現青紫，以鼻柱與兩眉之間較為明顯，是將發驚風的預兆。此外，忍受某種劇痛時，面部也可隱約顯出青晦氣。

面黑：**是慢性病的徵兆**，腎上腺皮質功能減退症、慢性腎功能不全、慢性心肺功能不全、肝硬化、肝癌等疾病者，都可出現面色變黑。病情愈重，顏色亦愈濃。古語云：「黑色出於庭，大如拇指，必不病而卒（猝）死。」**「庭」**在顏面部最高位置，即額部，此處出現黑色，是病情危重的信號，病人常會衰竭而死。長期使用某些藥物，如砷劑、抗癌藥等，亦可引起不同程度的面色變黑，但一旦停藥後即可恢復正常。

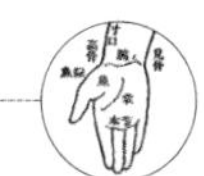

敲經絡就可以**讓你容顏如春**

愛美的朋友們很關心如何保護自己的皮膚，除了每天敲經絡外，這裡我再給大家提供另外一些建議。

你若屬於肝氣鬱結體質，平時比較愛生悶氣，就會影響到體內經絡臟腑的正常活動，會臉色灰暗、有黑眼圈、黑斑，這就要每天敲肝經。用力不要太大，稍稍感覺到痛就行。肝經就在腿的內側，在辦公室休息時可以敲大腿內側，在家看電視時可以敲小腿內側，敲小腿內側的那一段效果稍微好一些，因為那一段穴位比較多，感覺也比較明顯。一開始肝經瘀滯比較嚴重時，敲上去會沒感覺，每天敲，三天以後就會有痠痛難忍的感覺，再敲一段時間就會有比較舒服的痠脹感。

當人體臟器的供水系統發生障礙，臉色就會愈來愈黑，而且愈來愈乾而灰，人也愈來愈瘦。這種情況必須每天敲腎經，而且要持之以恆。因為出現這種情況不是一天形成的，冰凍三尺非一日之寒，最少也要用一、二年的時間。腎經就在腿的內側，肝經再往後一點，因為拳頭敲打的範圍比較大，所以有時候你會兩條經同時敲到，一舉兩得。還有就是**每天熱水泡足十分鐘**，因為腎經的湧泉穴就在足底。逐漸地你不僅會發現自己臉色紅潤，還會發現身體的精力也旺盛了。

如果小孩的臉色突然呈現較為蒼白的顏色，就預示著這個小孩快要感冒了，而且是肺實的症狀，需要及時敲肺經以防萬一。肺經就在手臂的陰面靠外一點，輕點敲，敲到皮膚微微發紅就行。

經絡情況的判斷不同，有可能開出不同的方劑。看了本書，你會發現解決很多病都可以敲同一條經絡，這就是所謂的異病同治。正是由於這種整體治療的觀念，所以才會出現便祕、色斑、經痛、白帶異常、臉色灰暗等症狀的一同消失。

有的人身體經絡不正常，某些部分過於亢奮，通過診斷調整，是機能亢進。臉色赤紅，要敲心經。心經就在手臂的陰面靠內側一點，敲心經的時候，可能出現麻感、電擊感，這都是正常現象。調整了很快就能見效，短時間內臉色可由黃轉為紅潤，恢復一切正氣。

女性朋友如果月經不規則，面色容易暗沉；經期拖得長，容易貧血，面色就蒼白或萎黃。月經不正常，無論是哪種情況，虛也好，實也好，都可以敲足太陰脾經，這就是經絡的雙向調節作用。脾經在腿的內側，在肝經與腎經中間，尤其在腳內踝骨頭上四個手指頭處，有個穴位叫三陰交，是婦科病要穴。敲脾經敲到三陰交穴時，就會強烈感覺到痠脹。月經順了，氣血充足了，自然就會有好氣色。

膽經不通的時候，臉像蒙了一層薄薄灰塵似的，怎麼也洗不乾淨，身體皮膚也沒有脂潤光澤，而且嘴裡發苦，好歎氣。肝經和膽經都是五行屬木的，樹木都喜歡自由自在地向外生長，不喜歡被壓抑。**當人心情抑鬱的時候，就會使膽經瘀阻。**

活絡

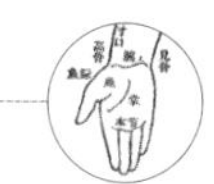

這時除了每天敲膽經外，還要調節自己的情緒，情緒愉快可以減輕膽經的瘀阻，反過來膽經通了，情緒也會舒暢，這是相輔相成的。膽經在腿部的外側，大腿那段比較好敲，但小腿那段效果較好。敲膽經時要均勻有力地慢慢敲，來回敲十來分鐘就可以。

臉色蒼白是貧血、慢性腎炎、甲狀腺功能減退等疾病的徵兆，每天必須敲胃經，按揉足三里穴；臉色發黃是脾虛的表現，要每天敲脾經，如果有時突然出現臉色變黃，則很可能是肝膽「罷工」的跡象，急性黃疸型肝炎、膽結石、急性膽囊炎、肝硬化、肝癌等患者常會發出上述「黃色警報」，這時要就診並且每天敲肝、膽經，尤其是皮膚晦暗的那種。另外我們還發現，二十多歲的小女孩，皮膚晦暗的還挺多，也就是面色無華，這是皮膚處在亞健康狀態的表現，像這樣的人，在日常生活中應該每天敲胃經。

第十章

萬病不求人

●每個人都可以成為經絡的敏感人●敲經絡能讓人的平均壽命至少再延長十年●慢性疲勞綜合症●糖尿病●高血壓●骨質增生症●胃腸功能紊亂●頸肩綜合症●視疲勞●中風後遺症的家庭護理●感冒●經痛●減肥就靠敲胃經●血管硬化●癌症●心臟病●睡眠品質不好●抑鬱症●受風寒●月經提前●生殖器起水泡、糜爛●渾濁尿●消瘦●膝關節疼痛●哮喘●頭痛●口臭●口腔潰瘍●乳腺增生●心跳快●發熱不退●近視●腎區隱隱作痛●足癬●腰椎間盤突出●膽結石●偏頭痛●牙痛●乾咳無痰●肥厚性鼻炎●焦慮●食欲不振●陽痿●白髮

每個人都可以成為經絡的敏感人

疾病的發生，來自於人類外部環境與人體內部環境的不協調和人體內環境本身的不協調。當整體環境的壓力對機體產生壓力時，人體經絡自然產生記憶，進而影響人體各部分腺體激素的分泌，從而導致體液失衡或人體內各類微量元素的蓄積和分泌量少，導致產生各類因素的疾病。

當人體致病因素緩解時，有時會調節人體經絡記憶的功能，而其他如刺激或藥物的方法又會使人體內部經絡突然變成正常，當然這是暫時性的穩定態，這一階段的平衡一旦由於某種原因而失衡就會形成惡性循環，導致疾病發生即為後期或晚期。比如一個人感冒了還吃煎炸油膩的食品導致牙齦腫痛，西醫給他消炎藥，牙齦是不腫痛了，但一不注意又復發了。這是因為感冒使大腸經堵塞了，煎炸食品產生的火趁著大腸經的薄弱就傳到牙齦上了，這時就應該敲大腸經。只要大腸經通了，牙齦腫痛就再也不會復發。

任何疾病的發病都是由於經絡阻塞而引起的。唯有從根本出發，暢通經絡，則病自然癒合。這種方法是調理整體來處理疾患，並非局部的治療，是根本性治療，簡而易懂，應用無限。

任何局部都不能離開整體而生存，局部反映整體，是整體的外在表現，因此局部單純性治療不能夠根治，唯有暢通經絡，使陰陽達到穩態，使內在動態平衡，才能夠徹底治癒疾病。只要通過暢通經絡調理整體，當然局部穴位仍應運用或消除局部暫時性病痛，則不醫眼而眼可治癒，不醫耳而耳可治癒。

一般經絡敏感的人，對於敲經絡和按壓穴位的感覺都很強烈，說明經絡敏感人的身體氣血都是很暢旺的。其實每個人都能成為經絡的敏感人，只要按照本書介紹的簡單方法去做，養足自己的氣血。沒病的人每天敲胃經，按揉足三里，有不舒服的人，通過本書對十四經的介紹，找出自己究竟是哪條經絡阻塞，每天敲該經，每個人都可以達到經絡暢通，氣血旺盛。

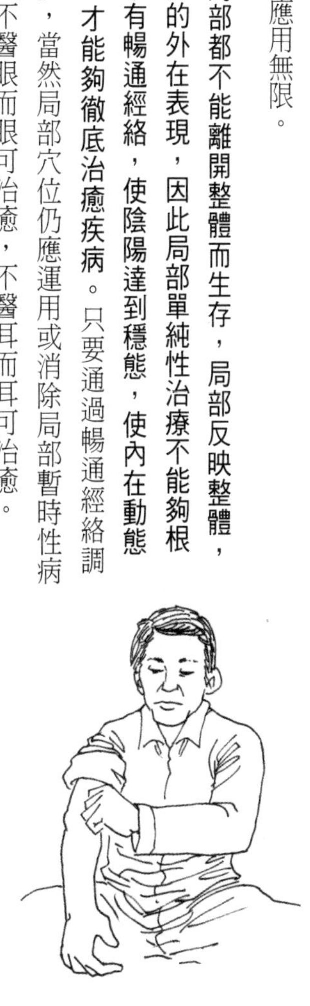

敲經絡能讓**人的平均壽命**至少再**延長十年**

你的汽車有定時維修，但你的身體有「維修」嗎？敲經絡就是給你身體最好的維修。患了慢性病，同樣能長壽健康地活到百歲的人，都是全身各個器官的同步慢慢衰老，病死的人是身體的某個重要器官不能正常工作了，如心、腦、肝、腎、肺，只要一個器官衰竭，其他器官功能再好同樣面臨死亡，真正的全身各種器官同時有嚴重的病的人很少。**就如養生的「木桶理論」所說，我們的身體就如一個木桶，是由許多塊木板組成的，缺一不可，我們壽命的長短就好像木桶盛水的多少，不是取決於最長的木板，而是取決於最短的那一塊木板。**患上了某種慢性病，也就是告訴了你身體的弱點所在，只要我們每天敲與它對應的經絡，慢慢拉長這個臟器為你身體服務的時間，你自然就能長壽。

有一次，我與一位朋友遊頤和園，坐車回來的路上，她跟我說她頭疼，那時候正是冬天，寒風颳得也不小，我認為她是有點勞累，再加上感受風寒，也可能是感冒的跡象。我想起了大腸經上的合谷穴，**合谷面口收**，意思是頭面部的疾病都可以用合谷穴來治療，我立刻幫她按揉合谷穴，她覺得痠脹舒適。按了五分鐘後，她覺得頭痛大減；再幫她敲大腸經，不到十分鐘，她就跟我說完全不疼了。接著她跟我說她經常頭疼，只要稍微累了，或睡不夠，或者感冒時都會頭痛，而且有時候吃止痛藥都不管用，這次是她頭痛止得最快的一次。我囑咐她每天敲大腸經來預防頭痛，結合敲胃經增強體質。

其實每個人都有身體的薄弱點，剛才我那位朋友的弱點就是頭部。她身體狀態一不好，邪氣首先侵犯頭部，再加上她體質不好，所以動不動就頭痛。若不理會它，年老了必定形成頭部的惡疾。有的人弱點在咽喉，一感冒或上火就嗓子疼，動不動就犯，有可能發展成喉癌，平時就該敲大腸經；弱點在肺，一感冒就咳嗽，平時該敲肺經；弱點在胃腸，一感冒就腹瀉，平時就該敲胃經——道理都是一樣的。我經常說，**自己是最好的醫生，因為自己最清楚自己的弱點在哪裡**。根據本書提供的經絡知識，你很快就知道平時該敲哪條經絡，來預防你身體上的弱處不受侵犯。

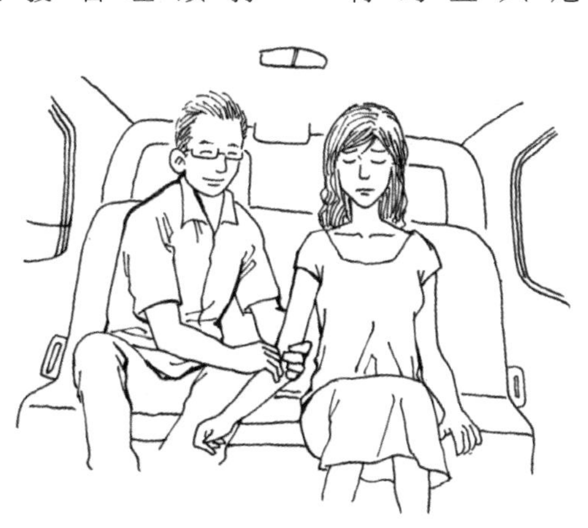

在我們的治療經驗中，我們體會到實病的人經敲經絡後穴位數值普遍下降，而虛症的人普遍上升，這充分說明敲經絡療法能使人氣血調和，經絡平衡，從而達到治病的目的。這裡舉例說明如下：

周××，男，三十七歲，胃下垂八公分，上腹部脹滿，臍部以下不脹，敲胃經前經穴測定上脘、中脘數值較高，神闕以下較低，經敲胃經後上腹部感覺脹滿減輕，經測定上脘、中脘穴位數值下降，臍下不脹部位的穴位神闕、氣海上升，而趨向平衡。

祝××，男，三十歲，胃潰瘍，肺結核鈣化，氣血兩虧，中氣不足，大便祕結，腹部無脹感覺，敲胃經後，經穴數值普遍上升。

傅××，男，四十歲，精神官能症，體質尚好，腹部脹明顯，敲胃經後，經穴數值普遍上升，腹部不脹了。

以上事實說明，敲經絡穴位，可以刺激病變器官的生命活力，達到治病健身目的。所以敲經絡可以達到與中醫藥相同的治病效果。

知名的科學家、「中國太空之父」錢學森早在二十世紀八〇年代就指出，生命科學中隱藏著一個謎，這個謎的破譯將對人類有革命性的影響，並敏銳地指出破譯的鑰匙可能就是中國的經絡學說。**讓敲經絡成為家庭保健手段，國民的平均壽命至少再延長十年；讓每個人再年輕十歲——正是本書的寫作目的。**

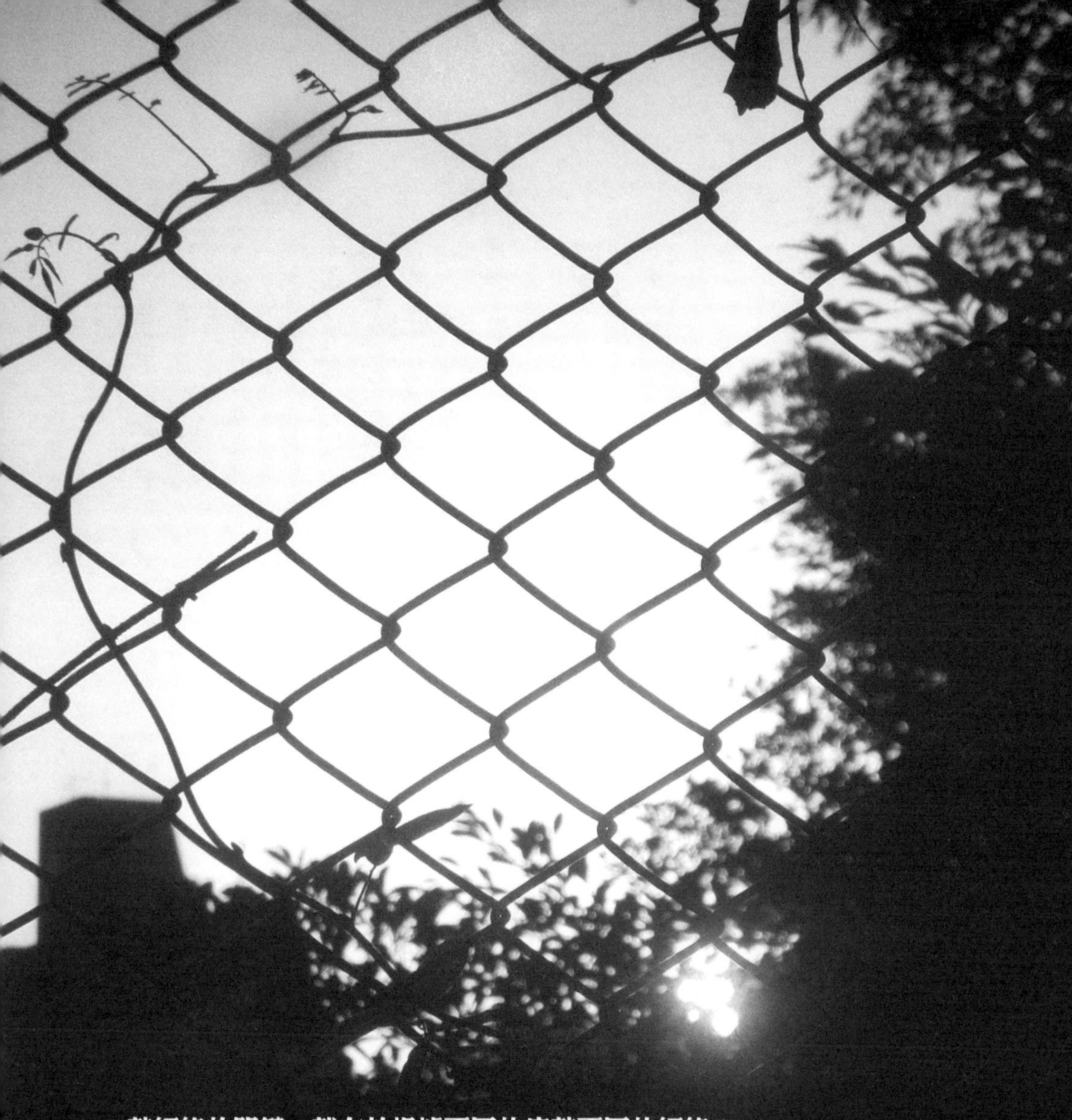

敲經絡的關鍵，就在於根據不同的病敲不同的經絡！

◎ 例如胃病就敲胃經、肺病就敲肺經等。通過敲經絡調節陰陽的偏盛偏衰，使機體轉歸於「陰平陽祕」，恢復其正常的生理功能，從而達到治癒疾病的目的。

◎ 殺滅感冒菌、殺滅癌細胞、哪裡壞了就割掉它等醫療方式，是西方醫學對疾病採取的主要手段。其實我們的身體從上到下，從裡到外，各個部位可能都有細菌病毒——因為我們呼吸的是大自然的空氣，喝的是大自然的水；大自然給了人生存的權利，同樣也給了細菌病毒生存的權利，存在的就是合理的，那麼為什麼我們沒得病呢？大腸裡也有很多細菌，當菌群正常的時候還可以幫助我們消化食物，當菌群失去平衡就會產生疾病，所以說，我們是可以和這些細菌病毒和平共處的。

◎ 什麼時候得病，不僅僅是細菌病毒多少的問題，更重要的一個致病關鍵是：你自身的狀態，是不是給致病因子創造了生存發展的條件。這是一個很重要的問題。

慢性**疲勞**綜合症

人為什麼會產生疲勞感？主要是因為經絡不通，就像一個本來很明亮的燈泡，把通電電線的電阻增大，燈就會暗下來，當你把電阻撤掉，燈馬上又明亮起來了。敲經絡就能把你身體上的「電阻」撤掉。人們在工作、學習、運動、旅行中經常會出現筋疲力盡、勞累不適或肌肉痠痛等現象，就是由於肌肉疲勞導致經絡阻塞，產生了經絡「電阻」，經絡阻塞反過來又會加重疲勞。所以最好的解除疲勞的方法就是**敲胃經及按揉足三里穴位**。

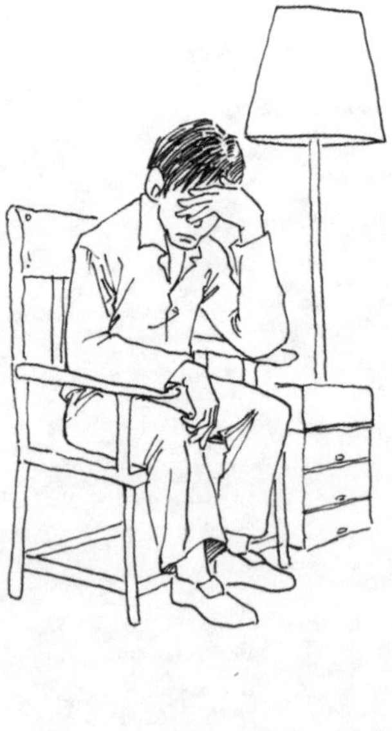

最好的解除疲勞的方法就是敲胃經和按揉足三里

糖尿病

人們普遍認為糖尿病是一種終身疾病，其實大部分糖尿病或其併發症都是可以避免的，早預防、早治療是防治糖尿病、遠離併發症的關鍵。敲經絡是最好的預防手段，根據人體的不同體質敲不同的經絡，效果最好。

糖尿病是體質因素加之多種環境因素引起的，以內熱傷陰為基本病機特點，日久可致氣陰兩虛、陰陽兩虛、絡脈瘀結，以多飲、多食、多尿或尿有甜味、疲乏少力或消瘦為典型表現的病證。病因方面，體質因素是發病的內因，飲食失節、情志失調、勞倦內傷、外感邪毒、藥石所傷等環境因素是發病的外因。從人的體質易感性來分析，胃經亢奮體質（胃熱體質）的人——就是指很容易餓、吃得很多的人，和腎經虛弱體質（腎虛體質）的人——就是指身體虛弱、很容易感覺疲倦的人，最容易得糖尿病，平時應該分別敲胃經和腎經來預防。肝經亢奮體質（肝旺體質）的人——就是指愛發脾氣或有高血壓的人，和膽經堵塞體質（肝鬱體質）的人——指愛生悶氣、老悶悶不樂的人，也較易發生糖尿病，平時應該分別敲肝經和膽經來預防。脾經虛弱體質（脾虛體質）的人，指消化功能不良的人，有時也可發生糖尿病，可以平時敲脾經來預防。根據不同體質敲不同經絡對預防糖尿病有很好的效果。

我曾在門診遇到一位五十多歲的中年婦女來檢查自己是否得了糖尿病。其父母是糖尿病患者，已經去世了，兩個哥哥、一個妹妹全都已經患上了糖尿病，她家就

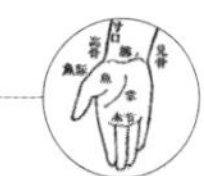

是糖尿病的遺傳體質。查了空腹血糖是122 mg/dL，餐後二小時血糖191 mg/dL，徘徊在糖尿病的邊緣。經過分析她就是胃熱體質的人，於是我囑咐她在家每天敲胃經，以及注意生活習慣。兩年後，她來複檢，一點都沒有患糖尿病的跡象，每次來檢查空腹血糖都在108 mg/dL左右，而且比以前更健康了。所以敲經絡可以逐漸地改變人的易感病的體質，使機體狀態趨於陰陽平衡。

傳統中醫沒有糖尿病的名稱，但對其症狀的認識已有兩千多年了，《黃帝內經》的**消渴症狀**就是糖尿病的症狀，並以上、中、下三消為其病因。歷代對三消的理解不太一致，我比較認同**心肺為主因是上消，脾胃為主因是中消，肝腎為主因是下消**的說法。因為心肺、脾胃、肝腎的功能異常是導致內分泌失調的根本原因，這和現代醫學的內分泌失調學說是相通的，是中西醫的共同點。事實上，通過控制糖尿病人的飲食和敲經絡，是可以有效控制和治癒糖尿病的，並可解決視物模糊、多飲多尿、手足麻木等糖尿病症狀。

糖尿病者典型症狀表現為：**口渴、多飲、多尿、多食和消瘦（體重下降），常常稱之「三多一少」**。糖尿病是因尿液裡的糖分高於正常人而得名，古代人就看尿在地上會不會引來螞蟻來診斷糖尿病。迄今為止對糖尿病的診斷都以血糖和尿糖的測試指標為依據。現普遍採用血糖指標，分為三度：

I度：空腹血糖135~153 mg/dL。I度多在中年後發病，症狀輕微或缺，如無合併症，主要敲心經和肺經。分別敲手臂陰面的靠小指那條線和靠拇指側那條線。

II度：空腹血糖154~225 mg/dL。II度可發病於任何年齡，有「三多一少」症狀，多尿、多飲、多食和消瘦，可伴有合併症，主要敲脾經和胃經。分別敲小腿的內側線和外側線。

III度：空腹血糖大於225 mg/dL。III度的發病年齡較輕或發病多年後加重，可出現多種併發症，主要敲肝經和腎經。敲腿的內側線。

在多種致病環境因素之中：過度喝酒，過食大魚大肉等肥膩的食物，內生濕熱、痰熱傷陰；**過食辛辣煎烤的東西**，內生積熱傷陰；**加上平時不控制自己的情緒，老生氣**，氣鬱化熱傷陰，五志化火傷陰——在糖尿病發病中最為多見。所以糖尿病患者除了每天敲所需的經絡外，還要養成本書介紹的飲食有節的生活習慣。並不是得了糖尿病就不能再享受美食了，而是說在享受美食的同時，要及時測量血糖，在血糖穩定的情況下改善一下飲食。當血糖不穩定或偏高時，飲食控制非常重要，不得馬虎。得了糖尿病，飲食最要注意，要少吃主食，每頓只能吃一百克主食，少吃含澱粉量高的食物，包括馬鈴薯、地瓜等；以吃蔬菜為主，肉可以適當吃一點；禁甜食。

糖尿病本身並沒有生命危險，它主要的危害是對臟器的損害。由於血中的糖分沒有轉化為能量，血中的糖分很高；而心臟送出來的血液，要經過大動脈、中動脈、小動脈，流到全身的毛細血管，然後又經過小靜脈、中靜脈和大靜脈，再返回心臟。血液按這個順序旅行，一小時內可循環一百八十圈，一年是一百五十七萬六千八百萬圈，如果一個人活到八十歲，血液會在體內循環一億二千六百一十四萬四千圈。可見，人體的血管擔負著如此大的重任。想像一下讓臟器長期浸泡在糖水中，對血管和臟器的損害會有多麼大吧。

糖尿病作為人類健康的疾病殺手之一，在治療上多採用長期服用降糖藥與注射胰

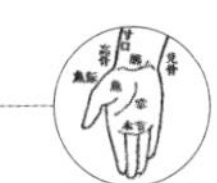

島素的方法進行治療，但效果依然不理想，同時給患者造成了極大的經濟負擔與痛苦。而採用敲經絡的方法治療糖尿病，不僅可以加強脾、胃經脈的氣血運行，改善胰島功能，增強機體糖代謝能力，而且對實現緩解疾病症狀、降低血糖、消滅尿糖也起到了良好作用。

敲經絡防治糖尿病，是根據我國傳統醫學經絡、陰陽理論的一種治療糖尿病的獨特療法。眾所周知，刺激經絡穴位，由於經絡的傳感作用，可以使許多疑難雜症緩解、治癒。而通過敲經絡這種長期良性的刺激，可對經絡臟腑起到調整作用，加強機體正常的新陳代謝，從而使人體組織恢復到最佳狀態。機體恢復正常生理功能，「正氣存內，邪不可干」、「陰陽平衡，百病皆癒」，這就是敲經絡治癒糖尿病併發症的理論根據所在。

中老年人患糖尿病多半是飲食過量、運動不足及肥胖所致，而限制飲食量，減少體內多餘的脂肪囤積，即是防治之道。不過，糖尿病患不適合劇烈運動，因為運動過度可能引發低血糖，甚至造成嚴重的低血糖昏迷，有致命危險。所以在敲相應經絡的同時，走路是最適合糖尿病患者的運動。走路可把貯存在肌肉中當做能源使用的葡萄糖消耗掉，有助於降低血糖值。

美國醫學界研究發現，每天走路一小時，對第II型糖尿病人有百分之五十的預防效果。所以有糖尿病的人要養成飯後百步走的習慣，飯後不能馬

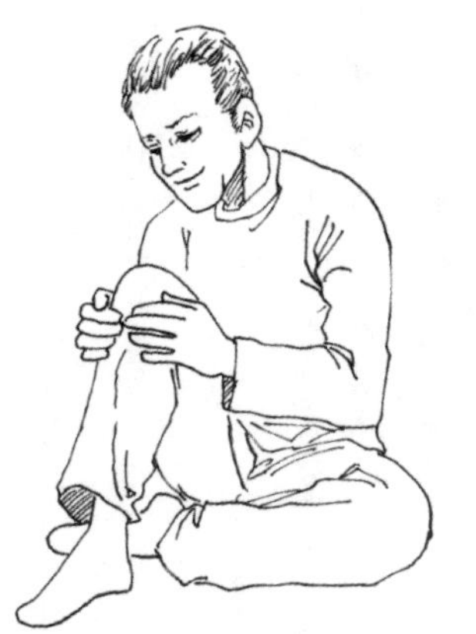

根據不同類型的糖尿病，敲經絡是穩定的最好手段

上坐著甚至睡覺，至少也要慢走三十分鐘，再配合本書的敲經絡，逐漸地你會發現血糖慢慢降下來了。另外走長路時要隨身攜帶無糖小點心，以防血糖過低。

高血壓

曾聽一位西醫醫生說，他以前有高血壓和心臟病，每年都要吃一堆小山一樣多的藥。後來他開始學中醫，雖不懂其中深奧的理論，但知道合谷與足三里是保健要穴，於是每天沒事就按揉這兩個穴位。逐漸地，減少藥量也可以控制血壓了。堅持按揉幾年之後，血壓下來了，心臟病好轉了，不用再吃瓶瓶罐罐的藥了。用按揉穴位代替吃藥，這對一個人的健康有何其重大的意義。大家都知道西藥有很大的副作用，長期吃也只能控制疾病，而對肝腎的損害，是西醫無法迴避的問題。

實際上，按揉合谷和足三里只是增強體質的方法，可以間接調理高血壓。而治、防高血壓的更直接的方法就是小腿內側的敲肝經和腎經。

高血壓多發生於腦力工作者，腦力工作者長期精神緊張，又缺乏運動習慣。而且高血壓是一種世界性疾病，是全球流行最廣泛的疾病之一，世界各地患病率高達百分之十～二十。在中國，高血壓患者到二〇〇六年已超過一億。

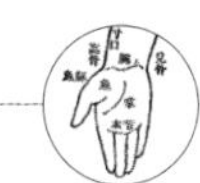

此外，高血壓所帶來的併發疾病也是不容忽視的，其中最主要的併發症有這麼幾類：第一類就是**腦出血**，也是最常見的，高血壓達到一定程度不治以後，往往引起腦出血；第二類就是**腦梗塞**，是和腦出血相對應的一種疾病，以腦血管梗塞為特徵；第三個就是**心臟疾患**了。得了高血壓後，這些併發症都有可能發生，儘管全世界的醫務工作者與科研工作者都在對高血壓費盡腦筋進行研究，想辦法遏制高血壓病的發生和發病後的進程，但是高血壓的併發症仍然在不斷增加。

既然高血壓有那麼大的危害，有那麼多併發症，那得了高血壓的人又該怎麼辦呢？檢查出患有高血壓病的人應自己在家配備一台血壓計，經常測量血壓，並注意觀察睡眠、飲食、情緒等變化，特別是情緒變化，長壽老人都是心怡氣靜，而有病老人則多氣躁神疲。

當血壓上下波動時，要找出規律；當血壓波動明顯，又難以控制時，要及時服用降壓藥控制它；**當它只和你處於一種相對平衡的對峙時，你就不必服藥，並通過積極敲經絡和本書介紹的科學的生活習慣使自己強壯起來**。當然，自我感覺良好的同時，也不可放鬆對血壓的監控。

說到底，有高血壓的人就是要對血壓進行降壓治療，這對防止中風有重大作用。通過降壓治療，**中風**機率可以減少大概百分之四十；同時，**冠心病**的發生率也會減少百分之二十左右；還可將**心血管疾病**的死亡率減少大概百分之二十。因此，得了高血壓，就要立即治療，降低、控制自己的血壓，才會防止上述疾病的發生。在傳統的治療方法上，西醫的建議是終生治療，而且每天都要吃藥，但通過這種方法治療，依然不能有效地控制與治療高血壓，這不僅給個人帶來疾病上的痛苦，而且還給家庭帶來醫療費用上的沉重負擔。**那麼有沒有不用終生服藥的治療呢？答案是：有。就是敲經絡**。中醫經絡學說認為，高血壓發病的原因是經絡失控引起肝陽上亢和腎氣陰虛。既然如此，只要通過敲肝經和腎經，使血氣暢通，使失控的經絡恢復其調控作用，達到高亢的肝經陽氣下降，心情平和，同時腎陰逐漸充實，陰升陽降，實現陰陽平衡，血壓自然下降。因此我們給您的建議是，只要堅持每天敲肝經和腎經，同時操作方法得當，加之良好的心情與合理的膳食，不用多久就可實現治療高血壓的作用，重新恢復健康的體魄。除了敲小腿內側的肝經和腎經，還有**捏頸後肌肉**，手向後伸就能捏到——幾乎所有的經絡均直接或間接地與頸項發生關係，有數十個重要的腧穴在頸項部分布，形成了一個相對獨立的人體全息胚——也可達到降低血壓的作用。

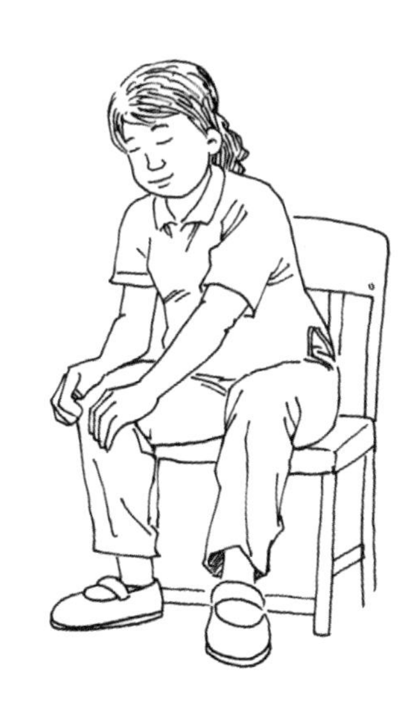

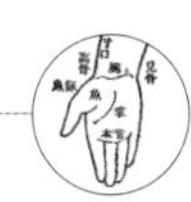

骨質增生症

骨質增生，嚴格說來不是一種病，而是一種生理現象，是人體自身代償、再生、修復和重建的正常功能，屬於保護性的生理反應。單純有骨質增生而臨床上無相應症狀和體徵者，不能診斷為骨質增生症。只有在骨質增生的同時，又有相應的臨床症狀和體徵，且兩者之間存在必然的因果關係，才可診斷為骨質增生症。

骨質增生是中老年的常見病和多發病，四十歲以上中老年人發病率為百分之五十，六十歲以上為百分之百，也就是說，**每個人進入老年階段都將罹患此病**。而且，近年骨質增生發病趨向年輕化，三十歲左右青年患有骨質增生的已為數不少。

骨質增生症屬中醫的「痺證」範疇，亦稱「骨痺」。中醫認為本病與外傷、勞損、瘀血阻絡、感受風寒濕邪、痰濕內阻、肝腎虧虛等導致的經絡阻塞有關。

中醫認為「**腎主藏精，主骨生髓**」，若腎經精氣充足則身體強健，骨骼外形和內部結構正常，而且不怕累，還可防止小磕小碰的外傷。而「**肝主藏血，主筋束骨利關節**」，肝經氣血充足則筋脈強勁有力，就像優質的橡皮筋，休息鬆弛時可保護所有骨骼，充實滋養骨髓；又像NIKE的護踝護肘，生活運動時可約束所有骨骼，避免關節過度活動屈伸，防止關節錯位、脫位。**若腎經精氣虧虛，肝經氣血不足，就會造成骨髓發育不良甚至異常，更厲害的會導致筋脈韌性差、肌肉不能**

豐滿健碩。沒了營養源泉，既無力保護骨質、充養骨髓，又不能約束諸骨，防止脫位，久之關節在反覆的活動過程中，便會漸漸老化並受到損害而過早過快地出現增生病變，所以防治骨質增生就要常敲肝腎兩經。

骨質增生是腎經所主的範圍，腎經起點在足底。中醫認為熱則行，冷則凝，溫通經絡，氣血暢通，通則癒也。通過經絡系統的調節可以起到糾正臟腑陰陽、氣血的偏盛偏衰、補虛瀉實、扶正祛邪等作用。**敲腎經及熱水泡足可產生溫通經絡、行氣活血、祛濕散寒的功效，從而達到補虛瀉實，促進陰陽平衡的作用，不失為預防和輔助治療骨質增生的好方法。**

說到骨質增生，不禁讓我想起了中醫名家劉力紅在《思考中醫》中所舉的例子——《本草綱目》中談到白朮，李時珍引了張銳《雞峰備急方》的一則案例：「察見牙齒日長，漸至難食，名曰髓溢病。用白朮煎湯，漱服即癒。」這個病例講的是有一個人牙齒越長越長，長到不能吃東西的程度，這種病叫作髓溢病，用白朮熬成湯，拿藥水漱口，沒多久病就好了。看到這個病例，你的第一感覺是什麼呢？我想很多人會不相信。牙齒長到一定程度就定型了，怎麼會越長越長，以致進食都困難呢？這太離譜了。即便有這個髓溢病，牙齒那麼堅硬的東西，怎麼用白朮漱漱口就能縮回去呢？簡直太不科學了。

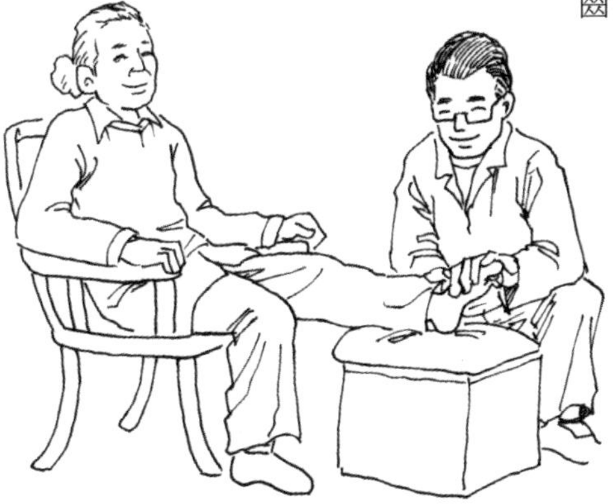

活絡

骨質增生嚴格說來不是一種病，而是一種生理現象，敲腎經及多用熱水泡足就能治好

中醫認為牙齒為骨之餘，由腎所主。腎主骨生髓，骨與髓就是一碼事。牙齒每天變長，就好像是髓滿了往外溢一樣，所以叫髓溢病。現在我們要考慮的是牙齒為什麼會日漸生長，髓為什麼會往外溢。這一定是約束骨、髓的系統出了問題。

骨、髓由腎所支配，腎是藏水用的，故骨髓也屬於水類；明白了這層關係，按中醫五行學說，土剋水，就知道對骨、髓的約束功能是由土的系統來完成的。現在土系統出了問題，土虛了，當然就會發生水溢，當然就會發生髓溢。髓溢了，牙齒自然會日漸變長。而白朮是健脾的中藥，脾五行屬土，用白朮來補土，就能制水了，繼而控制髓溢、治牙長，就是十分簡單的事了。繞了半天，其實是說明在古代就已有用健脾強腎的理論來治骨質增生的案例，並且療效不錯。

李時珍還用白朮煎湯成功治癒足跟痛患者，讓患者浸泡足跟，每日兩三次，每次二十分鐘。沒用幾天，患者疼痛大減，足跟能夠落地行走了，堅持近一個月治療，病痊癒了。

從以上病例就可以推理到敲經絡治療骨質增生也會遇到同樣的問題，肝經是治療骨質增生的常規首選經絡，但若敲肝經沒有效果，就說明是土系統出了問題，土虛了，當然就會發生水溢，那就改為**敲脾經**，敲脾經與白朮泡腳是一個道理，都是補土。

除了常敲經絡，平時還要注意避免長期劇烈運動。毫無疑問，外傷是造成人體組織增生的重要因素。人體有了外傷，其外傷部位的軟骨組織同樣會受到傷害並有可能導致軟骨組織的病變或壞死，致使骨端裸露而增生。

走路是預防骨質增生症的主要舉措。這是因為關節軟骨的主要營養來自於關節液，而關節液只有靠「擠壓」方能進入軟骨組織中，促使其吐故納新，進行正常的生理性新陳代謝。走路可以加強關節內部腔內壓力，有利於關節液向軟骨部位的滲透，以減輕、延緩關節軟骨組織的退行性病變，以達到預防骨質增生症的目的。要注意應避免做以兩條腿為主的下蹲運動，祝總驤主編的《特效三一二經絡鍛鍊養生法》提倡下蹲運動，我不認同，因為下蹲運動對於老年人膝關節來說摩擦力太大，易於使骨刺形成，骨刺刺激關節囊，很容易引起關節腫脹。

要注重日常飲食，平衡人體營養的需要。有關專家認為，陰陽平衡，氣血流暢是人體進行正常生理性新陳代謝的基礎。人體正氣虛弱，經絡不暢，勢必導致氣血凝澀而成病變。例如，長期不食含碘食品或製品，就會患大脖子病（其本質為繼發性增生），缺鈣會導致骨質疏鬆症（骨質增生的一種）等。

此外還要預防寒涼。《黃帝內經．痺論》：「風寒濕雜至，而為痺也……以冬遇此病為痺也。」所以愛美的女士在冬季秀美腿時可要注意了，美麗凍人可是有代價的哦，不如多溫經修身為好。

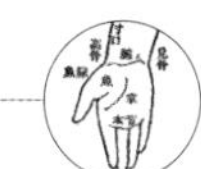

胃腸功能紊亂

我這裡所說的胃腸功能紊亂包括現在我們常見的一些胃腸疾病，比如胃潰瘍、消化不良、腹脹腹瀉、便祕等由於胃腸功能失常所導致的一些病症。說是「病症」，是因為像「腹脹」有可能是多種原因引起的一種不適感。症狀和疾病之間並不是一對一的關係。

先說胃潰瘍吧，可能大家對這個並不陌生，很多廣告經常說能夠根治胃及十二指腸潰瘍。從現代醫學上講，胃潰瘍是由於ＨＰ幽門螺旋桿菌的感染所致，但是從養生保健和容易導致發病的日常習慣來講，則應該是不規律和不科學的飲食習慣所造成的。現在講科學飲食的書和講座確實很多，但是看了之後讓人感覺自己沒有辦法再吃下去了，吃什麼好像都不科學，而且它們相互矛盾，不知道應該聽哪個人的。

其實保健養生最重要的是「相當」。有句話叫做「過猶不及」，它的意思就是說「過」和「不及」都不好，做事是這樣，吃飯也是一樣，多了和不夠都不是我們真正需要的。**簡單地以一頓飯來說，不能只吃半飽，也不能吃得發撐，這樣對我們的身體都不好；然後就是飯菜的搭配，葷素、鹹淡搭配得合理了，沒有偏頗就是好的飲食搭配，其實飲食上的養生就是這麼簡單。**我們常說「缺什麼補什麼」，但是什麼時候才知道身體內缺東西呢？等到發現了不正常時就已經發病了。如果我們能夠在平時的生活中養成良好的飲食習慣，並且堅持一些保健的方法，那麼我們就能「防患於未然」，達到「治未病」。

胃及十二指腸潰瘍其實是兩個部位的病，但是由於生理位置上的連接，所以經常合併來稱呼。那麼如何區分它們呢？很簡單，胃潰瘍的疼痛、吐酸、打嗝，一般發生在飯前飢餓時，十二指腸的潰瘍則發生在飯後。

如果已經得了病，該怎麼運用經絡腧穴來進行自我保健治療呢？

首先，**按揉足陽明胃經**。前面我們已經說過胃經在調節胃腸功能方面的作用了，這裡具體講一下，在循經按揉時重點從腹部到小腿進行推捋、按揉，反覆操作，先疏通一下胃經的經氣，使其氣血貫通，然後再重點點揉穴位，尤其是**足三里**，點揉二～三分鐘，然後再順著胃經在腹部的循行路線按揉。

接著**摩腹**，**就是用手掌在腹部進行反覆的環形摩挲**，力量要輕，一般的方向應該是順時針方向。飯後一個小時左右開始操作，起碼要摩腹十五分鐘左右。而且這個很方便，不管是走路或者坐著看電視都不影響。

當然還有很重要的一個方面就是要**飲食合理**，**要少吃多餐**，**少吃油膩煎炸的食品和一些難消化的食品**。本來人的胃腸發生潰瘍以後，人體的胃腸功能就已經很弱了，再暴飲暴食或者吃些對常人來說已經是難消化的東西，對胃腸道來說無疑是雪上加霜。

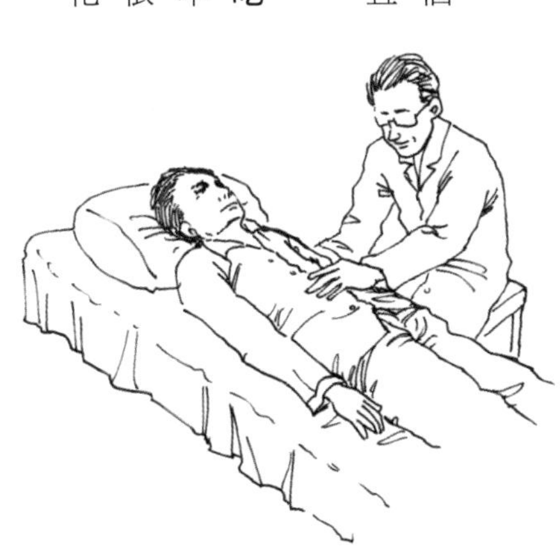

腹脹：有的腹脹是由於便祕腸道蠕動減慢，下面堵著不走，上面當然就會發脹了，嚴重的還會伴有噁心、有時想吐的感覺。這時候要做的就是摩腹。準確地說是**大摩腹**，從右下腹開始，順時針，向上到肋骨緣，向左推，到肋骨緣，然後向下走到左下腹，然後向右回到右下腹。從胃腸道的走向來講，剛好是從升結腸→橫結腸→乙狀結腸→降結腸→直腸，這也符合腸道內的廢物正常向下排的順序。我在臨床中見過這樣的病人，沒有便祕，但就是腹脹，對此治療基本的操作就是摩腹，每次二十分鐘左右，病人反映效果挺好的。摩腹時力量可以稍稍加大些。然後點**足三里**等穴位，從體表相當於胃的位置向下推捋，由上向下反覆操作。

便祕腹瀉：把便祕和腹瀉放在一起是因為它們都是排便的異常情況，但是治療起來其實是剛好相反的。先說腹瀉，腹瀉的症狀是每天排便的次數多於正常，而且是以大便變稀為主，同時可能伴有腹痛。成人可能還可以撐得久些，小孩兒腹瀉的話很快就會導致脫水，這就很嚴重了。

腹瀉時應該採取綜合方法來治療，單純吃止瀉藥是不好的，因為只有針對病因治療才可能徹底治癒，當然危急的時候除外了。一般的腹瀉可以摩腹，加上點穴，最好能夠加上艾灸。艾灸的效果是非常好的，尤其對那種受寒引起的拉肚子。首先要調節飲食，要少吃多餐，因為腹瀉的時候，胃腸蠕動太快了，一般吃進去的食物根本得不到充分的消化就排出去了。這個時候消化功能是相對減退的，吃得太多肯定消化不了，反倒增加胃腸的負擔。一般來講腹瀉屬於人體自身的一種自我保護機制，產生腹瀉說明體內有些胃腸道不能消化掉的或是消化不掉的東西，或者是不潔淨的東西。如果你去醫院看大夫，他們也會問：是不是吃了不乾淨的東西啊？所以說，輕微的腹瀉其實對人體並沒有什麼大的危害，只是把一些對人體沒有用的東西排出去。

再來說說具體的治療方法。首先，**摩腹**，這個時候的摩腹就不能像治療便祕和消化不良那樣了，應該從左下腹逆時針向右下腹做，進行反覆的摩挲，直到感覺腹部有一種暖暖的溫熱感產生。然後按揉幾個重點穴位，**足三里**、**天樞**，以及沿天樞所在直線上下按揉摩擦，即摩、**擦胃經**。然後艾灸**足三里**、**兩側天樞**，**還有關元**、**氣海**。關元有溫陽的作用，而氣海能夠補氣，氣在中醫理論裡面有「固攝」的作用，固攝作用強大了，當然就能夠制止泄瀉了。而天樞是大腸的募穴，在調整腸功能方面效果很好，而且艾灸時它能夠祛濕，這在夏秋季節的腹瀉中是非常重要的。因為春冬季節尤其是冬季，受寒引起的腹瀉多一些，但是在夏秋季節常常有「濕」，容易出現反覆發作、時好時壞、病程纏綿難癒等特徵。這個時候一定要加上艾灸天樞，還有脾經的陰陵泉。

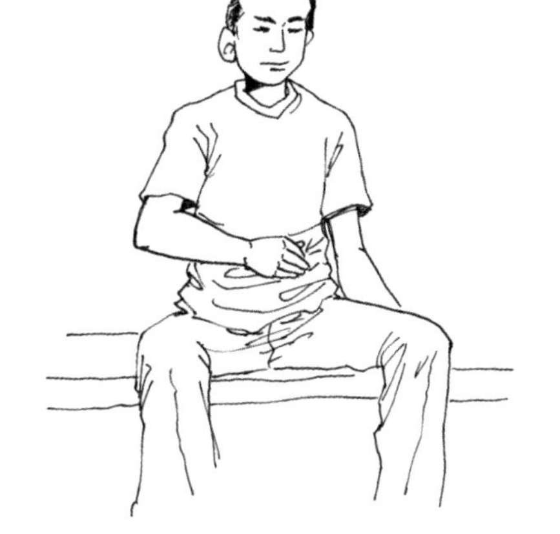

摩腹法

便祕：記得以前上中藥課時老師講了一個實例，她帶學生下鄉義診時，一位學生說肚子有點疼，當時沒有引起重視，就隨便給了點止痛的藥。結果兩天後發現那位學生有點不正常，好像是腦子不太清醒似的，自己走在街上嘴裡念念有詞，學生拉她時發現她的力氣很大。後來就給這個學生用了瀉下劑中的「大承氣湯」，通腑之後什麼症狀都沒有了。當然這已經是很嚴重的便祕了，達到了《傷寒雜病論》中所說的「陽明腑實症」。

便祕可以引發好多病症，痤瘡粉刺、黃褐斑，還有痛經。對此病的治療首先要從飲食習慣上進行相應的調整。雖然各人的飲食都有偏愛，但是我們一定要講究「度」的問題，堅持吃一些粗糧和粗纖維的食物和蔬菜。每天都應該喝一定的水，當然這裡是指白開水，而不是茶或者其他飲料，如果在你覺得口渴的時候才想起喝水，那就表明你的體內已經缺水了。而且空腹的時候不要喝茶，因為它裡面所含的酸能夠減慢胃腸蠕動，所以空腹飲茶對治療便祕是沒有好處的。最好堅持每天早起先喝一杯溫開水，如果便祕嚴重的話可以加上一點點鹽，但是不要每天的水裡面都加鹽，因為這樣會加重腎臟的負擔。最好養成良好的排便習慣，每天都在差不多相同的時間排便。

這些都是日常應該注意的一些小環節，但是它們對人體卻是有很大影響作用的。當然還有一些經絡俞穴的應用，首先就是每天點揉**足三里和天樞**，每穴每次二～三分鐘；還有就是進行大小摩腹，**小摩腹就是我們所說的沿著腸道循行進行的摩腹**，便祕時一定要順時針方向，從右下腹向左下腹摩，力量可以稍微加大一些。

老年人也經常會便祕，有的是因為年老體虛，氣血虛弱。這個時候可以配合一些中成藥的服用，比如五仁丸。如果是經常感覺口渴可以加點脾約丸或者買些枸杞子堅持泡水喝，除了滋陰還能明目作用。如果伴有身困體乏、無力等感覺的，可以吃點補中益氣丸。

頸肩綜合症

頸肩綜合症，又稱頸肩疲勞綜合症，可以說它是一種現代病。隨著辦公條件的現代化和通訊工具的改善，人們可以用電腦、電話和傳真等來代替原來的工作方式，所謂「運籌帷幄，決勝於千里之外」，但是這也減少了人們活動的機會。很多人幾乎整天坐在辦公桌前和電腦前面，久而久之，肌肉關節軟組織得不到運動。**而且經常一個姿勢保持很久，造成部分肌肉長期緊張，得不到應有的休息；另外一些卻長期休息，得不到運動，本來的相互協調變得不再協調。**

長期伏案工作或者在電腦前工作的人，會經常感覺頸肩部發緊、發困、發痠、發僵，有時甚至整個後背都有那種感覺，很不舒服。這樣下去，別說是工作效率，連身體素質也一塊兒下降了。這時不妨敲**小腸經**，小腸經又叫**肩脈**，是敲手臂陽面靠近小指的那條線。再配合一點不需要任何工具的肌肉運動，你會發現那些不舒服的感覺會一掃而光。

首先，沿著**手三陽經**（**大腸經**、**三焦經**、**小腸經**）按揉、推捋和拿捏。因為手三陽經的走向是從手走頭，循行的路線經過頸肩部，所以循經按揉拿捏可以很好地疏通這些經的經氣，放鬆沿行的肌肉等軟組織，消除肌肉的僵硬感。

其次可以點揉穴位：**曲池**有通經活絡的作用；然後就是**肩井**，按壓肩井可以很好地緩解頸肩部的肌肉緊張；還有**天宗**，點揉天宗能夠放鬆整個肩胛部的緊張感和

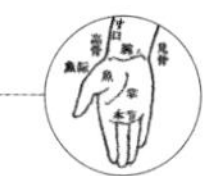

疲勞感。如果方便的話，最好兩個人再相互推一下背部，基本上是沿著**足太陽膀胱經**的循行路線由一側從上到下推，然後從對側從下向上按摩，力量可以由輕到重。注意從上往下推時力量可以加重，從下往上按摩時力量一般不需太大。這樣反覆操作五分鐘左右，就能感覺到整個背部有一種溫熱感直透到皮下，肌肉緊張造成的痠痛感覺很快就消失了。

還有一些簡單易行的鍛鍊方法：

第一，緩解頸部痠痛的方法：坐位或站位，上身保持正直，然後雙手的食指、中指、無名指指尖相對，按在頸後正中線上，從上到下依次進行。手指用力向前按，頭向後仰，也就是相對用力。這樣反覆做二～三次，能夠很快消除長時間低頭所造成的頸部痠痛僵硬感。

第二，緩解肩部的僵硬感：身體站直，雙手下垂放在背後，胳膊伸直且雙手相扣，然後肩關節做向前向後的運動，或者雙手自然下垂，肩關節做環轉運動，這樣做可以緩解肩部的緊張感和肌肉僵硬感，前一種方法可以連同肩胛骨及其周圍的肌肉一

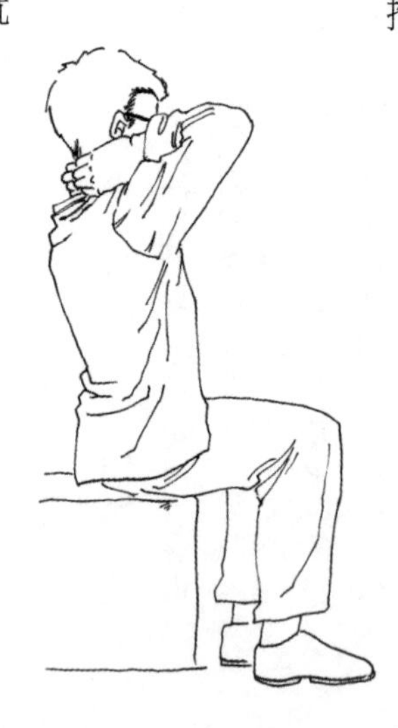

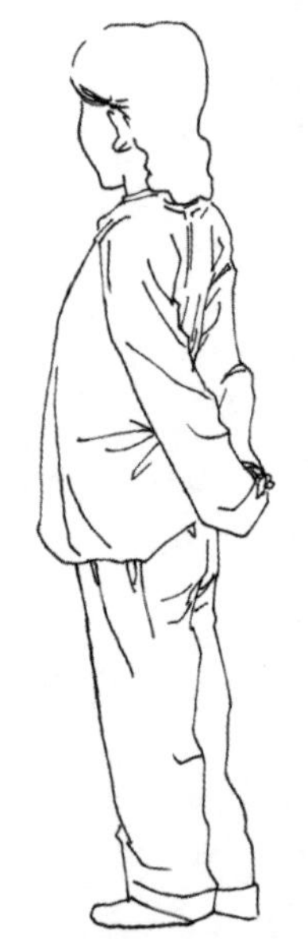

右圖：頸肩綜合症治療法1
左圖：頸肩綜合症治療法2

併放鬆了。

第三，緩解腰部僵硬的方法：長時間坐位，起來後常常會覺得腰部痠疼、僵硬，有些人說，感覺像不是自己的腰。這時很多人會習慣性地站起來捶捶腰，或者轉轉腰。其實還有一種方法：一手放在背後腰部，一手放在前額，下肢站直，上身向後仰，別看做起來很簡單，效果可是一點都不簡單。如果是回到家的話，還可以做「**燕兒飛**」：平趴在床上或者一個平坦的板上，雙手背在後面，一手抓著另一手的手腕，然後雙腿向上彎曲，同時上身向上抬，這個動作看似簡單，其實好多人上身只能抬起一點點。這樣做幾下就能感到整個背部的肌肉都放鬆了，簡單而有效。

視疲勞

這裡說的視疲勞，當然不是所謂的審美疲勞和視覺疲勞，而是那種由於長時間看書或長時間看電腦、電視導致的眼睛痠脹痠疼、視覺模糊。雖然現在有這樣那樣的滴眼液以及種種治療儀器等等，但是這些方法要麼效果不明顯，或是太麻煩。

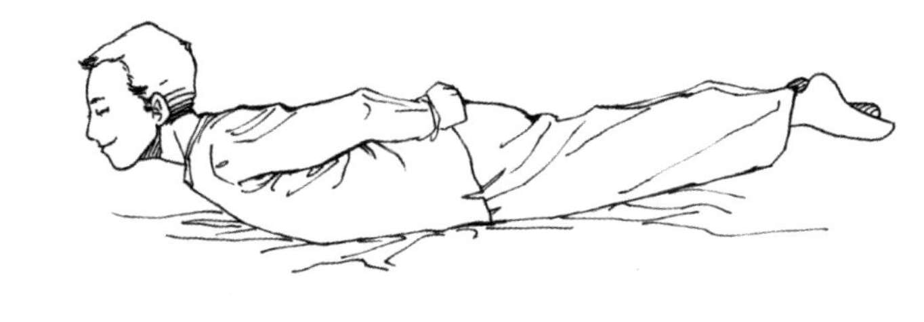

頸肩綜合症治療法3「燕兒飛」

所以要想保持眼睛的健康，不如做些日常的維護。

有些人嫌做眼保健操太麻煩，其實算一算做下來也就幾分鐘的時間，每天抽幾分鐘來保障眼睛的健康恐怕是再划算不過的了。如果真是覺得保健操太麻煩的話，那就簡單地點按某些穴位，同樣能達到效果。首先，把兩手掌搓熱，然後迅速把掌心放在眼睛上面，然後就開始點穴：

⑴**睛明**，兩眼微閉，雙手拇指分別點在兩側的睛明穴上，向內上方點，眼睛會產生比較強烈的酸脹感，不要放手，堅持一～二分鐘，手指應該一點一放；然後點⑵**承泣穴**，它位於眼球和眼眶的眶下緣之間，當平視前方時瞳孔的正下方，可以用中指進行點揉，也可以把食指屈曲用指間關節來點揉，同樣能產生較強的痠脹感，這都是點穴時正常的感覺；然後可以接著點⑶**四白穴**，四白穴位於承泣的正下方，在眶下孔凹陷處，就是當你沿著瞳孔所在直線向下找時，在眼眶下緣稍下方能感覺到一個凹陷，這就是四白；還有⑷**絲竹空**，它在眉梢的凹陷處，沿著眉毛向後摸就能感覺到。點穴時要把力量加到能夠使局部產生痠脹的感覺，然後在力量不減輕的情況下開始做環形的按揉。

在眼周的幾個穴位操作完後，一定要點揉一下⑸**風池穴**。尋找風池穴時，可以從頸項部開始，沿著頸部兩側的肌肉外側緣向上推，當推到顱骨時能感到在隆突的下方的凹陷，這就是風池的所在。找到之後可以雙手四指朝上，拇指朝下，用拇

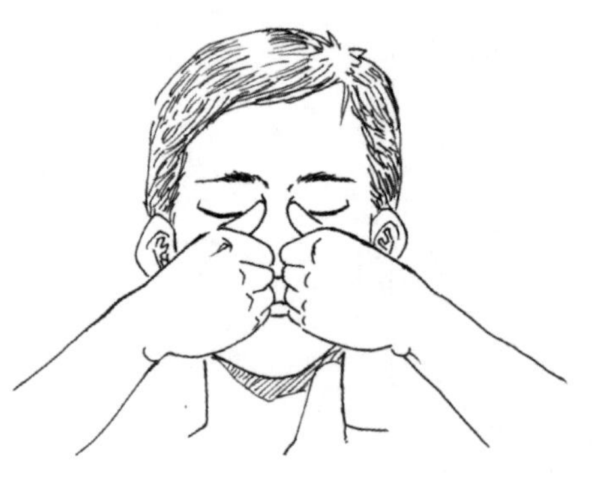

▌點揉睛明穴對緩減視疲勞有奇效

指向內上方點揉風池穴，能夠很好地緩解長時間看東西導致的眼睛脹痛的感覺。

當然除了這些之外，**在平時生活中可以吃一些對眼睛有好處的食品**，比如雞肝。還有就是飲菊花茶，菊花能夠「清肝熱，散風熱，上清頭目」，不需要太濃。還有就是綠茶，茶在中藥裡有「引清氣上行，清頭目」的作用，所以在治療頭面疾病的方子裡，好多都是用茶當引藥，比如治療頭痛的著名方劑「川芎茶調散」。

中風後遺症的家庭護理

很多中風的病人在病情穩定了以後都要求回家進行療養，吃些常用的疏經通絡、活血化瘀的藥物。這種情況下如果家人能夠掌握一些操作簡單的保健方法來對其進行日常護理，對患者的恢復是很有好處的。

首先在飲食上，要以清淡為主，味道不能太鹹或太膩，肥肉等油膩的東西雖說不是絕對不能沾，但是一定要少吃，瘦肉、魚肉還是可以的，要不然營養不能保證。蔬菜肯定是不能缺的，最好多吃些粗纖維的青菜，因為長久臥床或不能站起活動的病人很容易導致便祕，這對他們是很不好的。

然後可以進行一些簡單有效的推拿經絡和穴位點揉，這也是對肢體的一個刺激，

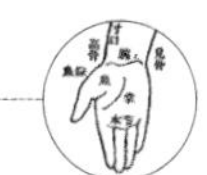

可以防止由於長期缺乏運動導致的患側肢體肌肉廢用性萎縮。首先是陽經，首選當然是陽明經，**足陽明胃經和手陽明大腸經**，也就是醫行常說的「治痿獨取陽明」，疏通陽經的經氣，然後點揉一些重要的穴位：**太衝**、**豐隆**、**足三里**、**梁丘**、**合谷**、**手三里**、**曲池**、**肩井**，然後再點一些其他經和陰經中較重要的穴位：**風池**、**三陰交**、**陰陵泉**、**血海**，每穴每次按揉一分鐘即可。堅持這種刺激，不久便可恢復受損肢體器官的功能。

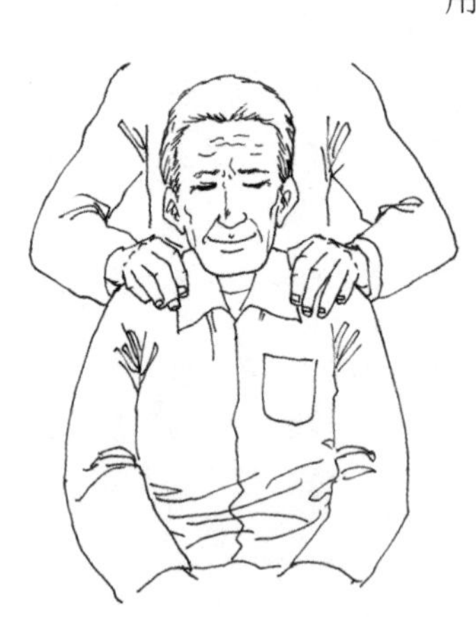

還有一個方法就是進行**摩腹**，順時針進行，加之點揉**天樞**、**足三里**等穴位，促進其胃腸功能的好轉。病人胃腸功能好了，就能夠很好地消化吸收食物，這就是中醫講的中焦脾胃功能好了，氣血生化功能好了，就能夠向四肢輸送氣血了，還可以減少有害物質和不能吸收的物質在體內的堆積。

除此之外，還要**經常和病人進行語言交流**，以幫助他們恢復語言功能，這同時也是對他們情緒的一種安慰，情緒急躁是這一時期常見的現象；還要記得要給他們勤翻身，防止生褥瘡，否則一旦生了褥瘡是很難癒合的，因為他們長期臥床導致機體的各種功能都在下降。從這個方面看循經按揉和點穴也是很有道理的，按揉和點穴可以使經絡和局部的氣血通暢，血行通暢了當然就不容易發生褥瘡。

還有一項必不可少的護理工作就是**活動病人的患側肢體**，使他們的肌肉能夠被動地運動，以避免日後更多的不方便。然後再慢慢進行其他的功能恢復運動。

如果能每天堅持給中風後遺症的人做這些保健，肯定能幫助他們早日恢復健康。

感冒

感冒是最常見的疾病，世界上幾乎沒有誰在一生中沒有得過感冒，許多家庭更是像「跑步接力賽」一樣，媽媽感冒還沒好，孩子接著也感冒了，到最後全家人都感上一遍。其實平時敲經絡就可以增強體質，預防感冒。

西醫認為感冒是由鼻腔、咽喉、支氣管、肺等呼吸器黏膜發炎引起的，至今無特效藥，而感冒所出現的症狀均是機體為了驅趕病毒而作出的自身防禦反應。引起感冒的病毒、細菌在正常人的咽部和扁桃腺內都是存在的，只有在機體抵抗力下降時，這些病毒、細菌才開始大量繁殖。**哪些因素會使機體抵抗力下降呢？營養不良、過度疲勞、睡眠不足、心情不好或者長期患有一些慢性疾病，這些都可能間接導致感冒。**

中醫認為感冒是六淫之邪侵犯人體而致病的，**六淫**指的是外界的**風**、**寒**、**暑**、**濕**、**燥**、**火**六種致病邪氣，其中風邪為六淫之首，這也是古代醫家將感冒稱為「傷風」的原因。辯證上，感冒可以分為風寒、風熱、暑熱幾種，治療上以解表

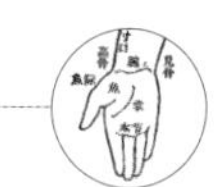

發汗、疏風宣肺為主，所以大家在感冒時經常說，發點汗就好了。

中醫認為感冒一般可以自癒，以七天為一週期。但是感冒過程中的一系列症狀很難受，不但影響正常的工作、生活，也使心情煩躁或者抑鬱。我們能做的是緩解症狀，激發體內的正氣更有效地抵禦外邪，從而縮短感冒病程。

當有感冒前兆時，例如發冷、鼻塞、頸背發緊等，首先想到的是應該敲大腸經，然後按壓風府穴。風府穴是督脈的穴位，在後髮際正中上一橫指的凹陷處。感冒剛開始時，充分地指壓風府穴，可以促進氣血運行，激發衛氣固護肌表，從而有效地防止病邪入侵。休息時應注意此處的保暖，可以敷一熱毛巾或者用吹風機對準穴位熱療幾分鐘。

如果沒有及時制止病邪的傳變，**出現了一系列感冒症狀，可以按揉合谷穴。**合谷穴是手陽明大腸經的穴位，可以鼓舞氣血，提高免疫力。它的定位是：把一手的拇指橫紋放在另一手的指縫緣上，拇指向下壓時，拇指尖處即是；或者食指拇指併攏，肌肉最高點。

針對各種症狀也有不同的穴位治療方法：**鼻塞或者流鼻涕時可以按壓鼻旁的迎香穴**，這也是手陽明大腸經的穴位，在鼻翼外緣中點，也就是鼻孔旁骨凹陷處。這個穴用力按壓，會有很痠很痛的感覺，甚至眼淚都要流出來了，但是按完以後鼻

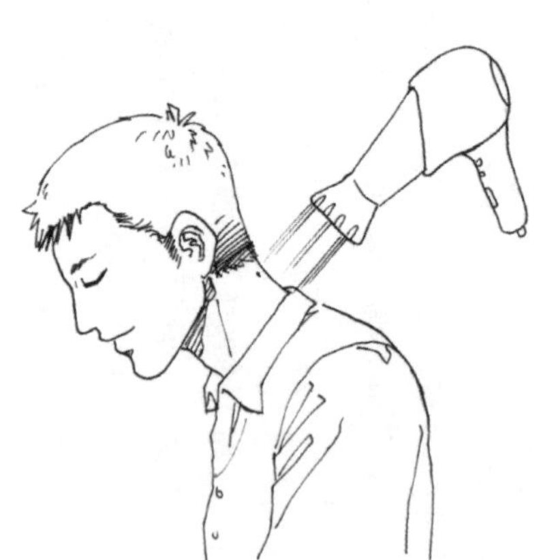

用吹風機對準風府熱療幾分鐘也是治感冒的一絕

子立刻暢通，當然一次是不能完全治好的，可以根據症狀的輕重隔一段時間按壓一次。一些有鼻炎的朋友最怕感冒，鼻子難受不說，**還頭痛得厲害**，這時可以在按迎香穴的同時，按**太陽穴**。太陽穴的定位是眉梢與眼外角之間，向後一橫指的凹陷處。可以先把手指放在附近，然後咬牙，出現隆起筋絡的部位就是太陽穴所在。按壓此穴治療頭痛特別是偏頭痛效果很好。如果**前額痛**，最實用的穴位是兩眉中間的**印堂穴**。

如果頭重發悶，感覺有厚厚的東西蓋在腦袋上，百會穴是你的最佳選擇。百會穴是督脈的穴位，有「三陽五會」之稱，兩耳尖（耳朵的最高點）向頭頂連線的中點，可以用手指按壓或者握拳用手指的骨骼隆起處按壓（後者刺激量比較大，而且省力），這時可以感到疼痛擴散到頭部的每個角落。還有一個穴位有很好的**醒腦作用：風池穴**，這是足少陽膽經的穴位。風池與**風府穴**相平，都是在後髮際以上，可以先找到風府穴，然後手指向外移，過了一條明顯隆起的肌肉後，可以按到一個凹陷，用力按壓有很痠甚至向四周擴散的感覺，這就是風池穴了。

上面說的幾個穴位，太陽、印堂、百會、風池不僅對感冒引起的頭痛有作用，**對於工作勞累、精神壓力過大，或者酒後引起的頭痛也有很好的醒腦作用**。我把這幾個穴位告訴過一個因為工作需要經常喝酒應酬的人，他告訴我每次點按這幾個穴位都有腦袋減了幾斤的感覺，喝完酒後也不似平常那麼醉了。

前面介紹督脈時，還介紹**過印堂至神庭**的推法，即用兩手的食指或者中指的螺紋面交替從印堂穴向上推至神庭穴，並在印堂和神庭上加重力度點按。如果時間充裕，做這種推法可以**寧神定志**、**緩解疲勞**，還可以治療**失眠**、**心悸**等等。

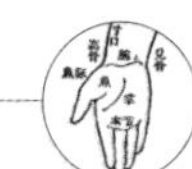

另外感冒還可能會出現嗓子疼，口乾，老有黏黃鼻涕或者吐黏黃痰，這是病邪裡化熱了，要清熱，就有賴**曲池**的瀉熱功能了。曲池是曲肘時肘橫紋外側端的穴位。介紹手陽明大腸經時提過，這個穴的瀉熱作用很好。但是一般按揉的刺激量往往達不到，這時怎麼辦呢？用牙籤。可以用三四根牙籤代替手指去刺激曲池，但是要把握好力度，千萬別用力過猛，刺破了皮膚。

得了感冒應該注意什麼？多休息，多喝溫的白開水，飲食必須清淡，吃容易消化的東西，例如熱粥、稀飯，忌食油膩、辛辣的刺激性食物。

預防感冒人人都知道的一大原則就是：注意天氣變化，適時增減衣物。再就是提高自己的抵抗力。平時注意敲**大腸經和胃經**，以及按壓手上的**合谷穴**和腿上的**足三里**可以增強體質，尤其是老年人、小孩、孕婦更應該常記在心。有時間推捋手**太陰肺經**、**手陽明大腸經**等，可以保持經脈氣血暢通，加快毒素的代謝，更是維持健康的法寶。注意均衡飲食，多吃富含維生素C的水果，也可以預防感冒。

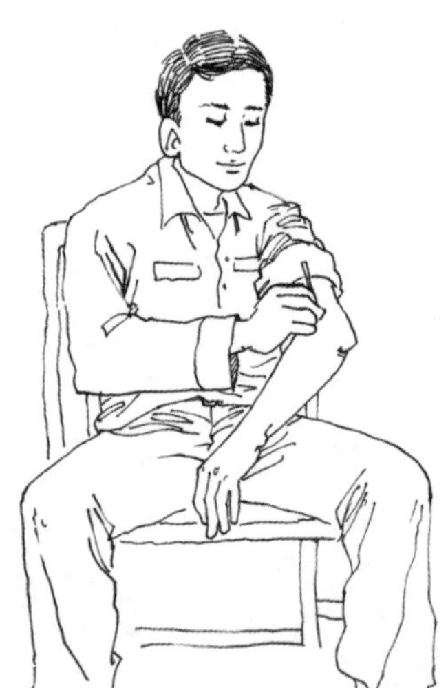

用牙籤刺激曲池是治感冒的一絕

經痛

經痛是子宮為把經血排出，肌肉收縮產生的腹痛或者不適。據統計，百分之七十五的女性朋友都會有不同程度的經痛情形，其中百分之二十～二十五的人需要用藥物來緩解疼痛，百分之十五的人不能正常工作和學習，可見經痛對廣大女性朋友來說無疑是一大痛苦。究其原因，現代醫學認為，子宮後傾或前傾、經血不易排出、荷爾蒙內分泌失調都可以導致經痛。中醫則認為經痛的發生多由於**心情不舒暢、肝氣鬱結、體內有瘀血導致血行不暢通，導致「不通則痛」；或者食生冷食物太多、體質虛寒、氣血不足；或者長期居住濕冷的地方或經期涉水、淋雨之後，以致寒濕凝滯於胞宮，下腹部寒冷，月經受到阻礙而疼痛**。好些人在無奈之下選擇吃止痛藥，但止痛藥的副作用不能不令人擔憂。這裡我介紹大家一種最自然的、絕無副作用的療法——經穴療法。

月經期前三～五天開始按揉足太陰脾經，從內踝上（三陰交穴）沿著小腿內側骨後緣向上按揉至膝蓋以下（陰陵泉穴），在痠痛明顯的地方加重力度或者多按一會兒。還有一個**養血調經的要穴——血海穴**，位於髕底內側端兩寸，用左手手掌抵住右膝蓋，大拇指下肌肉凹陷處即是右血海，左血海同理取之。月經不正常時這個穴會很敏感。每天堅持十五～二十分鐘，這樣可以提前調整氣血，減少經痛、月經不調的發生。

血海穴的主治病徵為生理不順、膝蓋疼痛、更年期障礙（更年期綜合症）、生理

活絡

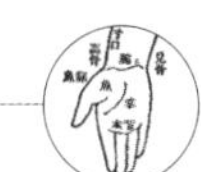

痛等。該穴為人體足太陰脾經上的重要穴道之一，為治療血症的要穴，具有活血化瘀、補血養血、引血歸經之功，《外台祕要》中有「主婦人漏下惡血，月閉不通，逆氣腹脹」之說。

如果在工作時或者公共場合發生經痛，可以兩手交握，按壓**合谷穴**，這個穴位止痛效果很好，而且動作很小，也可避免尷尬。

如果在家，經痛時可以把雙手擦熱後摩腹，即從**神闕穴**起，逐次摩**氣海**、**關元**、**中極**等穴，這些全是任脈的穴位，位於小腹的正中線上，也就是按摩肚臍下的小腹部。如果伴有腰痛或者噁心，可以用拳敲打後腰，上至兩側腰肌，下至骶部**八髎穴**周圍。這樣除了可以減緩腰痛、噁心，還能有效地緩解經痛。

對於體質虛寒的朋友，可以艾灸**關元穴**和**足三里穴**溫補腎和脾胃，具體方法「任脈」一節已有介紹，在此不再重複。

怎樣判斷是不是虛寒體質呢？虛寒的人

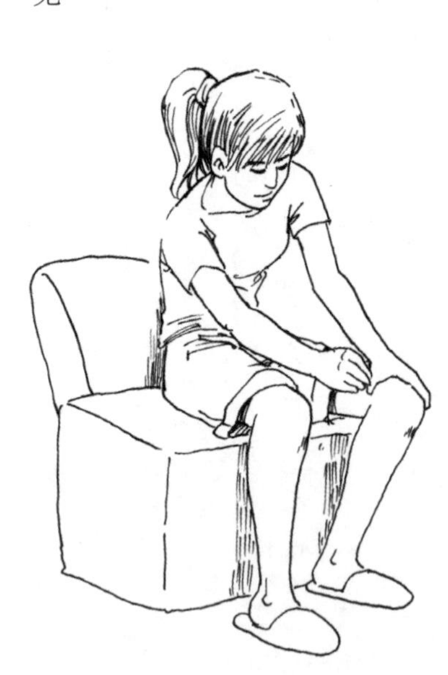

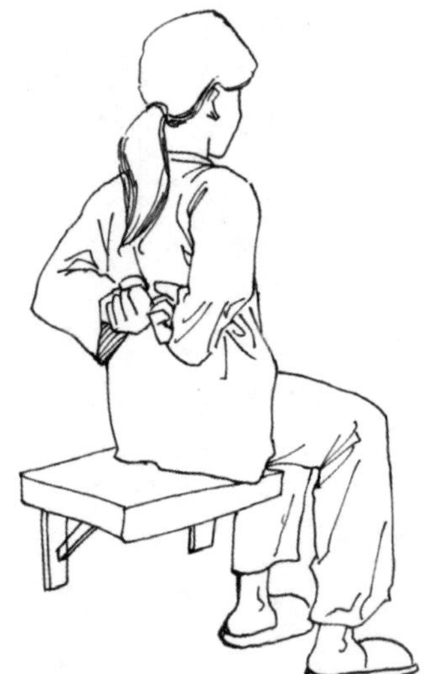

右圖：按揉血海穴是治經痛的首選
左圖：用拳敲打後腰可減緩腰痛、噁心，以及經痛帶來的很多不適

很怕冷，一受寒痛得會更嚴重，但是保暖會覺得舒服一點；而且生理期通常都遲來，經血顏色是暗紅色，並雜著暗色的血塊流出；經期時可能會有嘴唇顏色變淺或者變紫。除了艾灸外，還要做好保暖功夫，尤其是下半身和足部。建議多吃辣椒或紅蔥類溫性食物。

平常怎樣預防經痛呢？經前一兩天及經期要注意保暖，避免吃生冷的東西，少喝咖啡，少吃鹽；注意精神調養，避免緊張、焦慮、生氣等不良情緒——日常生活中壓力較大的女性，經痛症狀普遍比心境輕鬆愉快者嚴重；睡眠充足，均衡營養；避免刺激的運動和長時間站立，可做一些簡單的伸展操，或者散散步。

減肥就靠敲胃經

有人認為，成功的減肥計畫是針對人的自我形象及潛在情感需求的，但這種需求恰恰是造成飲食過度或者不良飲食的原因。所以在**減肥的時候，先要調理好自己的情緒，而敲肝經是調理情緒的最好辦法。當你不高興的時候，敲肝經——就是敲腿的內側——會讓你心情大好。**因為大多數過度飲食的人都是由於情感上的不滿足引起的，暴飲暴食是為了應對不滿情緒的一種發洩途徑。

肥胖的人一般都會有不良的生活習慣。我曾在門診遇到一個男青年，身高一七〇公分，體重九十公斤，屬於超重的體形。問診得知，他晚上打電腦遊戲，白天睡覺；吃飯也不規律，早飯幾乎不吃，午飯吃得很少，晚飯吃很多。再進一步問診，得知他晚上睡覺多流口水，從中醫來說，這是脾虛現象。而且很容易感冒，平均一個月就感冒一次，這是胃氣虛的現象。我囑咐他先改變自己的生活習慣，每天敲脾經和胃經，就是同時敲小腿的內外側，特別是敲足三里穴。經過兩個月的調理，他的體重降為七十公斤，整個人神清氣爽。

吃得多—損傷脾胃—脾胃虛弱—運化無力—脂肪堆積，這是肥胖的普遍機理。每天敲胃經和儘可能地走路，能讓身上二十公斤贅肉消失，而且體重再也不會反彈。

敲胃經之所以能減肥，是因為胃經能抑制人體亢奮的食欲，轉移注意力，不再考慮該吃什麼、不該吃什麼。另外加上走路，讓身體活動起來，像步行幾百公尺去超市這樣的小事情，都是減重的機會。

讓你的腳幫你達到減重的目標吧。尋找一天中的每一個步行機會，把它納入你的日常生活。如果你在接一個很長的電話，那麼用無線電話接，一邊講話一邊四下走動。如果你坐公車，那麼在到站前一站或兩站就下車，多走幾步路。

每天都敲胃經，可以對臟腑進行整體調理，達到無痛瘦身。而每天晚上睡覺前摩腹能使腸道通暢。

血管硬化

血管硬化不是病，而是人體慢慢變老的一個表現。血管就像橡皮筋，年輕人的血管就像有彈性的橡皮筋，老年人的血管就像老化的橡皮筋，很容易斷，而血管硬化到一定程度就會破裂，很容易腦出血，也就是中風。**現在，血管硬化趨向年輕化，很多人四十多歲就中風了，生活苦不堪言。這都是人們讓自己的「橡皮筋」風吹日曬引起的。現代文明讓夜生活變得豐富多彩，睡眠時間違背了人的自然規律，結果傷害了自己。**很多人認為老化的血管是不可逆轉的，其實人體是一個智慧的集體，不像橡皮筋那麼簡單，經過經絡的調養，老化的血管是可以逆轉的。

血管老化是因為飲食內傷、勞累傷身、情緒不佳使身體內產生各種廢物堆積在血管，同時如果人體血液總量不夠，肝臟就會無法進行清洗或清洗不夠，血液就變得越來越髒，腐蝕血管，使血管變得又硬又脆，種下了禍根。

敲肝經是最好的預防血管硬化的方法，握拳沿著腿內側線敲。自知生活習慣不好的人，**過了三十五歲就要每天敲肝經！**敲十五分鐘，力度以感覺痠疼舒適為最好。

因為肝主筋，血管是筋脈的一種，所以肝經

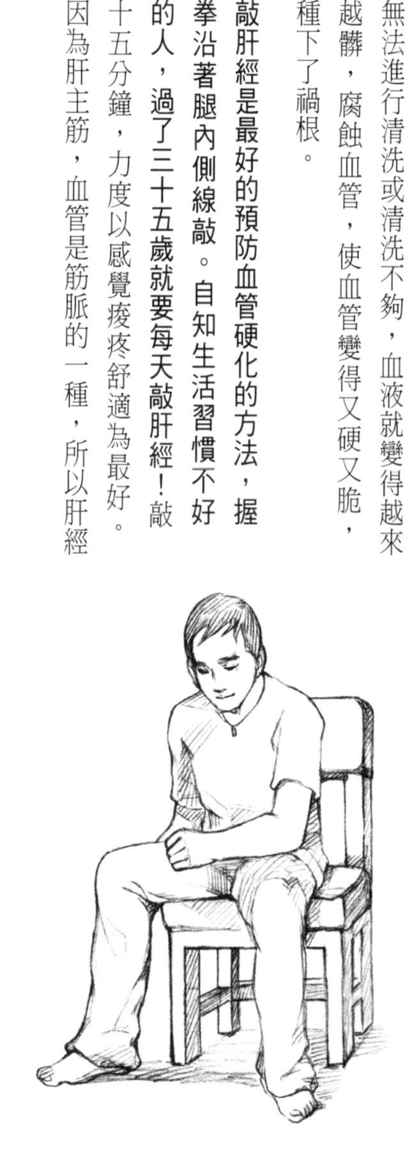

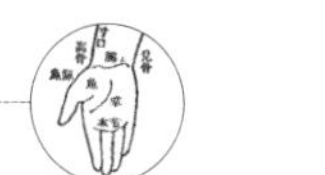

的軟化血管作用是毋庸置疑的。平時我們提倡多喝醋來軟化血管，但大家不知其中的奧妙。**醋是酸的，酸味與肝都屬於五行中的木，酸的食物能滋養肝經，肝經好了，血管自然就不會出現問題。**肝經就是生長在身體裡的樹木，若是每天鬱鬱寡歡，就等於把這棵樹給捆綁起來了，所以每天懷著舒暢的好心情也是使血管健康的祕訣。

癌症

癌症在人們的心中就像一個惡魔，一個吞噬人類生命的惡魔。甚至有的人聽到這兩個字就產生恐懼情緒，求神拜佛希望自己和家人健健康康，千萬不要得什麼癌症。正常人體細胞代謝都有規律，舊細胞老了就生產出新細胞。**但是當人體出現代謝紊亂時，人體就會產生一些老不死的細胞，當人體代謝恢復正常時，人體會生產出巨噬細胞來清理這些變異的產品，重新生產正常的細胞，來修復被破壞的組織。但人體要是經常處在代謝紊亂中，這些老不死的細胞不能被及時除掉，它們就會很快繁殖起來，而且消耗很多能量，直到把人體吸乾。**

西醫可以把癌細胞割掉，但過不了幾年，它又會繁殖起來，這就是土壤的問題，說明你機體裡存在適合它生長的環境。你所吃的、喝的、生氣、熬夜等等全部反應到你的土壤裡，慢慢地，你就把自己的身體變成適合癌細胞生長的土壤。

既然癌細胞那麼可怕，怎樣才能使身體防止產生癌細胞呢？改變土壤才是根本的方法。**其實敲經絡、良好的生活習慣以及開朗樂觀的生活心態，就是癌細胞的「天敵」**。關鍵是要保證機體代謝正常，也就是書中提到的五臟協調、陰陽平衡，「**正氣存內，邪不可干**」。只要有正氣在體內，邪氣就沒辦法干擾到我們。覺得自己哪條經是弱點，就每天敲它；**加上配合敲肝經和肺經，五行中肝主怒，肺主悲，肝經是體內怒氣的滅火器，肺經能改變你悶悶不樂的情緒，再按照本書介紹的生活習慣，諸強聯手，就能讓癌細胞離你遠遠的**。人體是全能的、完美的，只要堅持敲經絡，那麼發生在人體身上的問題，人體應該是都能解決的。

心態對一個人的健康來說真的很重要，我的一個親戚很注意科學的生活習慣，不抽菸，不喝酒，不吃烤炸的食物，早睡覺，但他有個致命的缺點就是性格抑鬱。他有一次做身體檢查，查出來得了肺癌，我們都不敢相信這結果。按中醫的理論，性格抑鬱屬於五行中

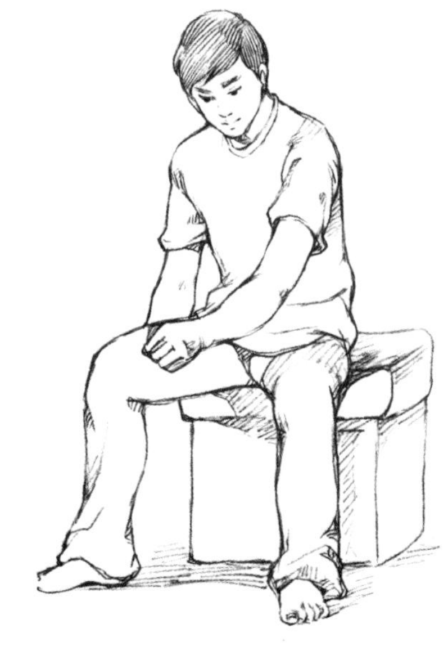

右圖：敲肝經（和肺經）能消滅癌細胞
左圖：敲肺經

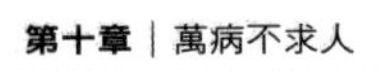

的悲，肺主悲，長期抑鬱，肯定會影響肺的細胞代謝，這就是中醫的奧妙。

邪氣侵害人體，往往先侵犯經絡，當病情嚴重下去，才會從經絡傳到臟腑。同樣道理，癌細胞初期大多長在經絡上，通常這過程很短暫，所以幾乎不被人發現，即使發現了，西醫也解釋不了。曾經有這樣的病例，病人照超音波，照到肝臟部位有腫塊，但做手術打開腹腔卻找不到腫塊，沒辦法，只好縫合，等過幾天再檢查，腫塊還在那裡。這是因為在癌症初期，癌細胞長在肉眼看不見的經絡上，當病情更嚴重了，癌細胞就會從經絡傳到肝臟。**經絡是五臟六腑的通道，循經指壓不治病，只不過是疏通經絡；經絡疏通了，人體的一些症狀就隨之減輕或者消失了。所以說敲經絡可以預防一切疾病。**

心臟病

很多人得了心臟病，就吃一堆昂貴的高檔西藥來支持，等到嚴重得連藥物也不能維持生命了，就要動手術，而且手術價格不菲，手術後，生活品質也不會好到哪裡去。實際上西醫能治療的病，敲經絡都能治療，而且更擅長治「未病」，如果把敲經絡的方法對民眾進行強力宣傳，其保健的效果一定會讓全世界驚訝。

敲心包經對心臟病患者有意想不到的療效，不花一分錢就能使患者的心臟自動恢復正常。有的人可能會問，治療心臟病為什麼不敲心經？這裡必須說明一下，心經是主宰心的功能，中醫認為，心是最高的思維中樞，是負責管理神志方面的疾病，譬如健忘、神經衰弱、失眠、精神錯亂等。**而心包經是代心受邪，就是說心臟本身的疾病由心包經來負責。**所以說敲心包經可以預防和治療一切心臟方面的毛病，尤其是對於治療心包積水有奇效。北京大學的一位女教授，經常感到胸悶、氣急、四肢無力，很長時間得不到解決，經核磁共振檢查後確診為心包積水。經過半小時的敲心包經治療後再做核磁共振檢查，通過計算，減少積水百分之三十。還有一位癌症病人，心包積水嚴重，結果通過敲心包經治療去掉了百分之二十六的積水。敲心包經可以去掉心包的積水，同樣道理，敲肺經可以去掉肺的積水，治療肺氣腫；敲肝經可以去掉肝臟的積水，治療肝腹水。用敲經絡的方法清除臟腑的積水，比吃西藥還快，可以立即得到回饋信息。

敲經絡，是通過疏通人體各臟腑的通道來治療，沒有任何副作用，不像西藥通過肝腎代謝，損害肝腎。**就像衛生清潔一樣，今天做得不徹底，明天可以繼續，它沒有任何錯誤，沒有任何傷害。既是保健，同時是養生，又是治療，一舉多得。**

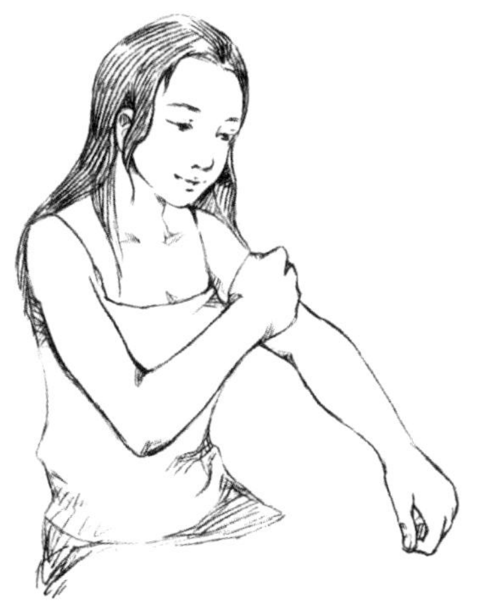

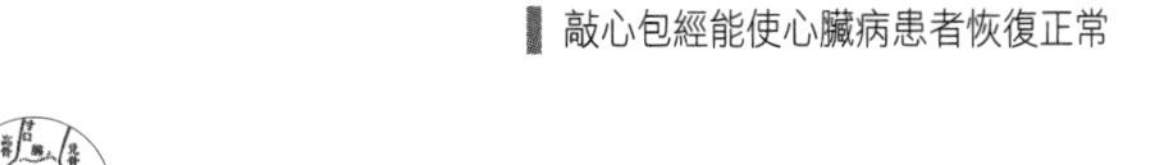

睡眠品質不好

睡不好覺是一件很痛苦的事情，第二天沒精打采，工作自然做不好。**通常睡眠不好的人晚上睡眠會醒或者多夢，如果一個人經常在夜裡兩點左右醒來，是肝經有熱，敲肝經就能解決問題：**平坐床上，讓自己的大腿內側面朝上，中間那條線就是肝經，用拳頭敲就可以。

之所以這樣做是因為，凌晨一點到三點時，血液流經肝臟，肝氣會比較旺。脾氣暴躁、愛吃煎炸油膩食物的人，肝經本來就有熱底，這時就會產生一系列肝熱的表現，比如煩躁多夢，容易醒，一醒久久不能入睡。這時候如果去敲肝經，一定會很痛。反覆敲到肝經不痛了，肝熱一清，不煩躁了，那個時候再睡，夢也少了，就睡得香了。

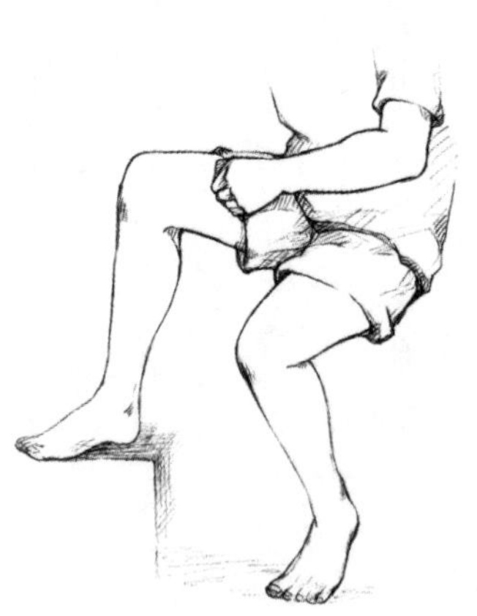

睡眠不好就敲肝經

憂鬱症

一聽到憂鬱症，大家都覺得離自己很遠，不可能發生在自己身上，其實憂鬱就在我們身邊。有資料表明，中國憂鬱症所造成的疾病支出在一九九〇年時僅次於慢性阻塞性肺病，位列第二；到二〇二〇年時，將位列第一。而且憂鬱症占疾病總支出的比例還將由百分之六．二上升至百分之七．三，女性多於男性。

憂鬱症所導致的心靈痛苦，絲毫不亞於軀體疾病所導致的痛苦。隨著社會變革加劇，生活和工作中不可預知的壓力因素不斷增加，越來越多的人因而發生**持續性的心境低落，無緣無故地感到沮喪，吃不下，睡不香，人生種種樂趣全無，甚至覺得生不如死，這就極有可能是患上了憂鬱症**。有的患者自感**心慌**、**胸悶**、**大汗淋漓，瀕死感十分強烈**；有的還真就倒在地上不省人事，然而一查心電圖，正常；再做血管造影，血管也不堵。這類病人住遍了各家醫院的心血管專科病房，不但自己承受了不必要的痛苦，也對醫療資源造成了浪費。還有的憂鬱症病人表現為**神經性皮炎**、**慢性腹瀉甚至消化道潰瘍**，患者不斷地跑皮膚科、消化科，久治不癒。

美國休士頓市清水湖居民區曾經發生一起震驚世界的家庭悲劇，一個三十六歲的白人婦女在家

有憂鬱症的人，除了敲心經，還要壓極泉穴

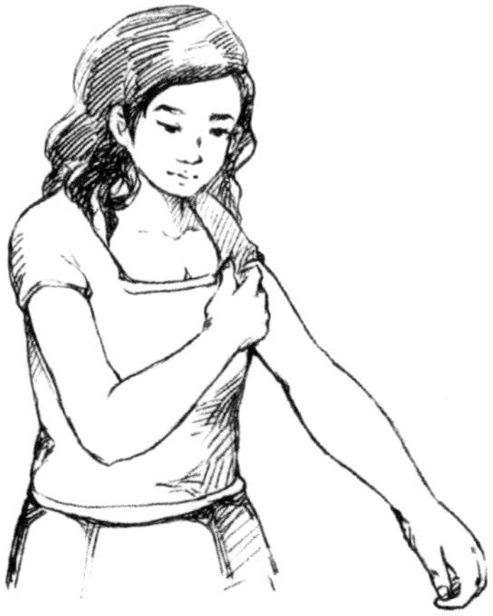

溺殺了自己的五名子女，最大的孩子七歲，最小的年僅半歲。虎毒尚且不食子，這位母親為何這般心狠？

原來，這位瘋狂的母親是一位重度憂鬱症患者。她在八年間連續生育了五名活潑可愛的子女，卻不幸在生下第四個孩子時患了嚴重的產後憂鬱症，儘管她已於事發前半年開始服用抗憂鬱的藥物，但她的病況並未得到明顯的緩解。

人們不禁要問，憂鬱症難道真的這般凶險？憂鬱症究竟能不能治？我們怎樣判斷自己或親友是否患了憂鬱症？得了憂鬱症應該怎麼辦？

在治療心臟病那一節裡，我已經向大家談到了心包經和心經的區別，**心經是負責神志方面的病，憂鬱症就屬於神志病，是心經的管轄範圍**。心經是重點要敲的經絡，另外還要給自己壓心經的**極泉穴**，在腋窩中間，時間稍長一點，左右兩邊都要壓。另外，如果是憂鬱症的話，壓腳跟外側的**崑崙穴**與兩乳連線正中的**膻中穴**，乳頭外側的**天池穴**，及**心經全部的穴位**，就會特別痛，人體會給你最正確的資訊。

要想改善自己、治療自己，早睡也很關鍵，可以讓自己的氣血上升。經常敲心經，半年就可以有變化，一到兩年後就可大致痊癒。

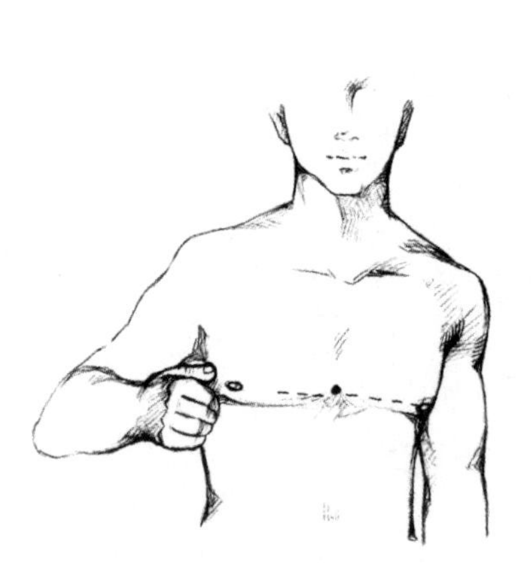

右圖：壓崑崙穴
左圖：有憂鬱傾向者，壓膻中和天池，心情就會明朗

受**風寒**

人體感受風寒後的反應，可以有三種情況（其實風、寒、暑、熱、濕、細菌、病毒侵犯人體時也是這三種狀態）：**第一種情況**，就是機體內正氣很足，打幾個噴嚏就把寒氣趕走了；**第二種情況**，就是要趕寒氣，但正氣尚不夠，就會比較纏綿，甚至頭痛發燒；**第三種情況**，則是人體完全無抵抗能力，任寒氣入體表，通過經絡入腑入臟。第三種情況人體沒有任何不舒服的感覺，也沒有任何生病跡象，但是對人體的傷害卻是長期的。**第二、三種情況的解決，就是通過敲經絡，激發機體的正氣，可以退燒，祛風寒。主要是敲肺經和大腸經**，敲手臂陰面和陽面靠拇指的那兩條線。還有壓**風池穴**。如果風池穴痛，就說明頭痛發燒是因為風寒造成的，左右各壓五分鐘；如果風池穴不痛或不太痛，那麼頭痛發燒就並非是風寒造成的。

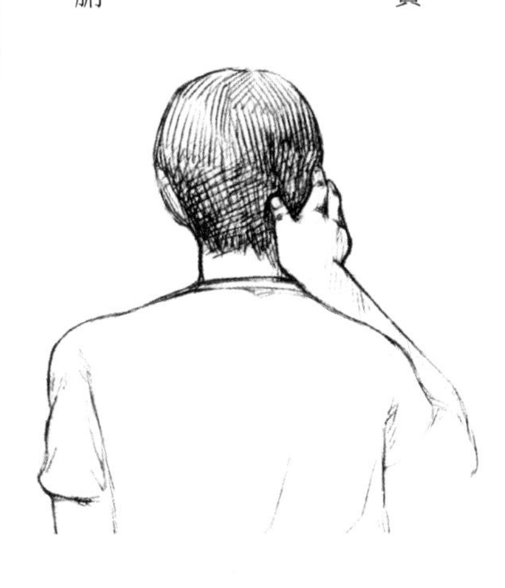

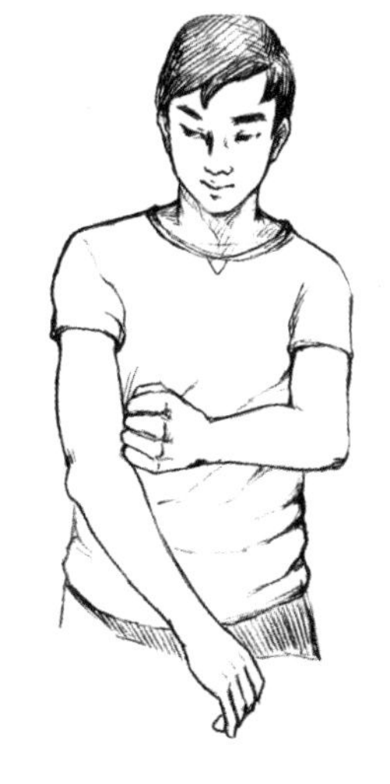

右圖：壓風池穴（在頸後入頭髮一公分處）
左圖：敲肺經和大腸經

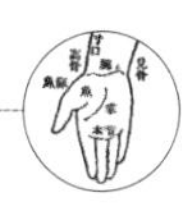

月經提前

月經不斷提前，乳房脹痛，動不動就發怒，是因為體內血比以前虛，肝火比以前旺所造成的。月經越提前失血越多，對女性的身體是非常不利的，因此**要做的是涼血，清肝熱，平怒氣，所以要敲肝經**。先敲大腿的內側面中間那條線，大腿內側面朝上，握拳從大腿根部慢慢地敲，敲到痛得厲害的地方，輕一點，多敲幾下，因為那是穴位所在，用意念一直想那一點，那一點就一定沒有原來那麼痛了，可以一直做到不痛。一直敲到小腿，然後再要做的是按壓腳背上的**太衝穴**，在大腳趾與次趾的中間，腳背骨的下面，可以壓，很痛的；**也可以用意念去「想」這一點**，那麼體內的怒氣就會下降。

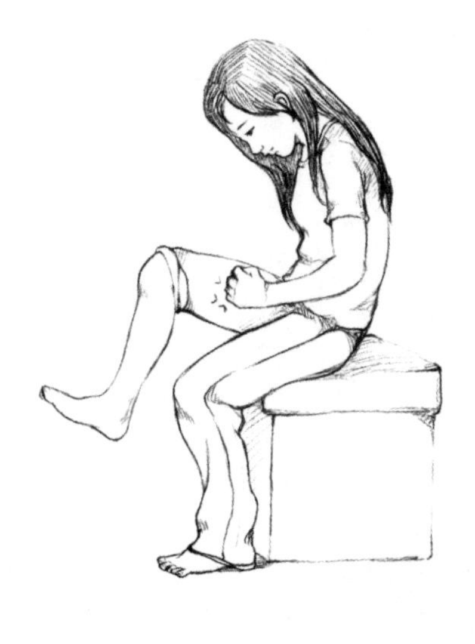

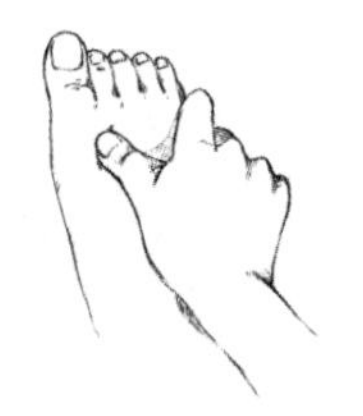

先敲肝經，然後壓太衝穴

敲經

生殖器起水泡、糜爛

肝經環陰器，前面已經提到過，某經絡所經過的地方發生疾病，那麼那條經絡一定能夠治療。生殖器起水泡、糜爛是因為肝經偏熱，這種人在外貌上必定嘴唇很紅，上嘴唇很厚，每天**敲肝經**十五分鐘，一定有脹痛感。當敲到嘴唇顏色由紅轉暗時，就好了。**而且每週保證有三天在晚上十點半以前睡覺**。每天搞到夜裡一兩點再睡的人，連中風也一定有份——晚睡損傷肝陰，陰一虛，肝火就更旺，最後產生肝風，肝風內動就會中風。

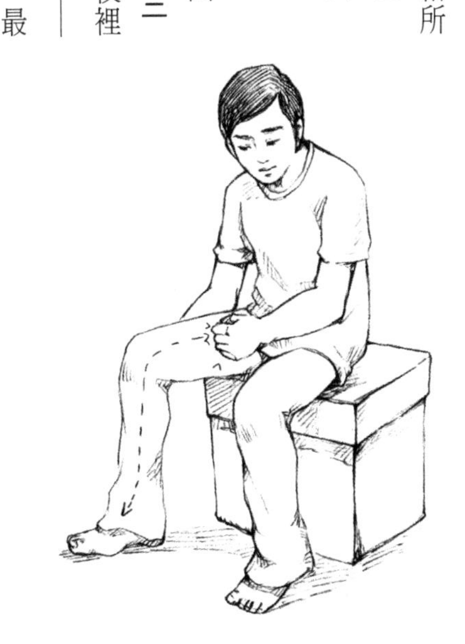

每天敲肝經十五分鐘，可治好生殖器水泡、糜爛

渾濁尿

渾濁尿是養分的流失，西醫稱蛋白尿。在人生長發育的過程中，能量、養分、血液都投入五臟運行的工程裡，所以健康人的尿必定是淡黃清澈的。當人體不能正常運用養分時，才會排出濁尿，這可是件壞事。這時就要每天**敲腎經**，就是敲腿陰面最靠裡面的那條線，對改善渾濁尿極有助益。

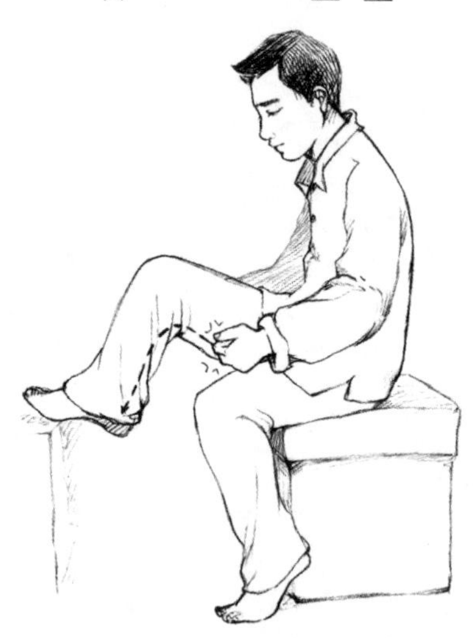

敲腎經身體就不會排渾濁尿（蛋白尿）

消瘦

人體消瘦，一定是處於陰虛狀態，或更差一點是處於陰陽兩虛偏陰虛狀態，也可能陰陽兩虛偏陽虛狀態。調節他的狀態，讓他從目前的狀態向好的方面轉變，也就是**讓他的氣血上升，再上升，要早睡覺和敲足三陰經（脾經、肝經、腎經）**，也就是敲腿的陰面就對了。**當人體的氣血達到一定水準時，人體必然會去處理以前沒有能力處理而留下來的狀況。**到那時，就可以因勢利導幫助人體解決這一問題。只要有足夠的氣血，就能夠維持人體的生存，維持人體的平衡，這就是中醫的治療理念。只有人體的氣血上升了，就像窮人要脫貧，生活才會好起來一樣，人體的健康才會有保證。

膝關節疼痛

有個青年帶著母親來看病，他母親左腳膝關節內側疼痛，疑是痛風。作為兒子，他覺得很慚愧，不能為母親分擔痛楚，雖然看了不少醫生，也貼了不少膏藥，可就是不見好。後來他母親心疼錢，就再也不肯去看醫生了，可是，最後他母親疼得連走路都很困難，老太太老說是因為自己睡覺時習慣側睡，右腳壓著左腳，長期以往形成的，其實，這是年老肝腎陰虛造成的。

敲腿的陰面（足三陰經）能防止人消瘦

我先解決她痛的問題，在痛的地方反覆做按摩，沿著大腿來回地捏，越捏越鬆軟，當膝蓋附近都變軟時就不痛了。我又教她在家自己按摩，剛開始時，如果覺得太痛，就把四個手指放在痛的地方，然後閉上眼睛，靜心想手指按的地方，時間稍長一點，一定就沒有那麼痛了。然後就是**敲肝經和腎經**，因為肝主筋，腎主骨，**這兩條經是治療膝關節痛的根本**。就這樣不花一分錢，調理了兩個月她就好了。

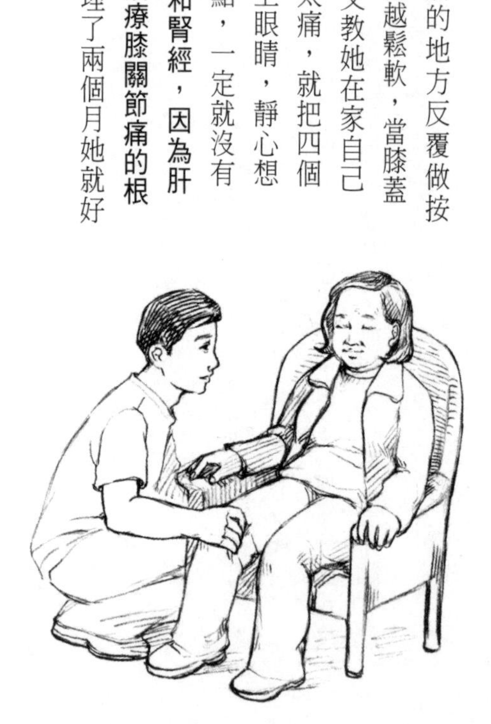

敲肝經和腎經，能治肝腎陰虛造成的膝關節疼痛，而且還不花一分錢

哮喘

所有的哮喘都可以根治，這不用擔心。中醫對哮喘的看法是五臟六腑都會喘，所以我們先要了解你的哮喘屬於哪一種。但不管是哪一種哮喘，有兩點一定是所有哮喘病人共有的問題：第一，**氣血不足**，所以一定要早睡，只要早睡，氣血方面就不是問題了；第二，**生氣**。無論什麼原因造成的痰多，如果沒有生氣的因素都

只是痰多而已，不會喘；只有在痰多又有氣往上衝的時候，才會哮喘。所以，喝青陳皮水與壓**太衝穴**就絕不可少。然後就是**敲肝經與肺經**，讓體內的怒氣慢慢地降下來。

還有一點要提醒大家，**人體的造血時間是在天黑以後到半夜一點四十分以前的深度睡眠中**，當然，現代人不太可能每天都能做到，但**每週至少要有十二個小時**的深度睡眠是在這個範圍內，才能滿足人體的需要。

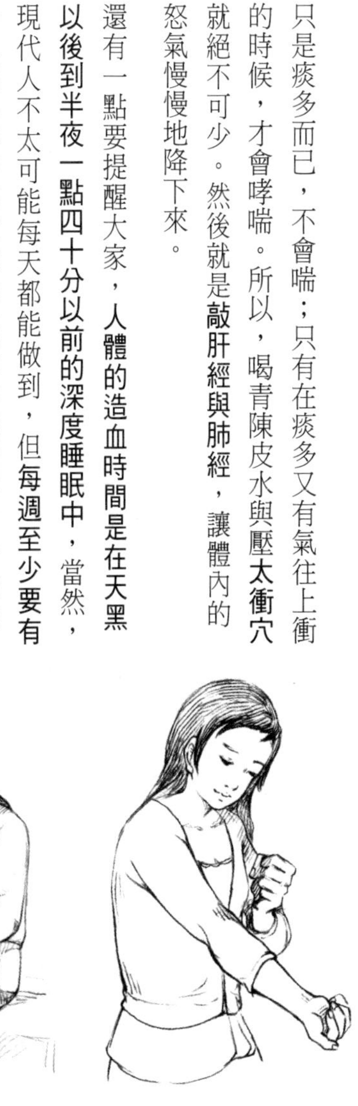

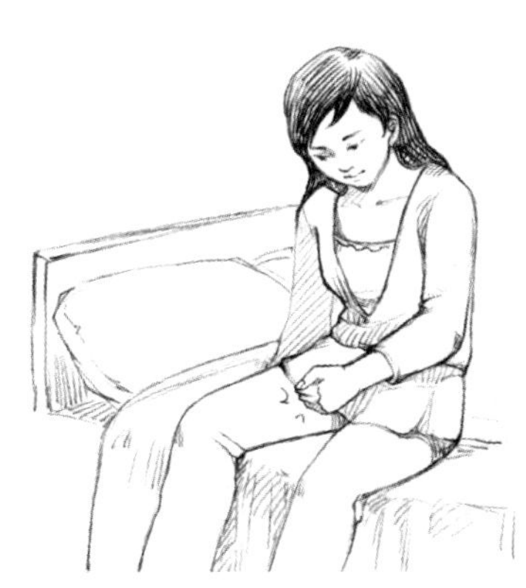

所有的哮喘都可以通過敲肺經、肝經緩解，多堅持敲就能根治

頭痛

雖然疾病各種各樣、千奇百怪，終極原因卻只有一個，那就是經絡不通。如果孩子在小的時候處理風寒的方法不當，不是用中國人傳統的方法解表祛風寒，而是

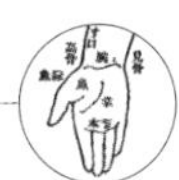

用西醫的壓制法、對抗法，就會造成身體經絡不通的底子。

不管是什麼頭痛，要根治必須要對症通經。有一種方法可以迅速緩解頭痛：就是每天早晨醒來後未起床時，先壓十分鐘**天池穴**，把大拇指壓在乳頭外側一寸的地方。再用自己雙手的八個手指，從正中開始，掐自己的**頭皮**，八個手指輪流用力，要慢不要快；中間壓一分鐘後，向外移動一點，再壓一分鐘，再向外移動一點，再開始壓，就這樣把整個頭皮壓兩遍。這樣頭皮上的積水出去了，心臟的搏動力（壓天池）也有所增強，頭就不會痛了。當然這是治標的方法，想根治就要找出自己是哪條經出現問題。

受了風寒感冒而頭痛的人怕冷，結合敲肺經和大腸經；受了風熱感冒而頭痛的人喜歡喝冷飲，主要敲大腸經；如果還有肢體沉重、不想吃飯的症狀就加上胃經；心煩易怒、睡不好覺、面紅口苦的人就敲肝經；頭痛發空、神疲乏力的人就敲腎經。

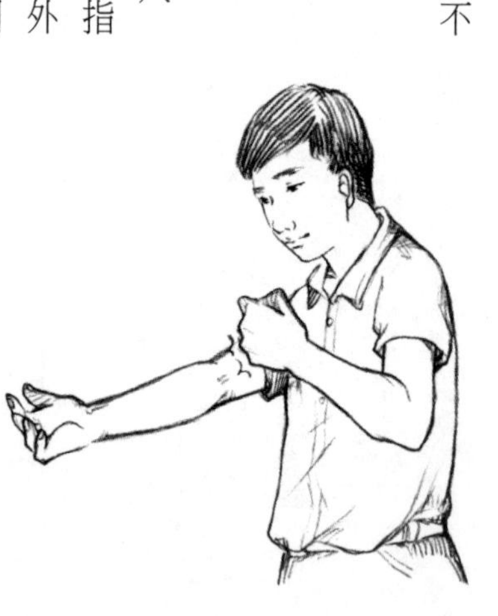

敲肝經和大腸經，是迅速緩解頭痛的好辦法

口臭

口臭是胃熱引起的，胃熱的人從外貌上有共同的特徵，濃眉，頭髮較黑、粗、硬，上嘴唇往上翹，偏厚。通常他的飯量都很大，而且他的小便顏色會比較黃，看早晨第一次的小便，應該是有泡的。**敲胃經可以祛胃火，敲到小便的顏色恢復淡黃清澈就好了**，小便沒有泡了，舌中間的裂紋也就沒有了，胃的情況便會得到改善。熬夜的人一般都有口臭的現象，所以**一定要在能造血的時間內睡眠，就是按照四季睡眠**。平時注意觀察自己手掌顏色的變化，觀察手臂血管粗細的變化，當手掌顏色紅起來，手臂血管變粗，然後手掌顏色又不紅了，血管又變細了，就是告訴你你的血多了一點。血多了，自然不會陰虛，可以幫助胃火下降。

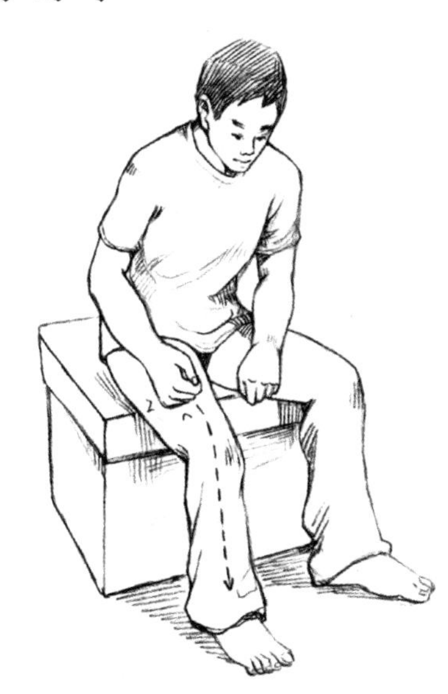

口臭是胃熱引起的，敲胃經吧

口腔潰瘍

造成口腔潰瘍最直接的原因是胃熱，但造成胃熱的原因是胃本身有病灶，再加上肝熱。如果只想口腔潰瘍好，那就每天堅持敲十五分鐘腿內側的**肝經**和腿外側的**胃經**。肝平了，胃好了，口腔潰瘍就會好了。如果這樣還治不好，那就是肝熱實在太厲害了，一是肝有病灶，二是自己的能力不足以控制肝臟的病。這時可以吃一點「六味地黃丸」，**六味地黃丸是從補腎著手**，五行中，水生木，腎屬水，肝屬木，中醫講水能涵木，但這也只能解決一時，**要想根治還是要解決睡眠的時段問題**，試一個月，自己體會一下，肯定有意想不到的效果。

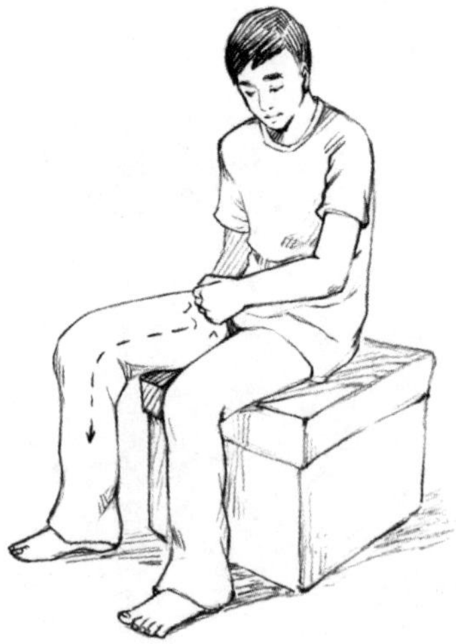

口腔潰瘍的直接原因是胃熱，敲腿內外側的肝經和胃經就行了

乳腺增生

乳腺增生，如發生在左邊要舒瀉肝氣，**敲肝經為主**；發生在右邊要為脾解鬱，**敲脾經為主**。**無論左右，關鍵是不要生氣**。一定要調節自己的情緒，要開心。敲肝經還可以改變情緒，一敲肝經，體內的怒氣就煙消雲散。同時經常壓背上的**膈俞穴**與腳背上的**太衝穴**，幫助寬胸開膈。

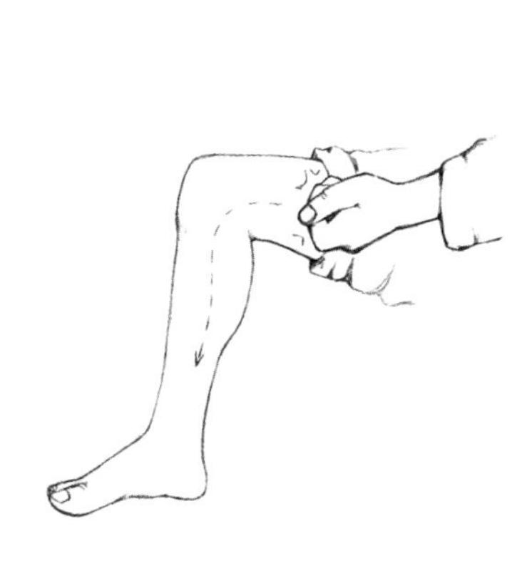

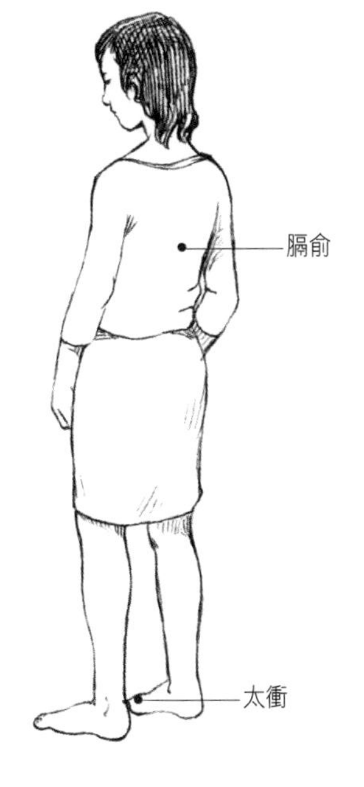

右圖：乳腺增生的治療穴道
左圖：敲肝經，體內的怒氣就煙消雲散

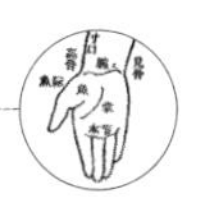

心跳快

小孩的心跳快是正常的生理現象；若成年人心跳快，在中醫裡是「數脈」，說白了，**就是你的血已經少極了，使人體不得不用加快流速來維持你的生命。要想治療，首先要按照四季睡眠讓自己的血多起來**，才能一步一步解決問題。

我的法寶就是**敲心包經**，每天兩次，每次十分鐘。如果自己沒有力氣，就請別人幫你敲，一個月左右就能自己敲了。晚上要早睡，心跳每分鐘九十次或者更快的人，晚上八～九點就該去睡。壓自己心包經的**內關穴**，在手臂陰面正中線，腕橫紋上三指，兩條大筋之間。還有就是心經的**極泉穴**，把右手的五個手指捏在一起，然後伸到左手的胳肢窩正中，用一點力往裡頂，是痛的，在自己能承受的力度範圍內，一直頂在那裡，手痠了休息一會兒，再去做，每天不少於十分鐘。心臟裡的積水出去了，睡覺就安穩了。堅持敲心包經與早睡，你的身體才會有根本改變。

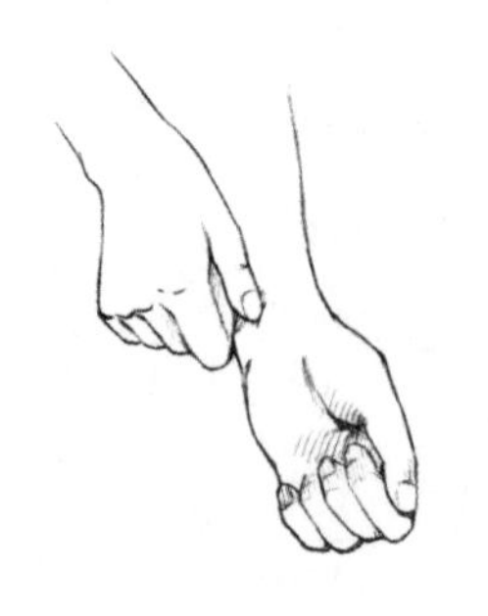

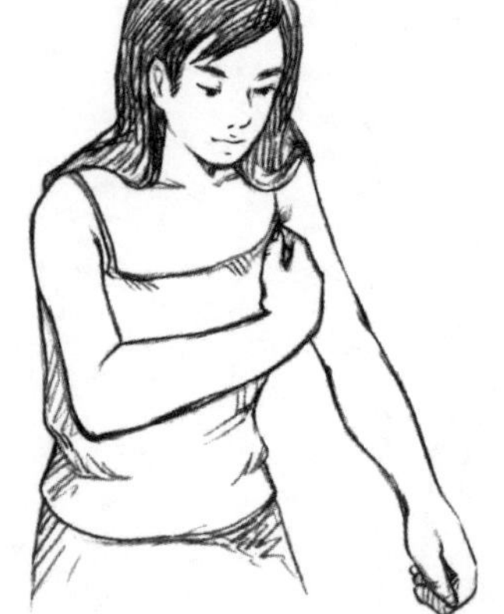

右圖：壓內關穴，排心臟的積水
左圖：頂極泉穴心不慌

發熱不退

人體發熱有以下幾種情況：如果是**細菌感染引起的發熱不退**，人體與細菌的搏鬥過程中，人體的能力有點不夠，會造成心包積水。你要想退熱，就壓腳跟外側的**崑崙穴**、**敲心包經**、壓**膻中穴**，這時候，熱度就會退下去。如果身體裡的白血球與細菌的搏鬥還沒有停止，熱度到第二天還會上來，但沒有關係，你就再照樣做，一直到熱度退盡為止。

如果發熱時，壓**風池穴**五分鐘，再用手摸一下病人的額頭。如果有點涼下去，這就是**風寒問題引起的發熱不退**。這時要壓胸前的**肺經別**（只要壓痛的一邊），要求同上，還可以壓**風池**、**尺澤**、**魚際**等穴。

由於情緒造成的發熱不退，問題在肝臟，是肝熱造成的肺熱現象，要以**敲肝經**為主，尤其是右邊的肝經。

另外，壓一下看是太衝穴痛還是背部的膈俞穴痛，**太衝穴痛是生氣**，壓太衝穴加心包等；**膈俞穴痛是有悶氣**，壓膈俞穴加心包等，同時都要

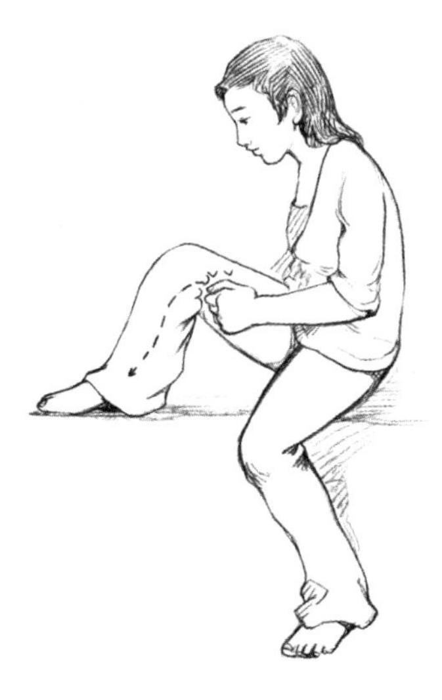

右圖：想退熱就敲心包經
左圖：由情緒造成的發熱不退，以敲肝經為主

活絡

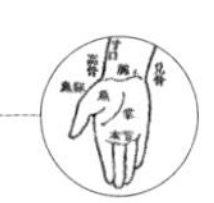

吃三～五天的青皮10克+陳皮10克+水三杯，浸泡半小時，然後煮開，當茶喝，用來破氣與利氣。

近視

近視與肝臟有關，敲肝經為主。遠視與腎臟有關，敲腎經為主。近視與遠視都是可變的，在發生變化的過程中，就有散光現象。我們知道，近視的人眼睛的黑睛較小，而陰虛火重的人，這時肝血一定不足。如果他的肝臟又有病毒，那麼就一定是個肝熱的人。肝熱會逼腎水，於是眼睛的睛體就呈收縮狀態，收縮得越嚴重，近視程度也就越深。當人體的血多了，人體的肝熱情況改善了，近視深度就會減輕。這就是許多人年輕時近視，到老了就不近視的原因。

很多孩子在成長過程中，近視的情況會變得

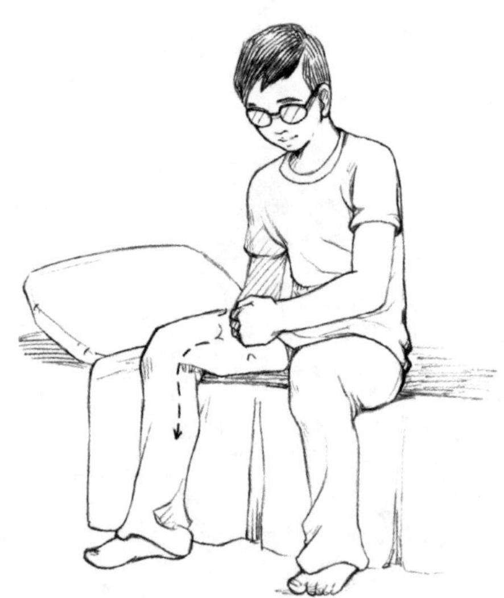

近視與肝臟有關，敲肝經為主

很嚴重，那是因為孩子的生長發育需要的血量大於人體自己能造的血量。血是人體的能量，在身體裡有一個總量，而每個局部都占有一定的比例。而生長發育對孩子來說是一件大事，人體會傾其所有支援這項工程。如果總血流量不足時，為了確保孩子的生長發育，身體的其他部門都要讓道，原來的平衡就會打破，如果出現這種情況，首當其衝就是肝臟的藏血要大量外調，這樣一來，眼睛的近視程度自然也就一天比一天加深了。

腎區隱隱作痛

腎區隱隱作痛的人每天早起第一次小便必定有泡泡，這是腎有積水造成的。腎經裡有積水，所以大腿根部也會作痛，只要每天**敲腎經和膀胱經**就可以解決了。

腎區隱隱作痛，每天敲腎經和膀胱經就可以解決了

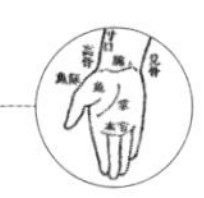

足癬

為什麼會有足癬？是因為腳上有小水泡，當小水泡破了，裡面會有黏黏的漿水出來，而這漿水裡有少量的蛋白，細菌就趁機在此「生兒育女」了。要使細菌無法生存下去，光滅菌是不行的，**小水泡才是問題的癥結**，如果沒有了細菌的生存條件，你請它來它也不會來。

腳上為什麼會有小水泡？這是因為某一條經絡不通暢，經絡裡的積液帶不出去，就形成了水泡。通往腳上的經絡有六條，而經常有問題的，是**胃經與腎經**。**腳趾是以胃為主**，**腳跟是以腎為主**，當胃與腎的情況改善了，也就是它們的經絡保持較通暢的狀態，腳上的小水泡也就沒有了，細菌沒有了生存條件，它們就無法繁殖，也就不會產生足癬。所以敲胃經和腎經就能解決足癬問題。

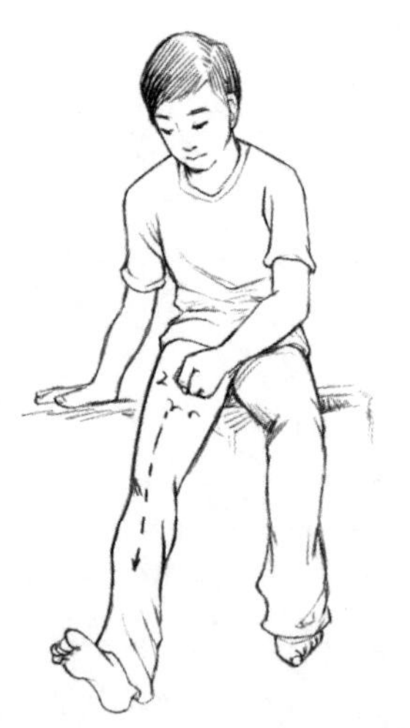

足癬多半是因為胃經、腎經不通暢造成的

腰**椎間盤**突出

腰椎間盤突出的起因，一定是你當初曾經有外傷史，可能這外傷你已經忘記了，再加上用力不當，譬如當你搬重東西時打了一個噴嚏。所以腰椎間盤突出只是舊傷的痕跡，敲**膀胱經**是最好的辦法，膀胱經敲通了，你的困擾就沒有了。

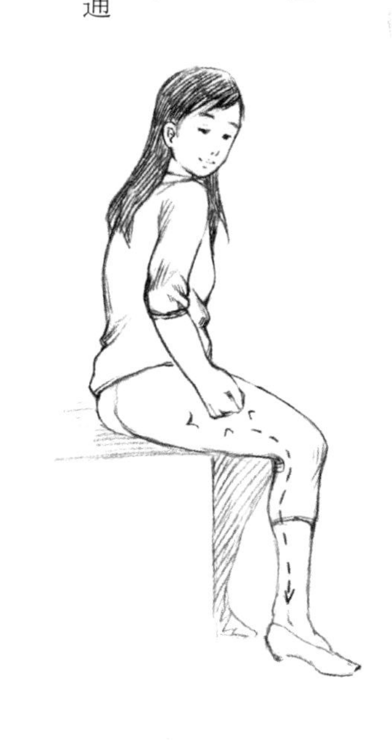

腰椎間盤突出，敲膀胱經最好

膽結石

不吃早飯的人容易得膽結石！這是因為早上膽汁濃度最高，如果不吃早飯，膽汁就分泌不出去，當膽汁濃度升高到一定程度就造成結晶析出，所以早飯一定要吃。另一種情況是當膽囊裡有細胞脫落物或蟲卵時，膽汁就凝聚在上面形成膽結石。

膽結石是用不著開刀的，一旦膽汁疏瀉、通道暢通，膽結石就自己化掉了。膽結石雖然是石頭，但本身是不會痛的，只有肺熱或肝臟有積水，壓迫到膽結石時，才會有痛感。你不用為結石去煩惱，只要按照敲經絡的方法，問題就能迎刃而解。

現在只是要解決痛的問題，它有兩個可能：一是肺，二是肝。**同時敲肝經和肺經，哪條經絡痛，那就著重敲哪條。**只要把那個臟器的經絡敲通，不僅膽結石不會痛了，其他的不舒服也解決了。而肺的風寒不斷被趕出去，或肝臟的能力不斷提升，正是膽汁通道在疏瀉的表現。

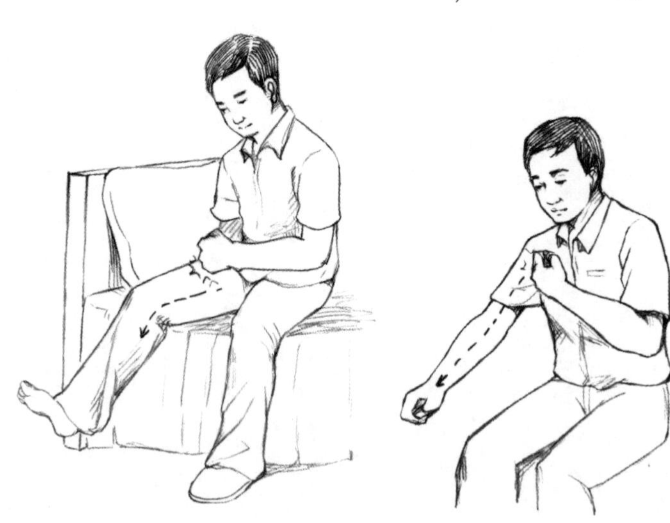

右圖：膽結石用不着開刀，如果痛，敲肺經就行
左圖：堅持吃早飯、敲肝經，是防治膽結石的妙法

偏**頭痛**

偏頭痛的人經常靠吃止痛藥過日子，苦不堪言。尤其到了冬天，要戴兩頂絨線帽才好過一點。**其實頭痛的問題並不在頭，而在於人體能力不夠時，控制不住腸胃的細菌**。當腸胃裡的病灶與頭上的某一部分對應有積水時，那部分就會痛。**敲胃經**和配合壓一些穴位是偏頭痛的救星，還可以直接用手指甲反覆掐痛的地方及周圍，掐的時候要慢慢地停留在那兒，讓那兒的積水出去。仔細摸摸整個頭皮，你會發現，痛的部分的頭皮比較厚，可能還會有結節。當反覆壓、掐那部分後，頭皮裡的積水出去了，頭皮變薄了，也就不痛了。按壓穴位時可以壓心包經的**天池穴**、**膻中穴**或心經的**極泉穴**，每穴壓五分鐘。

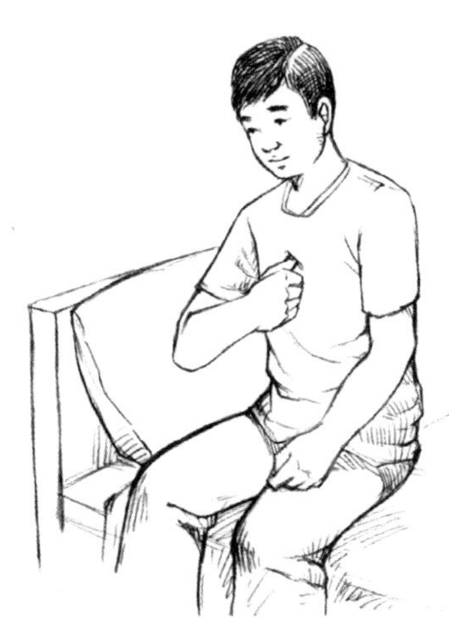

右圖：膻中穴是最好的止痛藥
左圖：敲胃經，是偏頭痛的救星

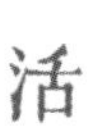

牙痛

著急、生氣引起的牙痛不用去看牙醫，看牙醫是不能解決問題的。應該喝三天青陳皮煮的水，急破肝氣與理肝氣，同時每兩小時壓五～十分鐘太衝穴，並用冥想的方法讓自己的氣從上往下導引。如果牙齒問題由來已久，那就說明胃有些問題，因為胃經路過的地方與牙齒對應，所以要**敲胃經和肝經**。這不是馬上可以解決的問題，但肝氣破掉後，牙齦的紅腫是可以馬上消退的。

此外，用青皮12克+陳皮12克＋水三杯，浸泡半小時，然後煮開喝水去渣。還可以反覆壓**太衝穴**，直到太衝穴不痛了，牙齦的紅腫就會退了。

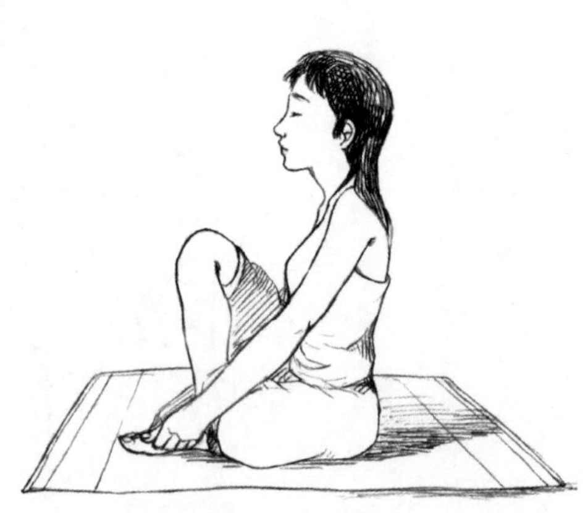

牙痛反覆壓太衝穴，根本不用找牙醫

乾咳無痰

乾咳有兩種，**一種是肝咳**，**就是指喉嚨有點癢癢的感覺**，**咳的時候也一直在喉嚨口**；這種人吃東西的時候不咳，睡著的時候不咳，但躺下去時與早晨三四點的時候，會咳得厲害一點，平時一直會咳。遇到這種情況可以在**太衝穴**壓一會兒，喉嚨口的癢癢感覺沒有了，就不想咳了。從理論上講，這種咳嗽是生氣造成肝氣上逆，所以平肝可以止咳。

另外一種是腸咳，**指沒有預警地突然有一股氣從腹部衝上來**，**患者就會咳一陣子**，**過後又沒有什麼感覺了**。這種咳嗽咳的時候有的人很辛苦，有時有點像嗆的感覺。這是因為患者腹部大腸或者小腸有一個病灶，如有水腫，堵住了腸裡氣體的排放，當達到一定腹壓的時候，氣體要衝出去，下面不通，就往上面來了。治療這種咳嗽只要**敲胃經和大腸經**就可以了。

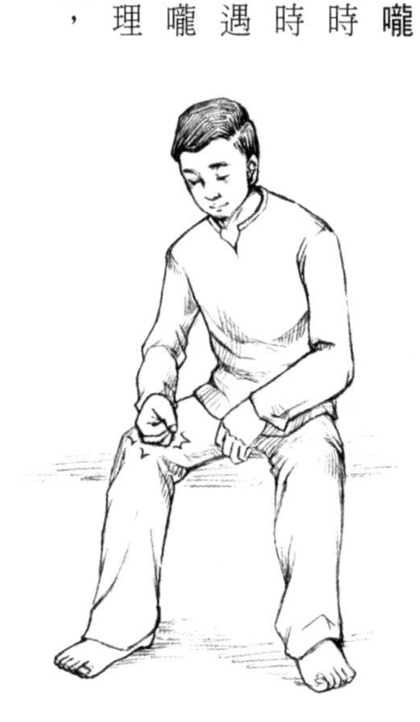

乾咳的原因，不外是肝咳和腸咳，敲胃經和大腸經就可以解決

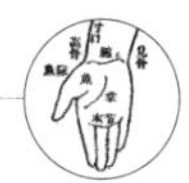

肥厚性**鼻炎**

有肥厚性鼻炎的人，把自己的手指放到胃部，仔細地、慢慢地摸，一定能摸到一個塊，這個塊還會跳。**鼻炎問題，實際上就是與胃裡的這個病灶有關**。把雙手放在病灶上面，用心觀想那裡。同時雙手很慢地順時針轉動，做十分鐘，就會發現鼻塞情況有了改善。這只是讓你知道問題出在哪裡，**但要解決這個病灶，人體的氣血必須上升。要做到早睡、按照四季睡眠**，如果有時睡晚了，明後天就必須補回來。**敲肝經**，敲腿內側線。**敲胃經**，敲腿的平面線。晚上睡覺時，放雙手在胃部做順時針轉動，意念留在胃部，做十分鐘。

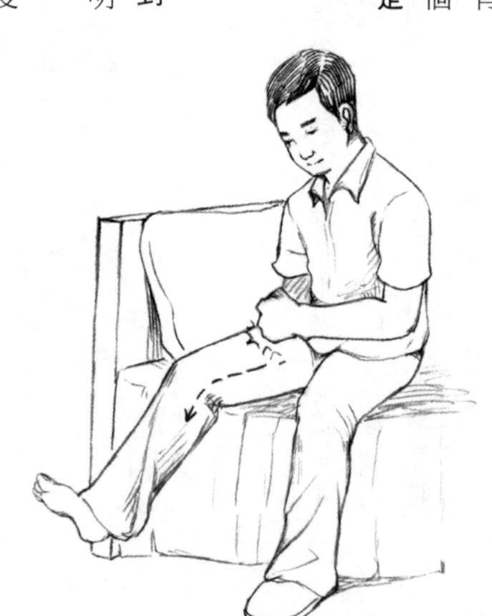

敲肝經不失為治療肥厚性鼻炎的好方法

焦慮

焦慮實際上是一種在精神壓力下出現的心理狀態，焦慮會影響人的正常的思維。如果焦慮狀態發展下去，還會對心臟、胃腸等內臟也產生不良的影響，引起胃潰瘍、高血壓、心臟病等。

抑制焦慮的特效穴位是中指指尖的**中衝穴**和小指指甲旁內側的**少衝穴**，這兩個穴位分別是心經和心包經的起點。心經和心包經是控制心臟活動的經絡，經常對中衝穴、少衝穴進行刺激，配合敲**心經**為主，可以抑制焦慮，使心情安靜舒暢，使焦慮狀態安靜下來，此外，對手掌區域中的**心穴**、**大陵**、**虎邊**及**陽溪**等穴位進行按壓也能起到相當好的效果。如果焦慮狀態較重，可以對以上穴位加大刺激量，每天敲心經十五分鐘。另一方面，在焦慮發生時，對腳底的心包區進行按揉，可以馬上使情緒穩定下來。

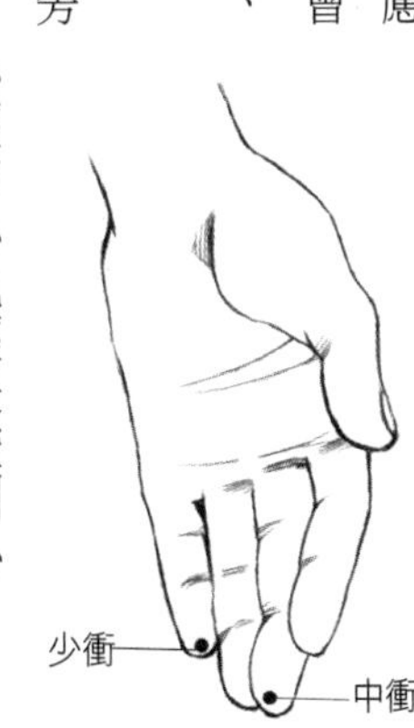

性子急躁的人容易發生焦慮，**在這種人身上往往能見到肝經的異常壓痛**。除了敲肝經之外，按揉**大腳趾**也非常有效。肝經起於大腳趾，通至間腦，大腳趾跟間腦的聯繫非常密切。性子急躁的人間腦易產生興奮，也就容易引起焦慮。抑制間腦興奮，使腦能量循環恢復正常，是治療焦慮的關鍵，因此可以經常對大腳趾進行按揉。

左圖：焦慮可按揉大腳趾

活絡

食欲不振

食欲不振因其致病因素的不同，治療方法也不一樣。對因身體過度疲勞而引起的胃腸功能低下，除了**敲胃經**之外，還可以對**大魚際處的胃脾大腸區**進行按揉。顧名思義，這一區域與胃腸關係密切，對其進行柔和的按摩，可以促進消化器官的蠕動以提高食欲，效果更好。夏天，人們容易疲勞，食欲也差，此時對大魚際進行刺激，同樣有奇效。另外，**第二腳趾**是胃經的終點，與胃腸有密切的關係，對其進行充分的按揉同樣也能促進胃腸蠕動。

解除精神壓力，食欲自然也會提高。**手掌中央處的手心穴**，與心臟的活動有著密切的聯繫，對其進行強刺激，可以解除精神壓力。如果由於精神不好而沒有心思吃東西，對手心進行按壓可以起到增進食欲的作用。另外，對**腳底中心處的心包區**進行按壓，同樣有療效。

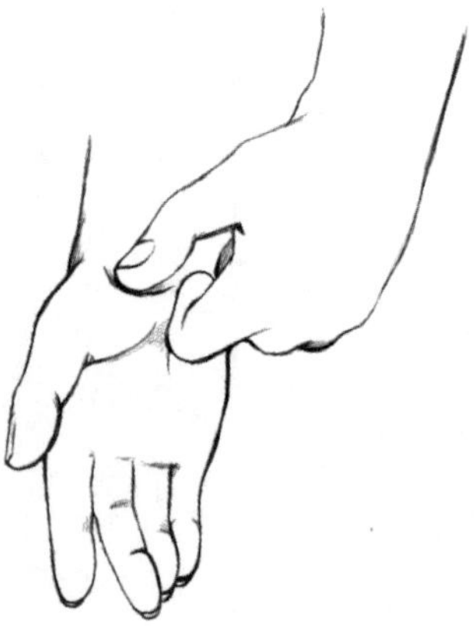

食欲不振，可按揉大魚際處的胃脾大腸區

陽痿

治療陽痿，**除了敲腎經和肝經之外，還有特效穴，就是大魚際靠近手腕處的地神穴**。對地神穴進行按壓，是男性恢復自信的關鍵。陽痿的原因是「命門火衰」，通過對小指第二關節的**命門穴**進行按壓，可以恢復生殖器的功能。結合以上方法，再對小指第一關節處的**腎穴**和無名指第二關節處的**肝穴**進行刺激，效果更佳。每日入睡前，以上每穴刺激五分鐘。敲肝、腎經十分鐘。

另外，還可以對**大腳趾趾尖端的龜頭穴**（屬經外奇穴）進行指甲掐壓，龜頭穴與大腦中樞有密切的聯繫，刺激該穴位可以增強大腦中樞的功能，以促進新陳代謝，同時恢復性器官的功能。平時應盡可能多地穿人字形拖鞋，在走路的時候拖鞋的帶子可以經常刺激大腳趾，這對恢復性功能、治療陽痿也很有效。

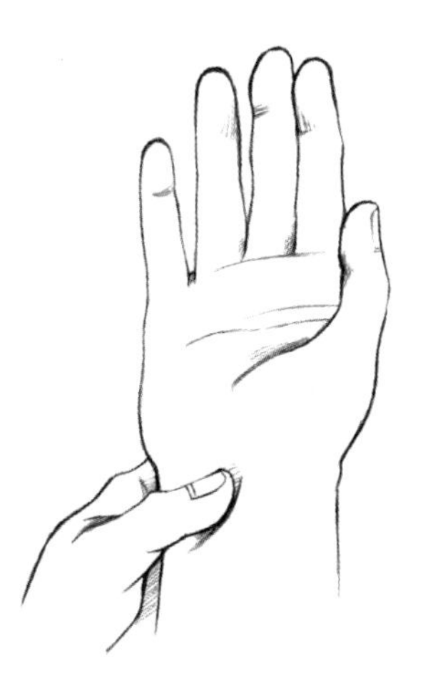

壓地神穴

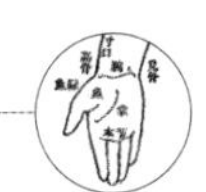

白髮

人的頭髮變白是由於腎上腺機能衰退所引起的，**腎上腺機能旺盛就頭髮烏黑，機能衰減則頭髮變白甚至脫髮**。因此，預防和治療白髮的關鍵在於調動腎上腺的機能活動。主要以**敲腎經**為主，配合特效穴來調理。

在手掌上與腎上腺關係密切的穴位，是小指第一指關節處的**腎穴**和第二指關節處的**命門穴**。這兩個穴位與左右腎及頭髮有密切的關係，對這兩個穴位進行刺激可以調動腎上腺機能，發揮治療白髮的作用。另外，中指指尖的**中衝穴**，無名指指甲旁的**關衝穴**以及手背的**陽池穴**都具有防止頭髮變白的作用，再結合腎穴、命門穴進行刺激效果更加理想。

刺激穴位時力度不要過強，有微微痛的感覺就可以，如刺激過量則效果會適得其反。因此，動作要輕緩、柔和，輕輕地一按一放，然後再重複，每天每穴刺激五分鐘。

中老年人如因精神壓力過重而出現白髮，甚至脫髮，這種情況除以上方法外，還可以加上手掌中央的**手心**和中指第一關節處的**心穴**，都是治療效果很好的穴位。

白髮患者如發現**湧泉穴**下部約一．五公分半徑的區域皮膚變硬，失去彈性，那麼對該部位進行按壓會有奇效。

第十一章

父母是孩子最好的醫生

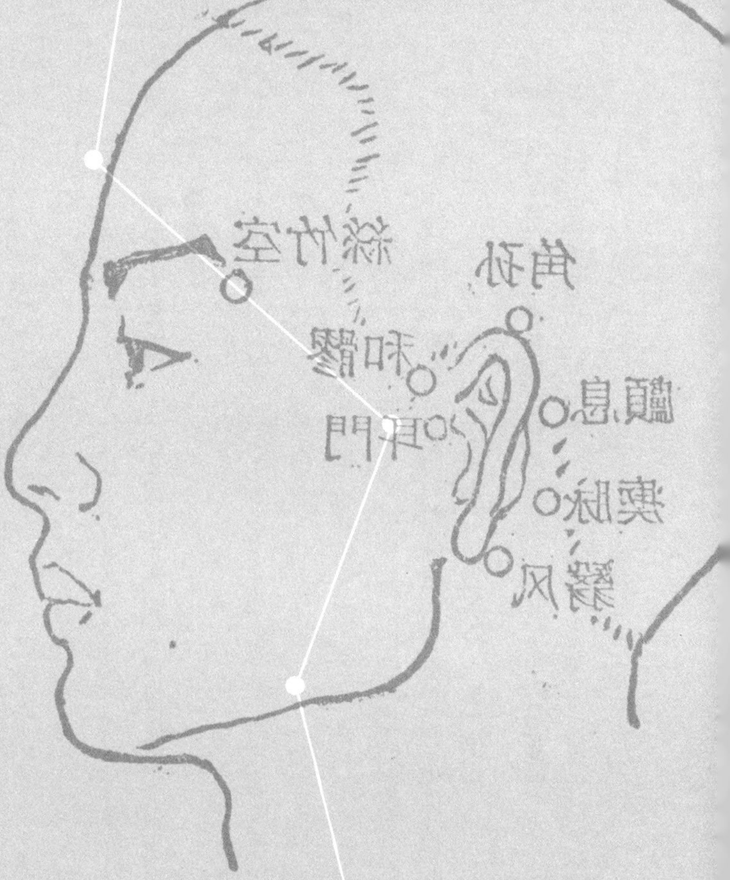

●小兒的雙手上有億萬財富●孩子最需要父母為他推拿的常用穴位●開發孩子聰明才智的健腦按摩法●經常被冷落或溺愛的孩子容易得厭食和哮喘病●父母是孩子最好的醫生●家庭和睦是小孩健康成長的關鍵●給孩子推拿是父母與其交流感情的最好方式●小兒推拿可以代替吃藥●小兒體質特徵●五行五臟生剋以知補母瀉子●望孩子臉色可從外知內●望小兒食指絡脈●兒童感冒

孩子的雙手上有億萬財富

我有一本名為《幼科鐵鏡》的祖父遺書，作者是清代貴池的夏禹鑄先生，這是一本專講小兒推拿的書，我一看就被迷住了。**小兒推拿學，如同魔術般的神奇，又奇蹟般的有用有效，只要摸摸手指頭，推推手臂，就可以治病，不用吃藥，可比吃藥還靈。**

夏禹鑄在書中有篇文章叫〈推拿代藥賦〉，將每個穴位與用藥聯繫起來，即推拿某個穴位，就等於吃某種藥。如大指面旋推（補脾土）等同吃人蔘、白朮。妙！妙！原來孩子的大拇指上有極為豐富取之不盡、用之不竭的人蔘與白朮，只要旋推，就可以取到與吃到。也就是說，即使是家裡窮得叮噹響的小孩子，也是醫藥的億萬富翁，他的手就是百藥皆富的醫藥寶庫。金燦燦的「金飯碗」就捧在孩子的手上，而許多孩子卻捧著金碗去要飯，實在愚極！

我非常好奇，即使是科學昌明的今天，中醫學裡對「小兒推拿學」這個國粹的研究還是淺薄的、無知的。尤其報紙上「因小兒慢性病而導致經濟困難，呼籲全社會支持」此類文章，我一讀便心痛如絞：好心的朋友，你沒有看到那窮孩子一雙金光燦爛的手嗎？沒有看到他手上擁有的億萬財富嗎？拿一丁點兒出來就夠他們用一輩子啊！但現在的狀況卻是這筆財富在白白地浪費，沒人去動用，眼睜睜地看著死神用魔掌抓去孩子！世上的傻瓜實在太多，現存的方法也不知運用，聰明人實在是太少了！

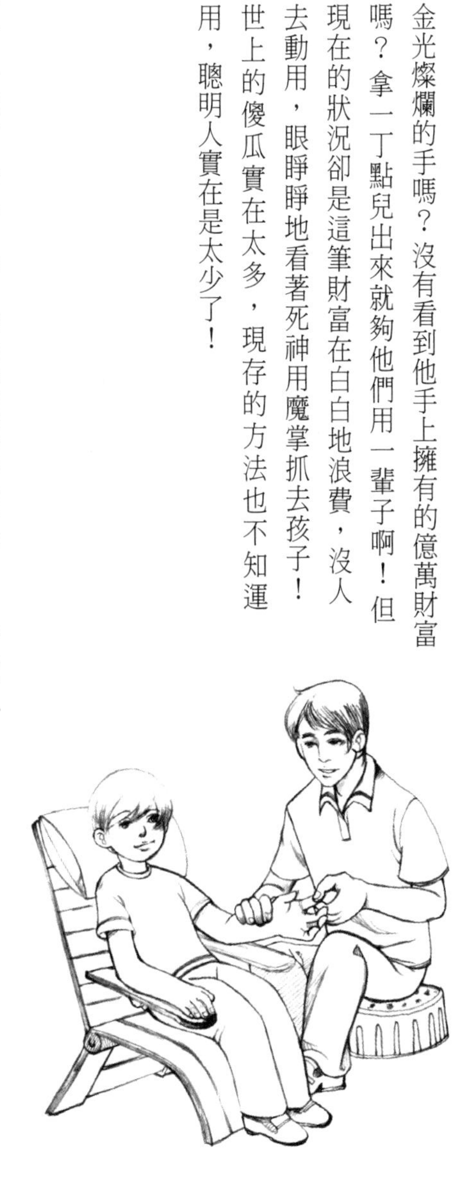

孩子最**需要父母為他推拿**的常用穴位

小兒推拿的常用穴位很容易找，五個手指頭可以調理五臟，幾條線，就可以維護小兒健康：

拇指──脾經；食指──肝經；中指──心經；無名指──肺經；小指──腎經。

活絡

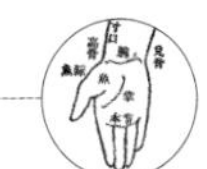

小兒手臂陰面靠中指那條線──天河水；手臂陽面靠拇指那條線──三關；手臂陰面靠小指那條線──六腑。

開發**孩子聰明才智**的健腦按摩法

我根據自己多年運用小兒推拿治病的經歷，總結出一套適合每個兒童日常保健的方案，**此套手法可以開發小兒聰明才智，產生健腦的作用**。

給小兒每天**捏脊**一次，小兒俯臥在床上或家長膝蓋上均可，露出腰背臀部皮膚，家長用兩手拇指和食指、中指相對沿脊椎兩旁捏起皮膚，雙手交替捻動向前推進，捏三下提一下，從脊椎的尾骶部至第七頸椎從下向上捏，每次捏五遍；**補脾土**，就是向掌根方向推拇指螺紋面，二百次；**清肝木**、**清心火**，向指尖方向分別推食指和中指各一百次；**補肺金**，向掌根方向推無名指，二百次；**補腎水**，向

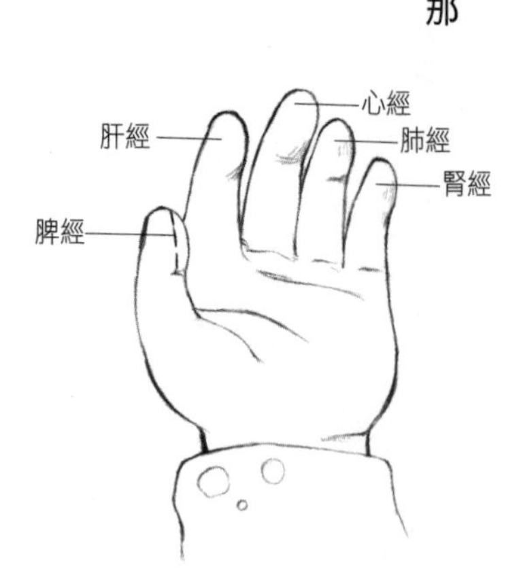

掌根方向推小指，二百次；**揉板門**，就是揉小兒手掌大魚際，一百五十次；**推三關**，推小兒前臂陰面靠拇指那一直線，一百五十次。

只要堅持每天推，持續兩個月，你就會發現小孩的體質比以前好很多，脾胃好、睡得香、健康成長。根據我的經驗，經過長期捏脊的小孩，長大之後，消化系統功能好，很少鬧腸胃病。

經常被**冷落或溺愛**的孩子容易得**厭食和哮喘病**

孩子的心靈是脆弱的，父母是孩子的支柱，父母的一言一行都對孩子的心理和精神產生重大影響。**孩子面對生活，最希望得到關愛，每一句鼓勵的語言，都是孩子精神上的陽光，而一句粗暴的呵斥，足可以將他們脆弱的心靈擊得粉碎，產生心病，從而影響健康。經常被冷落的孩子容易厭食，經常被溺愛的孩子容易得哮**

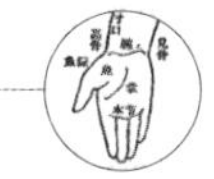

喘病。

我曾為一個三歲孩子看病。他的父母平常很注意孩子的飲食，從不傷孩子的脾胃，飲食也搭配得很均衡，從不缺欠。不知道為什麼，孩子近日沒有生病，但逐日消瘦，他的父母非常擔心。我問及家庭情況，一切都很好，夫妻和諧，而且前兩個月又生了一個小孩。

我審視這孩子，他身體乾瘦，但沒有其他症狀。這時聽見嬰兒哭聲，母親就從房間裡抱出嬰兒哺乳，三歲的大兒子就坐在母親旁邊，我發現他神不守舍。於是我就問他母親，大兒子是從什麼時候開始消瘦的。她算了一下，說大概在一個多月前，也就是在生了小兒子後。由此我斷定這孩子的消瘦一定是由心病引起的。他從旁看到母親餵乳，見弟弟奪走了母親的愛，而自己卻不能入懷吮乳，便整天胡思亂想。因五行中有**怒傷肝**、**喜傷心**、**憂傷肺**、**思傷脾**、**恐傷腎**之說，所以這孩子是思久傷脾。這病不是藥物可以治療的，心病還須心藥治。我就囑咐他母親在給小兒餵乳時不要讓大兒子看見，而且每天給小兒餵乳後就把大兒子抱入懷中，用空乳餵他，並且安慰他說：我只疼你。一個月後，大兒子果然不吃藥就胖起來了。夫妻二人前來感謝，說這治病的方法實在太神妙了。

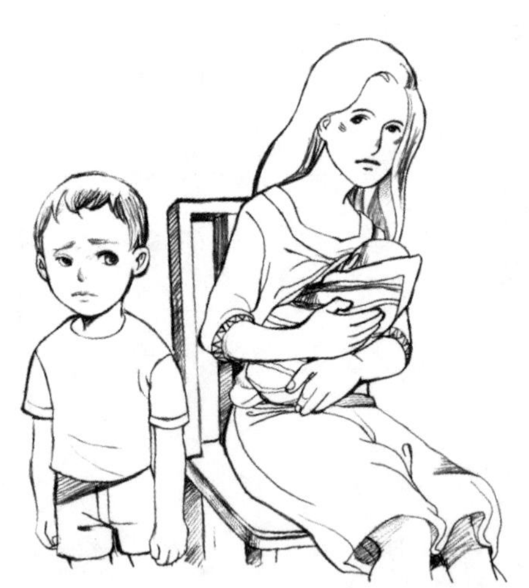

如果孩子誤會媽媽不愛他，就會傷脾

父母是孩子**最好的醫生**

為什麼說父母是孩子最好的醫生呢？因為父母是使孩子最有安全感的人，你看那些由於驚嚇或者身體不舒服而哭鬧的嬰兒，父母一把他抱在懷裡哄幾下就不哭了，這就是父母給孩子的安全感。如果由父母給小兒做按摩，肯定能達到事半功倍的效果，雖然父母的功力可能達不到專業按摩醫生的水準，但對自己的孩子來說，某些內在的情感交流所產生的效果卻是專業按摩醫生無法辦到的。

父母一面給小兒按摩，一面可以教他語言交流，一面說疼愛的話，這都是只有父母才能辦到的事情，對於小孩的心理和生理都有不可估量的有益影響；而且越早做，對小孩的成長越有益。

拿捏脊來說，這對強健小孩的脾胃有很大好處。如果是陌生人給嬰兒捏脊，嬰兒必定有一

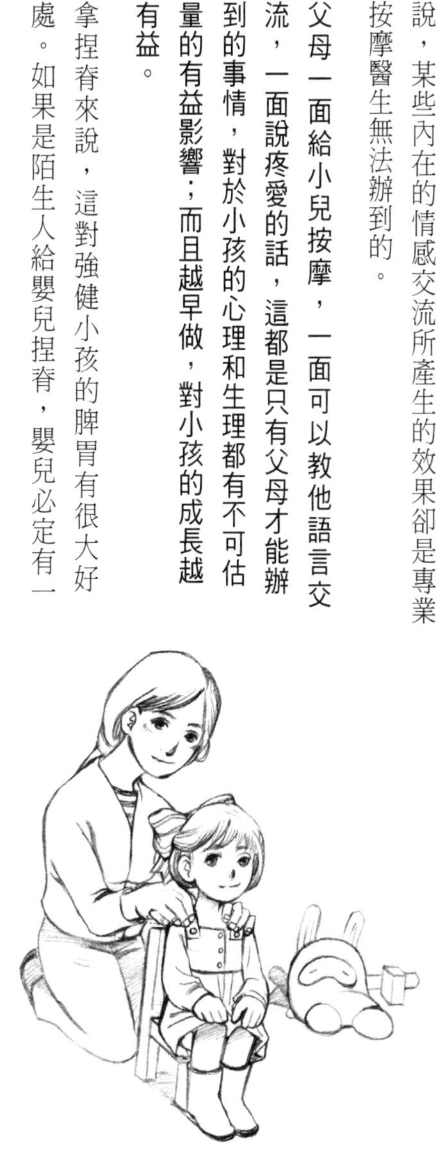

活絡

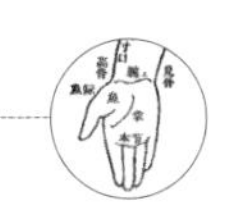

番哭鬧，一是有痛感，二是害怕陌生人。如果換成父母捏，一邊安慰小孩，一邊捏，即使有痛感，小孩也一般不會哭鬧。

家庭和睦是**小孩健康成長**的關鍵

保證小孩健康快樂地成長是每位父母的義務，父母都知道疼愛自己的孩子，但不知道夫妻的關係好壞也會影響孩子的健康。家庭不和，勢必令孩子的心理產生陰影，繼而導致身體的疾病，心病是孩子生病的一大原因。即使只有幾個月大的小小嬰兒聽到父母互相責罵的吵架聲也會大哭起來，可見緊張的家庭氣氛肯定影響孩子的健康，所以即使夫妻吵架也不要當著孩子的面，當然如果能夠做到真正的家庭和睦是最好了。

中國傳統思想裡的「道」就是陰陽，夫婦也要順應陰陽這個道才能家庭和諧。夫

是陽，婦是陰，夫婦各正本位，就合道。為什麼說「生於陰陽」？男女最親密的關係是夫婦，而小兒有很多疾病都是從父母那裡來的，陰陽之道發端乎夫婦，所以說陰陽最大的問題就在於夫婦的問題。道理很簡單，就是中醫講的所謂「陰平陽祕，精神乃治；陰陽離決，經氣乃絕」。陰陽要和諧，即夫婦要和諧。男無陽剛，女無陰柔，家庭不和，就沒好兒孫。

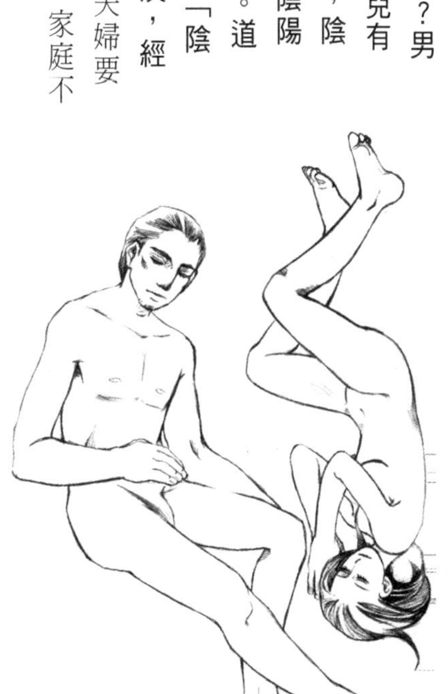

有的人或許會說，現代社會跟以前不一樣，以前是男主外，女主內，而現代社會，很多母親都工作，而且是家庭的經濟支柱，這還能維持陰陽之道嗎？但要想維護和睦的家庭，妻子無論在外面工作多能幹，回到家裡一定要恢復女子陰柔的本性；男子無論能力好與壞，在家裡一定有陽剛之氣。這裡所說的陽剛之氣並不是大男人主義，不做家務活，而是指男子固有的一種氣概與風度。

夫婦明白陰陽的道理，符合天與地的定位，陰陽氣順，他們所生的孩子必然聰慧、明朗和健康。因為夫婦符合陰陽之道，陰陽調和，產生一種溫馨的氣場，生活在這種氣氛中的小孩，不但聰明，而且身體健康。丈夫只可領教妻，不可管教女人，一管就破壞了這種氣場。罵女人是動威風，女人如果不敢還擊，就把惱

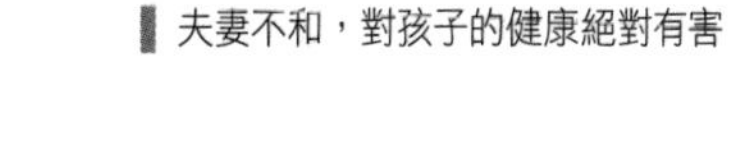

夫妻不和，對孩子的健康絕對有害

氣存在心裡了；打女人是動殺氣，女人如果不敢對打，就把恨氣存在心裡了。這種惱恨之氣，當時發洩不出去，將來必遺傳給子女身上，這不是管女人的大害嗎？如果女人把打罵還擊給男人，就更加破壞陰陽之道，男女爭吵無止不休，陰陽缺損，孩子肯定逃不過災難。俗話說：家和萬事興，家衰口不停。我講的夫婦道，也就是陰陽道，夫婦和，陰陽氣順，小孩不但不生病、不夭亡，而且家齊、子孫昌旺。

但是現在很多夫婦不是互相理解和互相愛護，而是互相埋怨、互相猜忌，甚至互相怨恨，這樣陰陽就不會協調。而陰陽不協調就是疾病產生的重要因素，很多疾病實際上就是這樣得來的，《內經》的「生於陰陽」就是指這層涵義。而且夫妻不和，他們生出來的後代子女，又在這樣一個陰陽不調和的家庭土壤裡成長，那麼子女就不可能會健康，包括生理和心理的。**現在有很多父母帶孩子來看病，都是反覆發作不止的病，無論經西醫治療還是中醫治療，痊癒了以後又會再犯，一問家庭情況，十有八九都是家庭經常有吵鬧之聲，實際上孩子病的根本就在其父母身上，在陰陽上**。尤其是現在的很多肺系的疾病、呼吸系統的疾病、經常感冒的原因都是父母的問題。和諧的家庭就是和諧的陰陽，陰平陽祕，精神乃治，形神才能夠健康。這一點我們弄不清楚，給孩子吃再多的保健藥品都是沒有用的。

有一次的看病經歷令我印象十分深刻，一對夫婦帶著一個小女孩來治病，小女孩四歲了，從生出來那天起就小病不斷。這次來是看咳嗽的。那小女孩長得可愛極

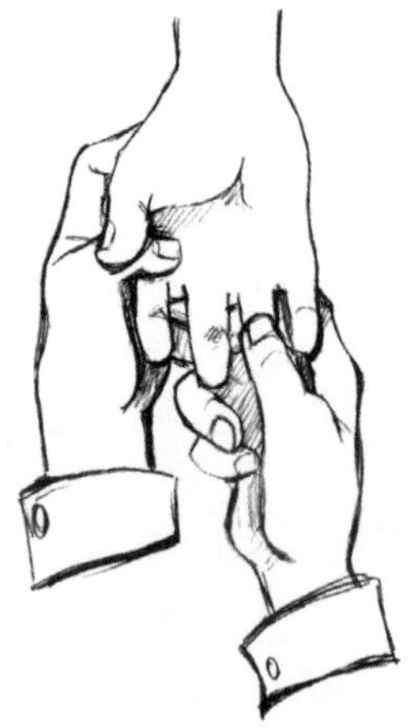

父母共同給孩子按摩，對健康成長最好

了，誰看見了都有幾分喜愛之心，當然其父母對她更是疼愛有加，就是臉上有幾分憂鬱之氣。我從與這對夫婦的交談中可以看出，母親說話剛強，缺少女子陰柔的性格，父親話多語雜，缺少男子應有的氣度，家裡肯定經常吵鬧。我問：你想你們女兒的病從此斷根嗎？他們同時點頭。我就說：你們女兒的病你們夫妻回家就可以親手給她治。我教他們給小孩補肺經，讓他們向手掌方向推小孩的無名指面，父親推小孩的左手，母親推小孩的右手，在治療的過程中，母親說父親的好話，父親說母親的好話，每天最好抽出三十分鐘來做。過了三天，這夫婦倆帶小孩來了，臉上均有喜悅的氣色，告訴我說小孩不咳嗽了。

一個家庭的核心就是夫婦，就是陰陽，就是道。一陰一陽謂之道，道沒有修好，就成了各種禍害的根源，確確實實有太多的疾病是由家庭裡面出來的。**如果把我們看作一棵植物的話，家庭就是土壤，我們這一輩子就是生長在這片土壤上；如果土壤不好的話大家想想看，會有一個什麼樣的結果？後果非常嚴重！**

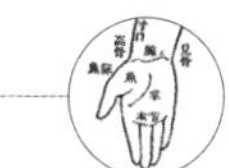

給孩子推拿是**父母與其交流感情**的最好方式

小孩健健康康地成長是父母最大的心願，當你在這本書上學到了給小孩日常保健的手法，如補脾經、推板門、捏脊等後，**有空就要給小孩按摩，雖然初衷只是為了給小孩健康，但你所得到的卻遠遠不止這些**。

有一位母親來找我教她幾招小兒按摩，她的小孩三歲了，她一有空就給小孩按摩，看著小孩一天比一天健康，她心裡也很高興。有一天，她下班回家，可能是受寒了，覺得有點頭疼，就躺在沙發上。小孩見到媽媽今天好像不舒服，就走到媽媽身邊，拿起媽媽的手，用自己的小手像模像樣地揉起來，母親當時就流下了感動的眼淚，沒想到孩子才這麼一丁點兒就知道孝順了。

給小孩按摩對小孩的健康是毋庸置疑的，但同時這過程也是感情的交流，是愛的交流。天下的父母都為自己的孩子著想，但為什麼很多的小孩卻很叛逆，覺得自己的父母從來不關心自己呢？是因為父母把自己的愛收藏起來，孩子根本感受不到愛。孩子的心靈是天底下最神奇的土地，種下一粒小小的種子，收穫的卻是未來全部的人生際遇。如果你細心地呵護他們，施以充足的陽光和雨露，每一個孩子都有可能成為一棵沖天的大樹。

兩三歲的小孩子似乎總是不聽話，許多日常生活中的基本道理，譬如好好吃飯、好好睡覺，無論你輕言細語還是嚴肅地說上多少遍，他們總是不肯聽，因此常常令眾多的父母煩惱。**其實仔細觀察就能發現，不是小孩不聽話，而是做父母的不會說孩子能聽懂的話。**

如果家裡的小孩不好好睡覺，就可以在小孩躺著要睡時一邊給他補補脾經、推推心經，一邊跟他說：天黑了，小朋友要睡覺了，大灰狼就喜歡找不睡覺的小朋友。這種年齡的小孩已具備一定的理解和接受能力，但這種潛在的能力只有通過適合其年齡特點的說話方式才能夠被啟動並得到充分發揮。**藉助孩子生活中熟悉的實物或動畫形象**，譬如小孩子都比較喜歡哆啦A夢、鹹蛋超人、皮卡丘、加菲貓、天線寶寶，討厭毛毛蟲、蒼蠅、蚊子，害怕大灰狼、狗熊、刺蝟等，父母依據小孩的情感傾向，有意識地經常使用這些物象與他們交流，就可以進一步強化小孩對這些物象的情感和行為反應。**給小孩按摩的時候，也是很好的交流時刻，可以給小孩講講故事**。愛聽故事是小孩的天性，在他們心目中，虛構的情節也是真實的生活，而且對故事的內容深信不疑，尤其是把他變成故事中的主角時，他對自己在其中的表現就格外關注。

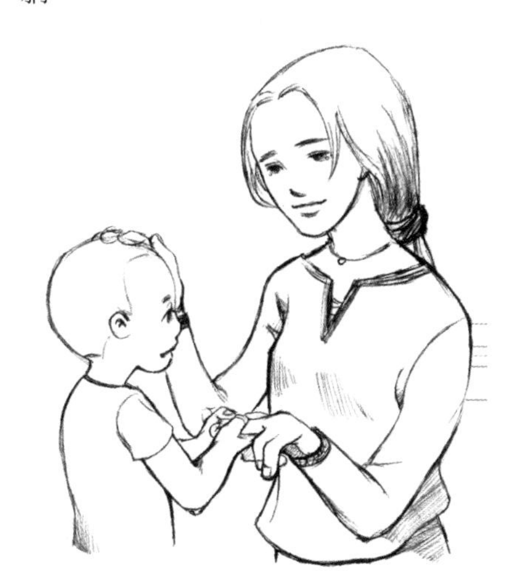

活絡

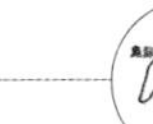

小兒推拿**可以代替吃藥**

大家都知道中藥有四性，「寒熱溫平」；而推拿的「推拿揉掐」與中藥四性一樣，因此使用推拿就跟用藥的道理相通。**推三關**，可代替麻黃、肉桂，**發汗散寒**。天氣轉冷了，不注意給小兒添衣服，小兒受寒感冒了，別一下子就想到小兒速效感冒膠囊，應該第一反應就想到給小兒推三關，激發小兒自身的抗病能力。推三關就是推小兒前臂陽面靠拇指那一直線，用拇指或食中指指面從腕推向肘，推到小兒手臂微微發紅，小兒會微微出汗。

推六腑，就是前臂陰面靠小指那條線，用拇指面或食中指面自肘推向腕，可以代替滑石、羚羊角，**退熱**的作用非常好。我曾碰到一個發高燒的四歲小孩，測體溫三十九度，小臉蛋燒得通紅，煩躁不安，打了點滴，燒也沒退下來，我就給她推六腑，推了五百次，小孩明顯安靜下來，一量體溫，三十七．六度。這就是小兒推拿術的神奇，立竿見影。

引天河水，順前臂內側正中線，自腕横紋至肘横紋呈一直線，用食、中二指腹自腕横紋推向肘横紋，效同黃芩、黃柏、連翹，**清熱解毒**。一聽天河水的名字就有一種透心涼的感覺，它的名字和作用一致，它位於小兒手臂陰面中間的那條直線，是很好記住的線性穴位。有的婦女懷孩子的時候不注意飲食，煎炸油膩從不戒口，小兒一生下來就火氣很大，不是長癬子就是嗓子腫痛，哭鬧不休。這種情況經常給小孩推天河水就對了。

補脾經，向手掌方向推小兒拇指面，就像吃人蔘、白朮，**大補元氣**，是一個很好的保健方法。大家都知道人蔘是保健聖品，每天給小孩補脾經就等於每天給小孩吃免費人蔘。脾胃有熱的小孩很能吃東西，飯量大，但不見胖，反而很消瘦，吃進去的東西不吸收。而**清脾經**的效果跟吃灶土、石膏一樣，**清脾胃的熱**。清脾經就是向指尖方向推拇指面。

側推食指為**補大腸**，就像吃訶子、炮薑，**溫腸止瀉**，**治療腹瀉**。大多數小孩都喜歡吃霜淇淋，喝冰可樂，父母一定要阻止，這些冷凍食物最易傷脾胃。輕者腹瀉，推推大腸經，從食指推到虎口，就手到病除。但重者積寒到一定程度，會形成下焦虛寒的體質，導致各種纏綿難治的胃腸病，嚴重影響身體發育。反之，從虎口推到食指側線為**瀉大腸**，效果同吃大黃、枳實，**清熱通便**，**治療便祕**。

向指尖方向推中指**瀉肺**，功同桑皮、桔梗，**宣肺清熱**；向手掌方向推，效爭五

活絡

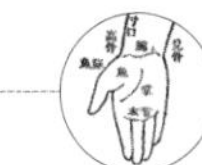

味、冬花，**補肺止咳**。

小指**補腎**，**強腎益精**的效果不比吃杜仲、地黃差。婦女懷孕期間嘔吐厲害，不能進食，生下來的孩子大多屬於先天不足。經常推小兒小指面就可以填補腎氣，彌補先天不足，增強體質，防止體弱多病。

由此可見，小兒推拿術的療效真的很好，而且它沒有藥物的副作用，我們應該把它推廣開來，使無數家庭受益。

小兒**體質特徵**

小兒體質分為健康、寒、熱、虛、濕五型。

健康型：這類小兒身體壯實、面色紅潤、精神飽滿、吃飯香、大小便正常。飲食調養的原則是**平補陰陽，食譜廣泛，營養均衡**。

寒型：身體和手腳冰涼、面色蒼白、不愛活動、吃飯不香、食生冷食物就容易腹瀉、大便溏稀。平時給小孩**捏脊**五次，按揉**勞宮穴**一百次——讓小孩握拳，中指尖貼著的就是勞宮穴。此類小兒飲食調養的原則是**溫養胃脾**，宜多食辛甘溫之品，如羊肉、鴿肉、牛肉、雞肉、核桃、龍眼等，忌食寒涼之品，如冰凍飲料、西瓜、冬瓜等。

熱型：形體壯實、面赤唇紅、不喜歡熱的東西、喜歡涼的東西、口渴多飲冰水、煩躁易怒、吃東西多、大便祕結。平時給小孩**推天河水**二百次。此類小兒易患咽喉炎，外感後易高熱，飲食調養的原則是**清熱為主**，宜多食甘淡寒涼的食物，如苦瓜、冬瓜、蘿蔔、綠豆、芹菜、鴨肉、梨、西瓜等。

虛型：面色萎黃、少氣懶言、神疲乏力、不愛活動、汗多、胃納差、大便溏或軟。平時給小孩**推五臟**，**脾肝心肺腎**各一百次，就是向手掌方向推小孩的五個手指頭。此類小兒易患貧血和反覆呼吸道感染，飲食調養的原則是**氣血雙補**，宜多食羊肉、雞肉、牛肉、海參、蝦蟹、木耳、核桃、桂圓等，忌食苦寒生冷食品，如苦瓜、綠豆等。

濕型：此類小兒嗜食肥甘厚膩之品，形體多肥胖、動作遲緩、大便溏爛。平時**捏脊**五次，推脾經、胃經和板門各二百次，就是從小孩的大拇指一直推到大魚際就

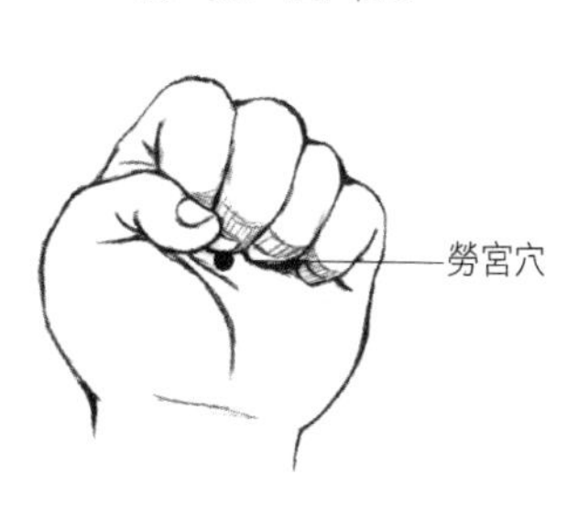

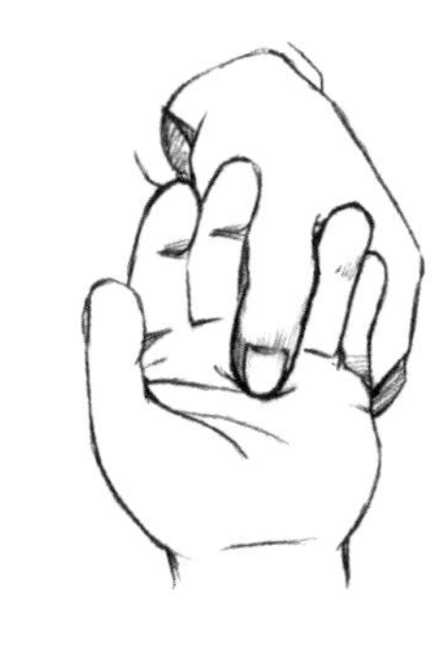

右圖：寒性體質的孩子要多揉勞宮穴
左圖：按揉勞宮穴一百次

對了。保健原則以**健脾祛濕化痰**為主，宜多食高粱、薏仁、扁豆、海帶、白蘿蔔、鯽魚、冬瓜、柳丁等，忌食甜膩酸澀之品，如石榴、蜂蜜、大棗、糯米、冷凍飲料等。

目前，兒童肥胖率上升在全中國都有出現，〇～七歲兒童單純性肥胖發病率增長了近一倍，從一九九六年的百分之二・二七上升到二〇〇六年的百分之四・〇五。

自古以來，一些不當的觀念，例如能吃就是福、胖就是福、胖表示營養好、胖才有份量等說詞，常讓人們對胖嘟嘟的小孩有比較可愛、健康的印象，使得像糖尿病、高血壓等疾病在肥胖兒童身上埋下隱患。

有位母親說，她非常擔心自己的寶寶會陷入肥胖的惡性循環，她說，她的寶寶才四歲半，卻有三十二公斤，一個人抱著都很吃力，平時就喜歡吃肥肉和洋速食，特別喜歡吃炸薯條，不帶她去吃，她就像生病一樣。這孩子的體質就是很典型的濕型，我就把上述的按摩方法教給她，讓她在家每天給小孩做。效果真的很明顯，兩個月後，體重就變成二十八公斤。

其實孩子長胖了不僅對身體是一種傷害，對心理傷害更大。一些孩子因為比較胖而受到其他小朋友的歧視，使他們不願意參加集體活動，變得自卑，心理發育肯定也會受到嚴重的影響。

五行五臟生剋以知補母瀉子

五臟在身體內有不同的職能，他們互相聯繫，互相依賴，互相影響。

心是一身之主宰，負責血液運行，負責神志。如果小兒驚悸不安，屬心虛；小兒沒有原因就流眼淚，表示心熱。小兒身體瘦弱，不活動，汗自己就流出來，表示心虛；小兒身體上有腫物，表示心有熱。以上各病，都應從心治。

脾負責身體元氣。氣弱的小兒是脾虛，氣又管汗液，小兒氣虛晚上睡覺就常出汗；消瘦的小兒也是脾虛；小兒痰多，脾有濕；小兒思慮過度就傷脾。以上各病都應從脾治。

肺負責聲音。小兒聲音弱表示肺虛，發不出聲表示有痰；**肺也負責皮膚**，皮膚搔癢表示肺燥，沒有潤澤表示肺虛，皮膚不密就容易汗出。以上各病都應從肺治。

肝負責血，肝虛的小孩容易出汗和抽筋。

腎管骨、齒、耳，以上有病都應從腎治。

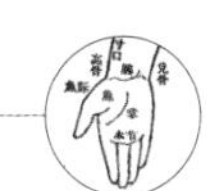

小孩多在脾肺內有傷，例如父母過度溺愛，飲食無度，容易傷脾；照顧疏忽，就容易導致六淫，就是風寒暑濕燥火，侵襲肺臟，導致感冒、發燒、咳嗽等。

金木水火土為五行，萬物以土為母，在人體上也是這樣。樹木莊稼都從土壤裡生長出來，人身也以土為母，為什麼這樣說呢？脾屬土，脾土為一身之母。脾胃消化食物，轉化成能量，人才能生存。**有脾土而後生肺金；肺金生腎水；腎水生肝木；肝木生心火；心火生脾土，這就是五臟相生的順序**。有生亦必有剋，沒有剋的話，臟腑太旺沒有制約，成為無政府狀態，機體就不能正常運轉。所以**肝木剋脾土；脾土剋腎水；腎水剋心火；心火剋肺金；肺金剋肝木，則是五臟相剋的順序**。如果不明白五臟生剋的定理，運用小兒推拿法時就不知道**補和瀉的要領：實證就瀉他的子，虛證就補他的母**。

例如脾虛，小兒脾胃虛弱，就會消瘦，臉色萎黃，這時雖應用補法，但補不足，就要兼補心。連五行相生之理都不明白，怎麼會知道補心就能補脾呢？又如脾熱，小兒便祕、口臭，雖然應用瀉法，但瀉之不夠，就要兼瀉肺。如果不明相生之理，如何知瀉肺可以瀉脾呢？**生我的就叫母，剋我的就叫賊邪**。例如肝虛，那麼肺邪欺負肝，小兒就容易感冒、咳嗽，補肝必然兼祛賊，賊去肝就自安。不明相剋之理，又怎麼知道瀉肺可以補肝呢？用這兩臟為例，餘臟都可以類推。

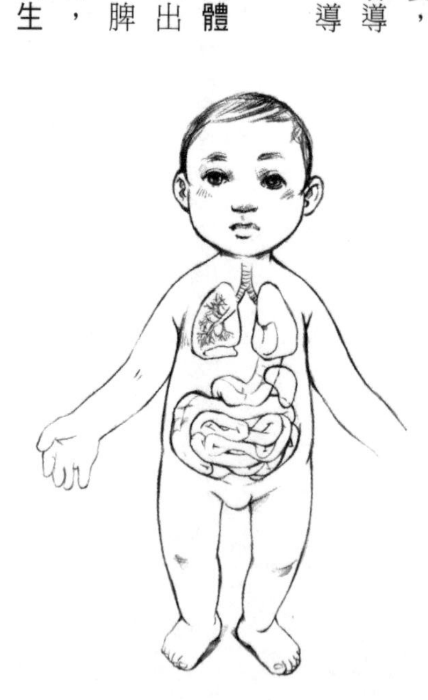

望孩子臉色**可從外知內**

細心的父母知道，只要自己的小孩一病，臉色就跟平常不一樣。**其實只要掌握小兒望診，就能及時採取措施預防。一～四歲的小孩不能用語言準確表達自己的感受，所以觀察小兒就顯得尤其重要。**

五臟隱藏在身體裡，通過望診就可以知道它們是不是正常地運行。那究竟怎麼望呢？**觀察面部五官的顏色變化就可以了，青紅黃白黑五色，根據五色配五臟，辨病取穴**。只要你會看，就沒有看不到的東西，五臟的狀態全都在臉上顯露出來。所以小兒病於內，必形於外，小兒身體內有病都會在面部表現出來。望小兒的形態，審視小兒的五官，就能自知其病。按病推拿，療效很快。

體內有五臟，心、脾、肺、腎、肝，雖然五臟在體內不可望見，但只望**五臟對應的臉上部位**就可以看出病來。

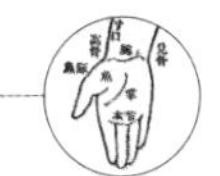

舌是心之苗，紅紫，表示心有熱，小孩會煩躁不安；腫黑，表示心火旺極，這時就要瀉心經，就是向指尖方向推小孩中指；淡白，表示身體虛弱。**鼻與牙床是脾之竅**，鼻紅燥，表示脾熱，這時就要瀉脾經；鼻慘黃，表示脾虛弱；牙床紅腫，表示脾胃有熱；牙床破爛，表示脾胃火盛。**唇是脾胃之竅**，紅紫，表示有熱；淡白，表示脾胃虛；如果漆黑的話，就是脾胃虛極了。嘴往右邊歪是有肝風；往左邊歪是脾有痰。**鼻孔是肺之竅**，乾燥，表示有肺熱；流清涕，表示肺有寒氣。**耳與齒是腎之竅**，耳鳴，腎氣不和。**眼睛是肝之竅**，勇視而睛轉者表示有肝風。

眼睛各部位也與五臟對應。**黑珠屬肝**；**白珠屬肺**，色發青，表示肝風侮肺；淡黃色，脾有積滯；老黃色，肺受濕熱，為黃疸症；**瞳孔屬腎**，無光彩，又兼發黃，腎氣虛；**目內眥屬大腸**，破爛，表示肺有風；**目外眥屬小腸**，破爛，表示心有熱；**上眼皮屬脾**，腫，脾傷了；**下眼皮屬胃**，青色，表示胃有寒，上下皮睡合不緊，睡覺時露一線縫，表示脾胃虛極。

臉上五個部位也與五臟相對應。**額頭屬心**，**左腮屬肝**，**右腮屬肺**，**唇之上屬脾**、**唇下屬腎**。五臟**與六腑是表裡關係**，**小腸是心之表**，小便短黃澀痛，表示心有熱；清長而利，表示心虛。**胃是脾之表**，唇紅而吐，表示胃熱；唇慘白而吐，表示胃虛；唇色平常而吐，表示飲食傷胃了。**大腸是肺之表**，便祕，表示肺有火；如果肺無熱而便祕，一定是血少枯竭，不可以通下；脫肛，表示肺虛。**膽是肝之表**，口苦表示肝旺；聞聲就容易驚嚇，表示肝虛。**膀胱是腎之表**，筋腫筋痛，抽筋，表示腎水之寒氣入膀胱。

面有五色也與五臟相對應。紅，病在心，面紅表示心熱。青，病在肝，面青表示身體上有疼痛的地方。黃，病在脾，面黃表示脾傷。白，病在肺，面白表示肺有寒氣。黑，病在腎，面黑而無潤澤，表示腎氣虛極。如果看到小兒面色跟平常不一樣，辨別臟腑虛實，沒有不靈驗的。

印堂在兩眉頭的中間。**印堂色澤**——就是印堂部位出現的青、紅、黃、白、黑五種色紋——也很重要。印堂穴用水洗淨後，細心地觀察五色變化，按色診病。

紅色屬心，印堂色紅者，為肺受熱，色紫為熱甚。凡印堂有紅筋紅色，皆心肺之疾，根據熱則清之、實則瀉之、虛則補之的原則，熱病宜用清法。印堂紅色，應清**心穴**、**肺穴**，心經有熱，不能直接清心穴，可用**天河水**穴代替。若色紫則為熱甚，必須大清，用退大熱的**六腑**穴，推拿到熱退為止。

青色屬肝，印堂色青者，表示肝風內動。肝為將軍之官，可平不可補，虛則補其母，補腎即補肝。五行之中水生木，腎為肝之母，肝虛可**補腎水**以養肝木。

黑色屬腎，印堂色黑，為風寒入腎，其色黑，病寒證。驚風必須拿**列缺**急救，腎寒拿之出汗，風邪即散，列缺穴能解寒火，止驚搐，用之相宜。讓小孩兩手虎口

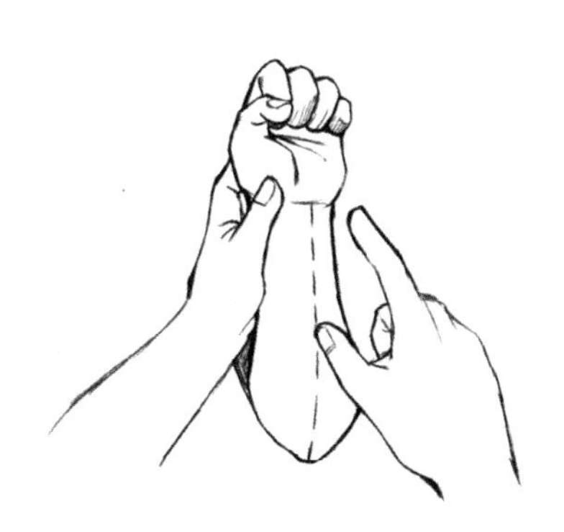

推退孩子大熱的六腑穴

張開，十字交叉，食指壓在所取穴位上，當食指尖端到達之處有一凹陷，即是列缺穴，在虎口往上四指。

白色屬肺，肺為腎之母，印堂色白，肺有痰。**天河水**能清上焦之熱，重推痰馬上就散。

黃色屬脾，印堂色黃者，表示脾胃之症，小兒多脾胃病，飲食不節（制），恣食生冷必傷脾胃。若小兒腹瀉，多因臟腑嬌嫩、脾胃薄弱、餵養不當損傷脾胃引起，久瀉脾虛，腸胃積滯，功能失調，**大腸穴**在食指外側上節，推大腸一穴即癒，屢驗有效。來回推之為清補大腸，凡清之氣下降，補之氣上升，清補則和血順氣，利小便而止大便，故瀉肚痢疾，來回多推大腸一穴，大腸穴就在大魚際，有良效。脾主運化，小兒飲食不節，無不傷脾，故腹瀉加推**脾穴**，大指屬脾經，若補必須曲指推，脾為後天之本，主運化水穀，凡脾胃病多用。曲大指向內推為補，直推向外推為瀉，來回推為清補。便祕多因脾熱脾燥所致，拇指伸直向外推為瀉脾，火旺者瀉之；大腸與肺相表裡，便祕腸結乃因肺燥，肺燥大腸亦燥，必須用瀉法推大腸，脾肺為母子關係，若燥，瀉之立癒；腎為先天，脾為後天，相互滋生，相互促進，關係密切，治療便祕時須兼補腎。若腹痛，腹痛之因，非寒即熱。**一窩風穴**能治下寒腹痛，感寒腹痛揉一窩風，位於腕背橫紋上，直對中指處，輕症一萬次，重症數萬次，痛止立癒。

孩子鼻流清涕，是因為外感風寒，用食、中二指入鼻孔，左右旋轉，名**黃蜂入洞**，鼻孔為肺竅，左右旋轉揉之，可發汗祛風寒。用食、中二指分開，在鼻翼兩旁推揉。洗皂穴位於鼻兩旁，曲食、中二指向下推，可調和五臟之氣，小兒用此穴。

病有寒熱之分，按照小兒年齡、病情，決定推拿次數多少。辨病取穴，推數要足。虛冷者為氣虧當用補法，血虧當用清補法；熱病則當用清法治療。

望孩子**食指絡脈**

望食指絡脈對三歲以內的小兒，在診斷疾病上有重要的意義。**食指絡脈，是指虎口至食指側的淺表靜脈**。因小兒食指絡脈為寸口脈的分支，與寸口脈同屬肺經，其形色變化可反映寸口脈的變化，故望指紋與診寸口脈相同，也可診察體內的

活絡

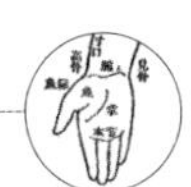

病變。**食指第一節為風關，第二節為氣關，第三節為命關**。家長抱小兒向光，用左手拇指和食指握住小兒食指末端，再以右手拇指在小兒虎口至食指側的淺表靜脈從指尖向指根部推擦幾次，用力適中，使指紋顯露，便於觀察。**食指絡脈反映著病位的深淺**：浮顯，多屬表證；沉隱，多屬裡證。鮮紅，外感表證；紫紅，裡熱證；青色，疼痛、驚風；紫黑，血絡鬱閉；色淡，脾虛、氣血不足。

同時，**它也可以反映病情的輕重**：重，長；輕，短；透關射甲——絡脈透過三關直達指端，稱為「**透關射甲**」——病多凶險，預後不佳；增粗、分支顯見，實證、熱證；變細、分支不顯，虛證、寒證。

兒童**感冒**

孩子一離開娘胎就與自然接觸，就是自然界的一員，他的一生必然是與自然界奮力搏鬥的一生。他要與風寒暑熱搏鬥，要與細菌病毒搏鬥，長大一點還要與七情六欲搏鬥。**你不可能創造一個特定的環境，讓孩子與世隔絕，只能做到在他感冒後對症下藥，以儘早痊癒。**若是受了風寒，怕冷，就要喝薑茶，將原來入侵在肺裡的寒氣逼出去；若是受了風熱，口渴，吐黃痰，就要吃板藍根，清熱解毒。

如果他不發高燒，最好是什麼藥也不要吃，靠敲經絡激發小孩的抗病能力是最科學的方法。你總要給他一點時間，他打勝一仗，自己就會停的，你讓他多休息，多喝一點水。如果口渴得較厲害，可以煮一點石斛水讓他養陰生津。**打仗總是辛苦的嘛，幫他敲肺經，敲肝經，敲心包經。**老實說，孩子沒有什麼大病，無非是有風寒，有細菌。經常敲上面三條經，生病時一直敲，即使發燒也會好。但是當孩子有風寒要發出來時，常會有些發燒有些表症，如果我們這時人為地用藥把它壓制下去，造成的後果是極為可怕的。**讓我們的孩子勇敢地去與風寒搏鬥，流鼻水，打噴嚏，發一點燒，是沒有關係的，千萬不要保護過頭，愛之反而害之。**

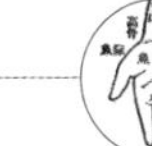

INK PUBLISHING
PLUS 5
敲經，活絡：你可以再青春十歲！
人體經絡實用手冊

作　　者　蕭言生
總 編 輯　初安民
責任編輯　丁名慶
美術編輯　黃昶憲
內頁照片攝影　丁名賢　王文娟　丁名慶
校　　對　吳美滿　丁名慶

發 行 人　張書銘
出　　版　INK印刻文學生活雜誌出版有限公司
新北市中和區中正路800號13樓之3
電話：02-22281626
傳真：02-22281598
e-mail：ink.book@msa.hinet.net
網　　址　舒讀網 http://www.sudu.cc

法律顧問　漢廷法律事務所
劉大正律師
總 代 理　成陽出版股份有限公司
電話：03-3589000（代表號）
傳真：03-3556521
郵政劃撥　19000691 成陽出版股份有限公司
印　　刷　海王印刷事業股份有限公司

出版日期　2009年 1 月　初版
2009年 11 月　初版四刷
2010年 8 月　新版一刷
2012年 4 月　新版七刷

ISBN　978-986-6377-85-3

定價　350元

國家圖書館出版品預行編目資料

敲經，活絡：你可以再青春十歲！
人體經絡實用手冊／蕭言生著.--
初版，－－新北市中和區：INK印刻文學,
2010.08 面； 公分.--（Plus：5）
ISBN 978-986-6377-85-3（平裝）
1. 中醫理論 2. 經絡 3.經絡療法 4.養生
413.165　99010662